님께

드림

알고리즘 PRO-A2 심장내과

첫째판 인 쇄 | 2025년 1월 5일
발 행 | 2025년 1월 5일

저 자 | 한동수, 전호웅, 홍지수, 김근호, 알엔지야, 하혜진, 이강용, 모형중
발 행 인 | 모형중
편 집 인 | 모형중
디 자 인 | 이명호
일 러 스 트 | 하혜진
발 행 처 | 포널스
등 록 | 제2017-000021호
본 사 | 서울시 강북구 노해로8길22 3층
창 고 | 서울시 강북구 노해로8길22 경남아너스 2층 206호
전 화 | 02-905-9671 Fax | 02-905-9670

포널스 FORNURSE
www.fornursebook.com
도서 반품과 파본 교환은 본사로 문의하시기 바랍니다.
검인은 저자와의 합의로 생략합니다.

ISBN 979-11-6627-580-7 93510
정 가 30,000원

간호사연구소 & 소년간호사

Nursing Algorithm

간호 알고리즘 PRO-A2

심장내과

FORNURSE

머리말

병동을 배정받고 독립한 이후 처음 간호업무를 하면서 느끼는 점은 무엇일까요?

바로, 학교에서 배운 간호와 실제 병원에서 요구하는 간호의 괴리감입니다.

예를 들자면, 우리는 성인 간호학을 배우고 졸업하지만, 병원에서는 호흡기 내과, 신경외과 등 과별로 간호를 요구하기 때문에 기존에 과목별로 배운 간호를 바로 적용하기가 쉽지 않습니다. 또한, 학교에서는 "통증 양상을 확인한다."와 같이 [무엇을] 해야 할지는 가르쳐주지만, 병원에서 요구하는 [어떻게] 해야 하는 지는 제대로 익히기 어렵습니다.

신규간호사가 되고 받게 되는 병동의 교육자료는 임상에서 겪을 수 있는 상황, 검사 등 모든 내용을 방대하게 담고 있어 어디서부터 공부를 시작해야 할지 막막합니다. 그리고 프리셉터는 자신의 업무를 하면서 신규간호사를 교육해야 하는 여건에 놓여 있어 체계적으로 교육하기 어려워서 신규간호사는 오늘 볼 수 있는 대상자 케이스에 따라 무작위로 배울 수밖에 없는 환경에 놓여 있습니다.

이에 현재 간호 교육의 한계점을 간호사연구소 및 간호사교육연구센터는 다음과 같이 해결하고자 하였습니다.

첫째, 대학교 교육에서 분류하고 있는 아동, 성인, 모성 간호학 등의 기존 접근에서 실제 임상에서 요구하는 호흡기내과, 신장내과, 정형외과, 정신과 등 과별로 접근함으로써 교육의 패러다임을 전환하였습니다.

둘째, 질환에 초점을 맞춰 학습하는 기존 간호학의 접근법이 아니라, 과별로 주로 입원하는 질환을 선정하고 그 질환별로 가장 많이 제공하는 실무간호를 알고리즘을 적용하여 입원에서 퇴원까지의 과정을 이해하고, 증상에 따라 어떤 판단을 해야 할지 알 수 있는데 초점을 맞추었습니다.

셋째, 무엇을 아는가에서 언제, 어떻게 해야 하는가에 대한 실무적인 간호를 알려드리고자 방법적인 내용과 함께 왜 해야 하는지에 대한 근거까지 담았습니다.

따라서 간호알고리즘을 통해 임상에서 요구되는 문제해결 능력과 상황 판단능력과 같은 실무적인 간호역량을 키울 수 있도록 하여 자신의 부서에서 주로 입원하는 대상자에게 "맥락에 맞는 간호"를 제공하며, 더욱 빠르게 업무에 적응 할 수 있을 것으로 기대합니다.

간호사연구소 대표 **한동수** & 간호사교육연구센터 대표 **전호웅** 올림

목차

목차

Cardiology
심장내과

심장내과 주요 의학 용어

방사통: Radiating Pain

심계항진: Palpitation

어지러움: Dizziness

전신 부종: Whole Body Edema or Generalized Edema

함몰 부종: 요흔성 부종, Pitting Edema

항혈소판제: Antiplatelet Agent

호흡곤란: Dyspnea

흉통: Chest Pain

ABGA: 동맥혈가스분석검사

Abnormal: 비정상적인

ACE Inhibitor: Angiotensin Converting Enzyme Inhibitor, 안지오텐신 전환효소 억제제

Angina: 협심증

Arrhythmia: 부정맥

Beta-Blocker: 베타차단제

Bleeding: 출혈

CABG: 관상동맥 우회술

CAG: 관상동맥 조영술

Cardiac Marker = Cardiac Enzymer: CK-MB, Troponin I(TNI), 심장효소검사

Chest X-ray: 흉부 방사선 검사

Circulation: 순환

EKG Monitoring: 심전도 모니터링

EKG: 심전도

Enema: 관장

Hematoma: 혈종

Holter: 24시간 활동 심전도 검사

HR: Heart Rate, 맥박

I/O: Input/Outout, 섭취량과 배설량

Infection: 감염

Lab: 혈액검사

Nebulizer(네블라이저): 분무요법

Nelaton: 단순도뇨

NSTEMI: ST분절 상승되지 않은 심근경색

NTG: Nitroglycerin, 니트로글리세린

PCI: 경피적 스텐트 삽입술

PTCA: 경피적 관상동맥 성형술

Puncture Site: 천자부위

SPECT: Myoview, 부하심근검사

Statins 제제: 콜레스테롤 합성 저해제

STEMI: ST분절 상승 심근경색

TMT: 운동부하검사

TTE: Echo, 심장초음파

V/S Check: 활력징후 확인

V/S Unstable: 활력징후 불안정

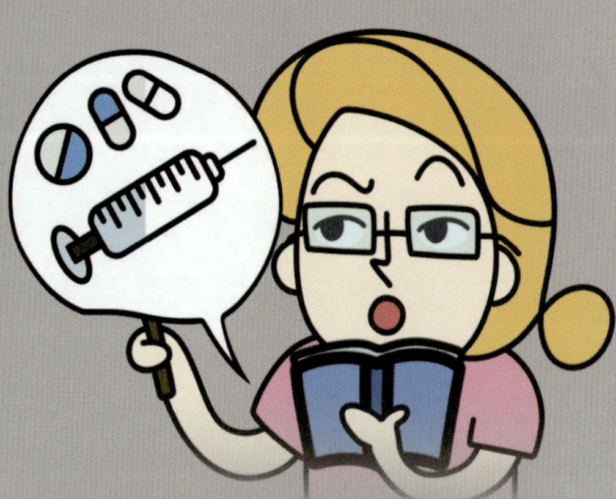

MI

심근경색

Angina & Arrhythmia & HF

협심증 & 부정맥 & 심부전

심장내과 - Why Algorithm 알고리즘 사고력 기르기

1. 심장내과 공통 문제 증상

심장은 우리 몸의 펌프 역할을 하여 깨끗한 혈액을 온몸으로 공급하고 노폐물이 쌓인 혈액을 정화를 위해 폐로 보내주는 중요한 기관이다. 이를 위해 심장의 펌핑작용(수축&이완, 혈압=Blood Pressure), 혈액 순환(관류=Perfusion), 심박수와 심박출량(Heart rate), 심장 기능을 유지하는 근육(심근=Myocardium), 혈액 역류를 막는 판막으로 구성되어 있다. 이들 중 어느 곳이 문제가 생긴다면 다음과 같은 증상이 유발될 수 있다.

- 흉통(Chest pain): 가슴 중앙 부위의 압박감, 통증, 불편감, 칼로 찌르는 듯하거나 쥐어짜는 듯하거나 타는 듯한 느낌이 들 수 있으며 팔, 어깨, 등, 목까지 방사될 수 있다. 흉통의 기전은 명확하지는 않으나 협심증(Angina), 심근경색증(MI), 심낭염(Pericarditis), 대동맥박리(Aortic dissection) 등 다양하다.
- 호흡곤란(Dyspnea): 심장이 제대로 펌핑하지 못하면 전신에 충분한 산소가 공급되지 않아 숨이 차다고 호소할 수 있다. 특히 운동을 하거나 계단을 오를 때 숨이 답답함을 느낄 수 있으며, 심한 경우 누워 있어도 숨이 가쁘거나 밤에 갑자기 숨이 막혀 깰 수 있다.
- 심장 두근거림(심계항진=Palpitation): 심장 박동이 너무 빠르거나 불규칙하면 이상 심장 박동을 느낄 수 있다.
- 현기증&힘 빠짐(Dizziness, Weakness): 심장이 충분한 혈액을 뇌로 공급하지 못하면 어지럼증이나 힘 빠짐을 느낄 수 있다. 기립성저혈압과 같이 갑자기 일어설 때 악화되거나, 운동 후 나타나는 경우도 있다.

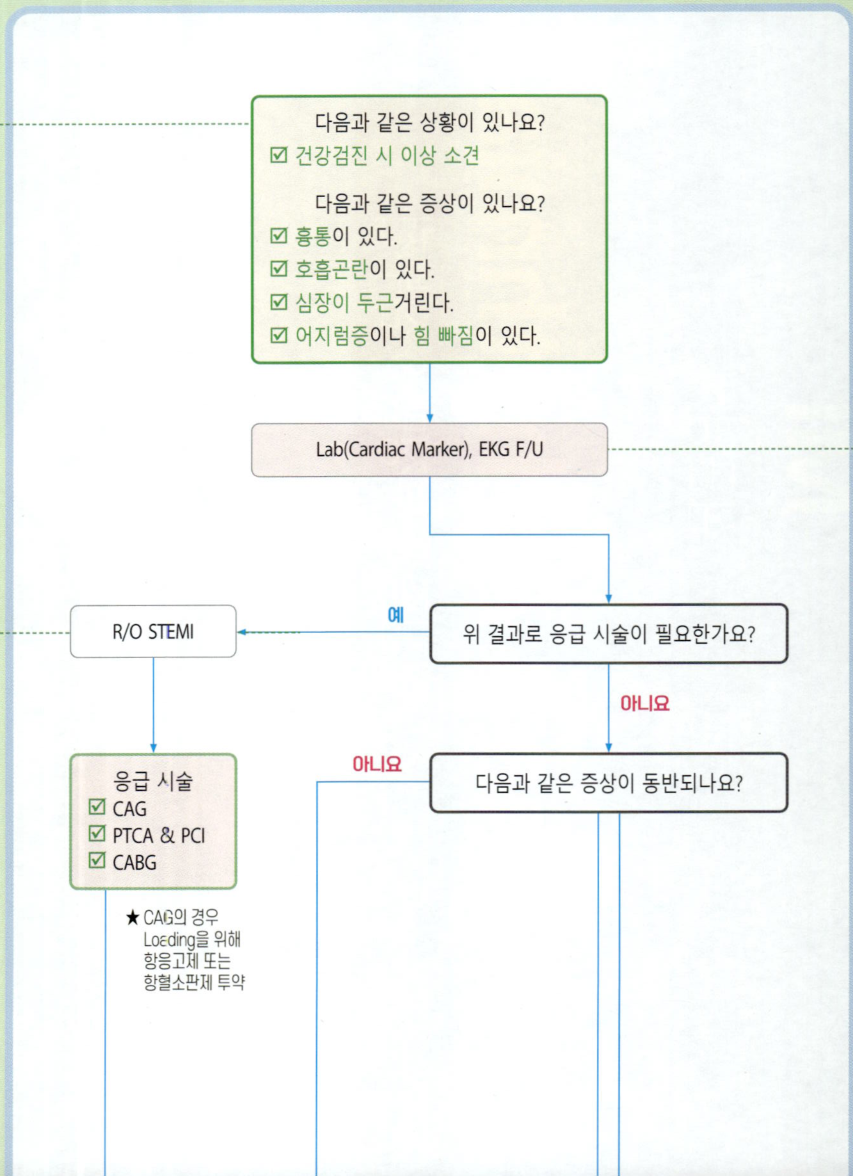

2. 심장 관련 기본 검사

심장 문제를 추측할 때 가장 기본적인 검사는 바로 활력징후 측정(Vital Sign Check)이다. 혈압이나 맥박 결과와 함께 심장 손상 여부를 진단하고 심장 질환의 유형과 심각도를 평가하기 위해 다음과 같은 두 가지 기본 검사를 시행할 수 있다.

- Cardiac Marker(심장효소 혈액검사): 심장 근육이 손상되면 혈액으로 방출되는 단백질 또는 효소를 의미. 심장마비, 심근염, 심근경색증 등 심장 손상이 발생하면 Cardiac Marker수치가 혈액에서 상승한다.

Troponin I & T	심장 근육 손상을 가장 민감하게 나타내는 지표
CK-MB	심장 근육에 특이적인 효소
CPK	심장 근육에 풍부하게 존재하지만 골격근, 뇌 등 여러 조직에 존재하는 효소.
Myoglobin	근육 세포에 존재하는 단백질. 특이도는 낮은 편

- 심전도검사(Electrocardiogram): 심장의 전기적 활동을 기록하는 검사. 심장 박동 리듬과 심장 근육의 건강 상태를 평가하는 데 사용. 주로 빠르게 3leadECG 분석을 하고 정밀 검사를 위해 12leadECG 분석을 시행.

3 Lead ECG	간편하고 빠르게 시행할 수 있다 응급 상황에 유용
12 Lead ECG	심장의 모든 전기적 활동을 더욱 정확하게 파악할 수 있다 미세한 심장 이상을 감지하는 데 유용

자세한 사항은 심장 질환 관련 검사 부분에서 학습하도록 하자.

3. 응급 시술 필요성

응급시술이 필요하다고 판단되는 환자는 CAG(Coronary angiography) 검사를 시행한다. 이는 심장과 주요 혈관에 카테터를 삽입하여 관찰하는 검사로, 막힌 혈관이 있다면 확장하는 PCI(Percutaneous Coronary Intervention) 등의 시술을 진행할 수 있다. 이를 결정하는 것은 전문의이며, 심각한 심장 마비(심근 손상, 심각한 기능저하)나 심혈관 문제가 있을 때 시행한다. 거의 대개 이런 심각한 문제는 다음과 같은 질병을 추정하는 경우이다.

- STEMI(ST-segment Elevation Myocardial Infarction): 심장 마비의 한 유형으로, 심장 근육에 충분한 혈액 공급이 되지 않을 때 심장 근육이 손상되는 심각한 질병을 의미. 특이적으로 ECG 상 ST분절이 상승하는 파형이 관찰되며, STEMI상황에서는 응급으로 CAG와 PCI가 필요할 수 있다.

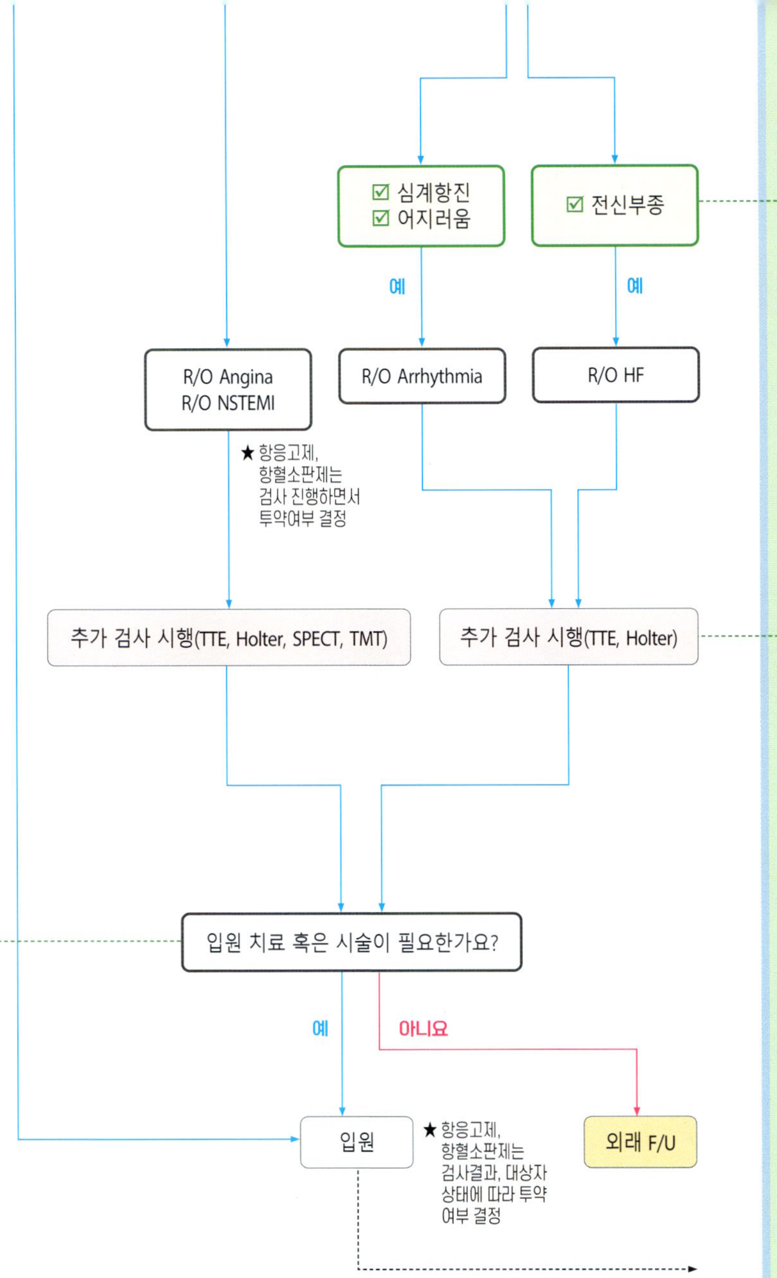

4. 응급 시술이 필요치 않을 때

ECG검사를 통해 STEMI 가능성이 배제되었을 때 우리는 환자의 증상에 더 집중하게 된다. 환자가 어떤 증상을 더 호소하는지에 따라 각각의 심장 질환을 추정할 수 있다. 이에 대한 학습은 질환별 간호 & 검사 & 시술 부분에서 알아보도록 하자.

- R/O: 어떤 질병이 확진이 아니고 추정할 때 사용하는 용어. r/o pneumonia라 하면 폐렴이 추정되는 상태를 의미.

5. 다양한 심장 관련 검사

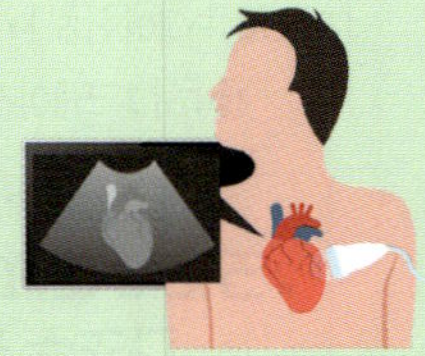

혈액 순환과 생명 유지에 필수적인 역할을 하는 심장은 그 중요성만큼 다양한 원인의 질병이 존재한다. 이를 진단하고 치료하기 위해 다양한 검사를 시행하고 있으며, 심장내과 환자를 접하는 간호사는 이에 대한 이해가 필수적이다.

- TTE(Transthoracic echocardiography) : 가슴부위 피부에 초음파 probe를 대고 시행하는 검사. 심장의 크기, 판막과 심벽의 움직임, 혈류의 흐름 등을 알 수 있다.
- Holter monitoring: 24시간 동안 착용하는 휴대용 심전도 기기를 사용해 심장 박동 리듬을 지속적으로 기록하는 검사. 갑작스레 나타나는 불규칙적 심장 박동을 감지할 수 있으나 24시간 동안 기기를 착용해야 하는 불편함이 있다
- SPECT(Single Photon Esission Computed Tomography): 방사성 동위원소를 주입한 후 감마선 카메라로 심장 근육의 혈류와 기능을 평가하는 검사. 심장 근육 손상 부위를 정확히 파악할 수 있다.
- TMT(Treadmill Stress Test): 운동 중 심전도, 혈압, 심박수 등을 측정하여 심장의 기능을 평가하는 검사. 운동 중 나타나는 심장 이상을 감지할 수 있다.

6. 입원과 외래 치료 과정

- 외래통원: 병원에 방문하여 진찰, 검사, 치료를 받고 집으로 돌아가는 방식. "약 2주 처방 해드릴테니 2주 뒤에 다시 봅시다"
- 입원: 병원에 일정 기간 머물며 의료진의 24시간 관찰과 관리, 그리고 검사나 치료를 받는 방식. "입원해서 집중 관찰합시다"

검사결과에 따라 추가 시술이 필요하거나, 환자의 증상이 호전되지 않아 주의 깊은 관찰과 보존적 치료가 필요한 경우 입원 치료를 시행할 수 있다. 반대로 검사결과로 추가 시술이 필요하지 않거나, 약물 복용 등으로 집에서 증상 조절이 가능할 경우 외래 통원 치료를 결정할 수 있다.

심장내과 - Why Algorithm 알고리즘 사고력 기르기

7. 질환별 간호 & 검사 & 시술

입원 치료가 결정되었다면, 공통 검사를 통해 심장 문제에 대한 진단이 이루어졌을 것이다. 환자가 입원하면 기본적으로 환자가 호소하는 증상에 대한 간호가 이루어지고, 추가적으로 질병에 맞춘 검사와 시술 과정이 진행된다. 자세한 내용은 **질환별 간호 & 검사 & 시술 부분에서 학습**하자

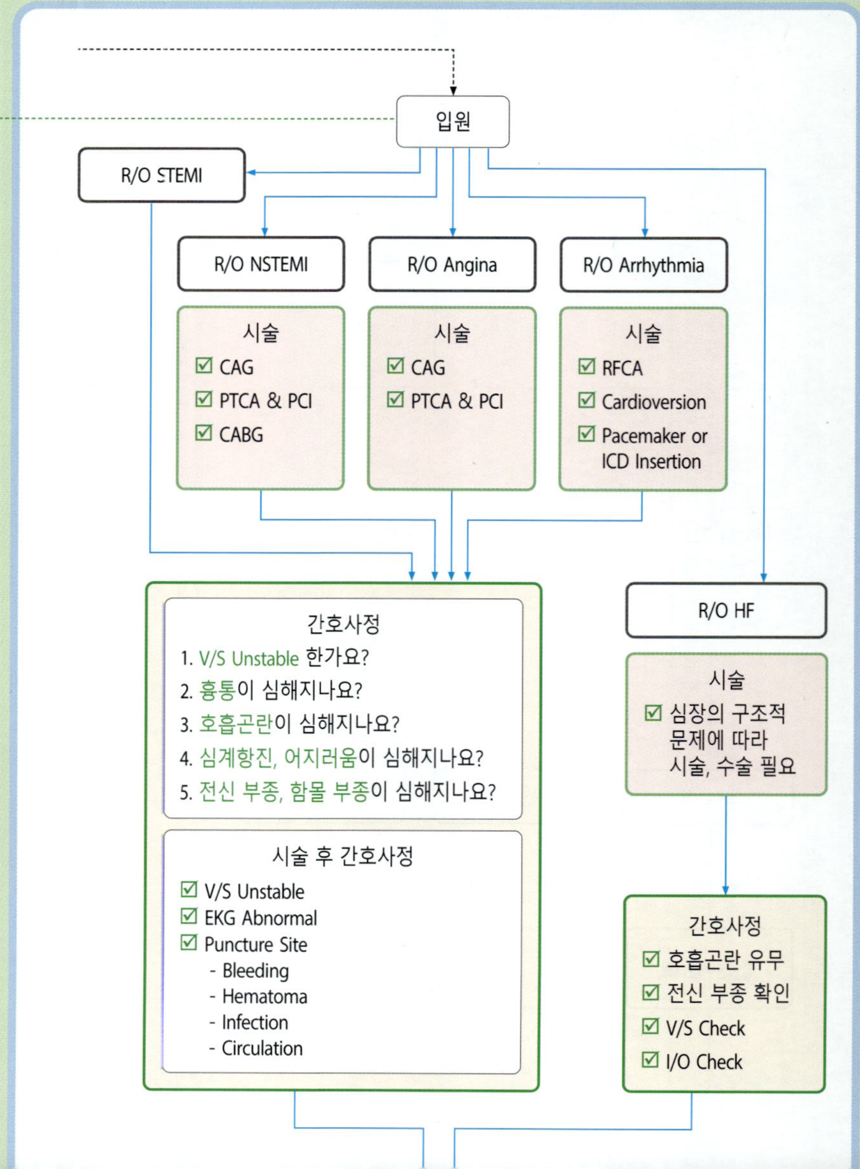

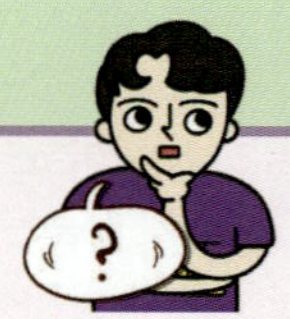

머리가 핑~ 도는 실신?

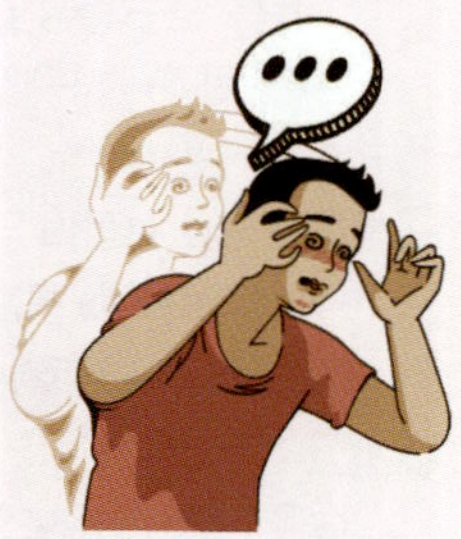

머리가 핑 돌면서 쓰러질 수 있는 상태는 대부분 쇼크(Shock) 상태를 추측해볼 수 있다. 쇼크는 저혈량성, 혈관확장성, 심장성, 신경성, 등으로 나눌 수 있지만 결국 조직에 충분한 혈액과 산소가 공급되지 않는 것으로 귀결되는데, 이것이 바로 심박출량 감소 증상(저혈압)이다. 즉, 대상자가 어지럼증과 힘 빠짐을 호소한다면 심장 순환계에 문제가 있지 않은지 주의하도록 하자.

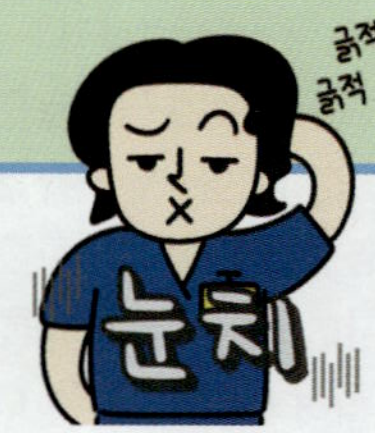

"흉통은 무조건 심장 문제로 여겨도 될까요…?"

안타깝지만 흉통은 심장 문제 외에도 다양한 질병에서 발생할 수 있다. 따라서 임상에서 환자의 한 가지 증상만으로 심장문제를 예측하지 않는다.

- **근골격계 문제**: 늑골통증, 근육통, 관절염
- **소화기계 문제**: 역류성 식도염(위산 역류 시 가슴통증 속 쓰림 등을 호소할 수 있다. 특히 누워있을 때 악화될 수 있기에 심장문제로 가장 오인하는 질병 중 하나)
- **호흡기문제**: 기관지염, 폐렴, 기흉(Pneumothorax)
- **정신건강**: 불안장애, 공황장애 등

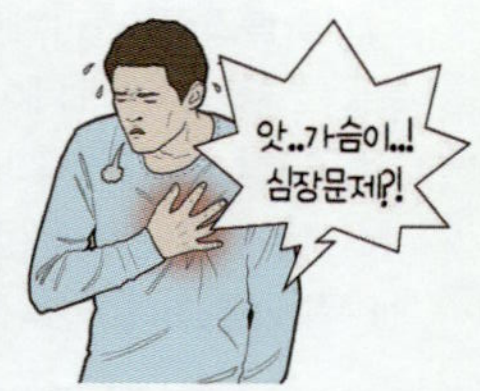

8. 환자 증상과 시술 후 평가

시술이나 수술은 공격적인 치료로 볼 수 있고, 방어적인 치료는 보존적 치료(Conservative Treatment)로 볼 수 있다.

- 보존적 치료: 약물 치료나 물리치료, 식이, 생활습관 개선 등으로 질병을 치료하거나 증상을 완화하는 것을 뜻함.

  심장내과 관련 각종 검사와 시술을 마치면, 환자 증상에 따라 보존적 치료를 유지한다. 그 과정에서 상태가 악화된다면 의사가 새로운 치료 방법을 고민하고, 악화되지 않는다면 Lab, ECG, 초음파 등 추가 검사를 통해 환자의 상태를 감시(monitoring)하는 과정을 거친다. 호전 과정은 결국 퇴원에 지 이를 수 있다.

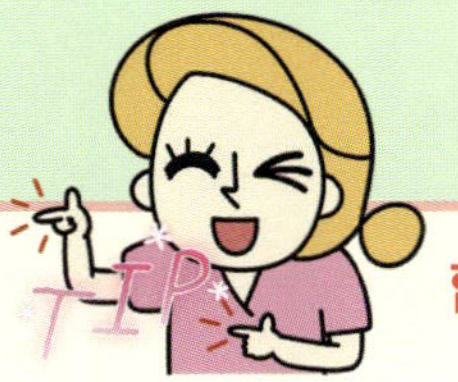

협진 VS 전과

병원에서 의사들의 전문분야는 점점 세분화됐다. 만약 환자가 호흡기계 문제로 처음 방문한 과는 호흡기내과이지만, 급성 심근경색 증상을 보일 경우 보다 전문적으로 치료할 수 있는 심장내과에 치료 문의를 해야 한다. 이를 협진이라 하고, 환자가 가진 문제를 보다 전문적으로 담당할 수 있는 과로 변경하는 것을 전과라고 한다. 임상에서 협진의뢰는 Consult, 전과는 Transfer Out/In으로 표현하고 있다. 협진과 전과는 의료 전문가들이 환자의 진단과 치료 방향을 논의하고 최적의 치료를 수행하기 위한 과정이다. 따라서 병원 입원 환자의 치료 과정을 이해하기 위해 협진과 전과는 꼭 알아두자!

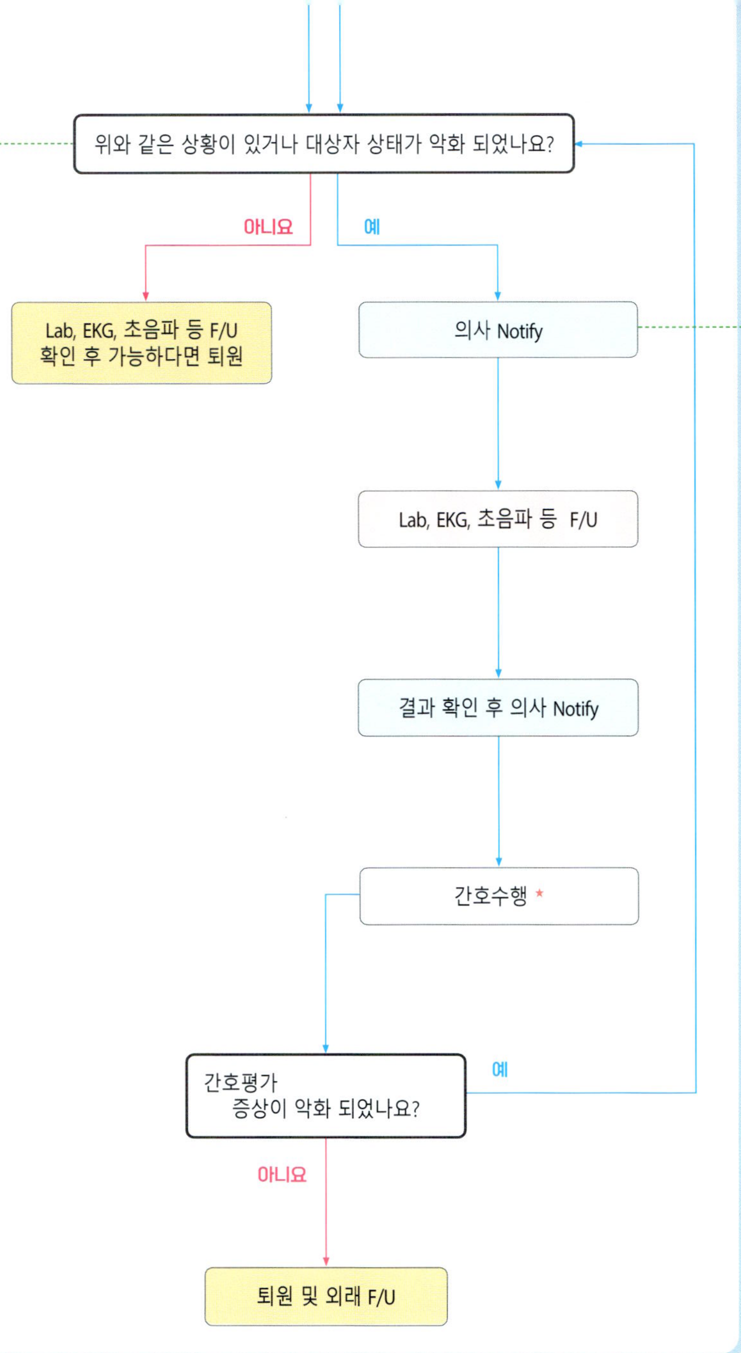

9. 입원 간호 과정

입원 환자 증상의 호전과 악화에 따라 간호사와 의사는 반복적인 의사소통 과정을 겪는다.
알고리즘적 사고 과정은 환자를 간호하는데 익숙치 않은 신규 간호사의 "무엇을 의사에게 노티해야 하나요?"라는 질문에 답을 내려준다.
간호사는 사정과 중재, 평가 과정에서 감지된 증상 변화, 그리고 처방에 따른 검사 결과나 치료 반응에 대해 의사에게 노티(notify) 할 수 있다. 그 외 노티 상황으로 처방 확인이나 검토, 서류 작성과 같은 병원 행정적 절차 등이 있다.
모든 치료 과정은 환자의 증상 호전 목표에 있으므로, 성공적인 의사소통 과정은 결국 환자를 퇴원 과정에 도달하도록 할 수 있다.

공통 간호사정 & 수행

"심장내과 환자에서 이것만큼은 꼭 확인!"

1 흉통(Chest Pain)

흉통은 가슴에 느끼는 통증이나 불편함을 의미하며, 심장이나 폐, 근육, 신경 등 다양한 원인으로 발생할 수 있다.

간호사정 & 수행

간호사정	간호사정 방법
흉통 확인	- 가슴이 아프세요? - 어디가 아픈지 짚어보세요
통증 양상 확인	- 강도: 0점에서 죽을만큼 아픈 10점 사이 몇 점인가요?(NRS scale이용) - 양상: 콕콕 찌르듯이 / 묵직하게 아픈가요? / 어떻게 아픈가요? ➜ 구체적인 표현을 유도. 옆구리나 등 어깨 부위 등 방사통 확인 - 위치: 아픈 위치를 짚어보세요 ➜ 가슴 중앙, 왼쪽, 오른쪽, 팔 등 구체적인 위치 파악 - 빈도: 한번씩 아픈가요 계속해서 아픈가요?(간헐적/지속적 확인) - 완화요인: 어떤 상황에서 통증이 나아지나요? (휴식, 특정 자세, 약 복용 등)
동반 증상 파악	- 호흡곤란: 숨이 잘 쉬어지지 않나요? (호흡곤란의 정도, 빈도 등 확인) - 메스꺼움: 메스꺼움이나 구토는 있나요? - 식은땀 & 어지러움: 식은땀이 나나요? 어지러움은 있나요? - 과거 병력: 과거에 심장 질환, 폐 질환, 소화기 질환 등을 진단받은 적이 잇나요? * 흉통의 원인은 다양하므로, 간호사가 심장 문제임을 확인하기 위해서는 구체적인 과정이 꼭 필요하다. 흉통과 동반되는 증상의 정도나 급박함에 따라 응급 조치가 필요할 수 있다.

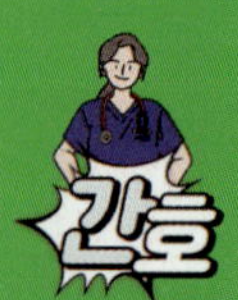

- 환자 안정 상태 확보: 활력징후 측정(V/S check), 호흡곤란 시 반좌위 후 심호흡 격려
- 불안이나 두려움 완화: 심리적 불안정성은 흉통과 동반 증상 악화가 가중될 수 있으므로 환자를 진정시키고 상황을 설명하는 정서적 지지 필요

  * 흉통은 심각한 질병의 증상일 수 있으므로, 흉통을 호소하는 환자에게는 신속하고 정확한 간호 수행과 의사 Notify가 중요

예상되는 처방

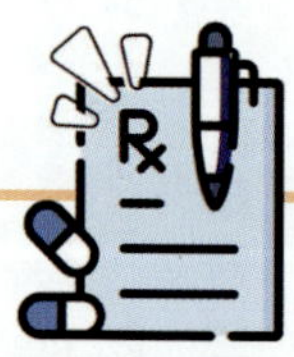

- **추가 검사 F/U**: Lab(혈액검사 - Cardiac marker), ECG(심전도)
- **필요시 Nitroglycerin**(NTG, 니트로글리세린) 투여(설하제, 흡입제 or 정맥주입)

흉통도 통증인데 진통제를 주면 안될까?

통증이 있으므로 진통제가 필요하다는 생각을 할 수 있으나, 진통제를 통한 통증 경감은 오히려 정확한 진단을 어렵게 만들 수 있다. 흉통은 근본적인 원인을 제거하는 치료가 필요하므로, 심장 문제로 예상된다면 관련 검사를 빠르게 시행하는 것이 중요하다.

예를 들면, 과거 심장 질환을 겪었거나, 관련 문제로 흉통이 반복되는 환자의 경우 Nitroglycerin이라는 약물을 처방받는데, 흉통 유발 시 NG 복용만으로도 흉통이 호전된다. 따라서 심장내과 환자의 흉통 관리를 위해 진통제보다는 NG에 대해 알아두자.

* Nitroglycerin(NG): 혈관을 확장시켜 심장에 혈액과 산소를 공급해 흉통을 치료하고, 예방하는 약. 흉통 상황이나 심한 운동 전 5-10분 전 혀 밑에 넣어 녹여서 복용한다(설하복용). 혀 밑 점막을 통해 흡수되는 약이라 삼키거나 물과 함께 섭취하면 효과가 감소된다. 흉통 유발 시 즉시 복용하고, 5분 후에도 통증 지속 시 추가 복용을 2번(총 3번 복용 가능)하고, 흉통 지속 시 빠르게 병원으로 내원해야 한다. 설하정 외에 스프레이 제제도 있다.

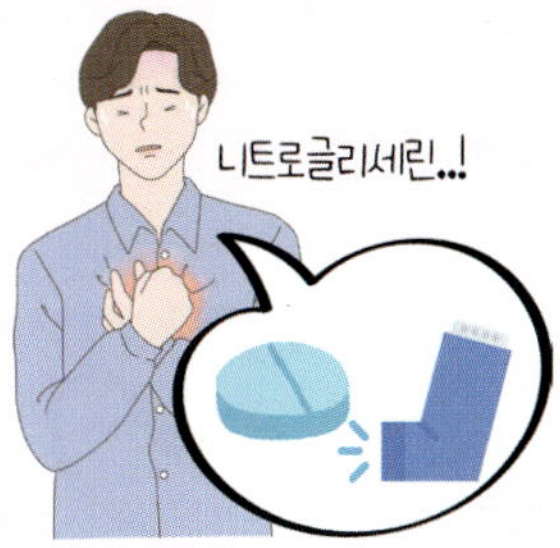

반대로 급성심근경색에 의한 통증이 명확하다고 판단된다면 추가적인 검사나 시술이 준비되는 동안 또는 검사나 시술 중 마약성 진통제와 같은 강력한 진통제를 통해 적극적인 통증 조절이 필요하다.

2 호흡곤란(Dyspnea)

호흡(respiration)은 우리가 숨을 들이 마시고 내뱉는 일련의 과정으로, 폐와 심장의 작동으로 온몸의 세포에 산소를 공급하고 이산화탄소를 배출해낸다. 여러 다양한 이유로 호흡 과정에 불편함이 있는 경우를 통틀어 호흡곤란이라 한다.

간호사정 & 수행

간호사정	간호사정 방법
호흡 양상 확인 (Breathing Pattern)	- 호흡기전이나 부속근육(accessory muscle)을 사용하는지 관찰 * 호흡은 편안하고 자연스러워야 한다. 특히 부속근육을 사용하며 숨을 쉬는 것은 공기를 힘겹게 들이마시고 짜내는 것으로 중증 호흡곤란 상태. - 호흡 수와 흡기와 호기 시간의 정상 비율(1:2) 관찰 * 보통 흡기보다 호기가 길다. 호흡곤란의 경우 흡기와 호기가 1:1에 가까워지며 빈호흡이 특징이다.
가슴 답답함 확인 (Chest discomfort)	- 숨 쉬기 힘드세요? 답답하세요? - 심호흡 해보세요. 그래도 답답하세요?
호흡 변화 확인	- 호흡이 빨라지나요? 호흡이 가쁜가요? - 숨이 차고 헐떡이게 되나요?
불안 증상 확인	- 숨을 쉬어도 답답해서 혹시 불안하세요? - 왜 이렇게 안절부절 못하시나요?
산소포화도 감시 (SpO_2 Monitoring)	- 산소포화도(SpO_2)가 낮아요. 숨쉬기 힘들어졌나요? - 심호흡과 기침을 통해 객담이 있다면 뱉어내보세요

간호

- ▸ **집중 감시**: 호흡곤란은 불충분한 산소공급과 부적절한 이산화탄소 배출로 발생. SpO_2 monitoring으로 산소포화도 측정, 호흡양상과 의식 확인으로 이산화탄소 배출 정도를 감시. 이상 시 의사에게 알린 뒤 즉시 ABGA 검사가 필요.
- ▸ **자세 변경**: 편안한 호흡을 지지하기 위한 상지 거상 자세
- ▸ **호흡 권장**: 심호흡이나 기침 기법 등으로 호흡 효율을 개선
- ▸ **심리적 지원**: 불안, 두려움, 스트레스가 악화될 수 있으므로 안정을 취하도록 격려
- ▸ **원인 교정**: 호흡곤란 원인이 기침이나 객담일 때 해당 증상 호전을 위한 자극 제거나 흡인 등의 간호 수행

예상되는 처방

- 추가 검사 F/U: ABGA, Chest X-ray, Chest CT 등
- O_2 공급 및 증량

O_2요법	Flow rate	FiO_2 (흡인공기 중 산소 비율)	형태
Nasal Cannula	Simple Mask	Reserve Mask	Highflow(=Optiflow, Airvo) → 온도조절 가능(31, 34, 37도)
1~6L/mim	6~10L/min	6~10L/min	10~60L/min
24~44%	30~55%	60~99%	21~95%
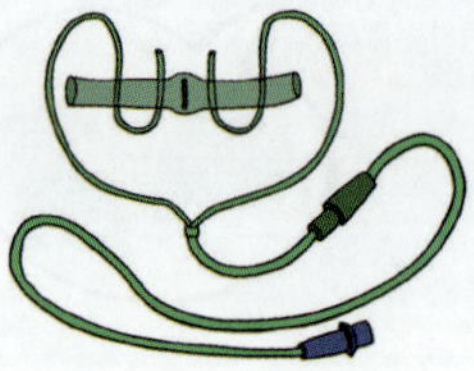	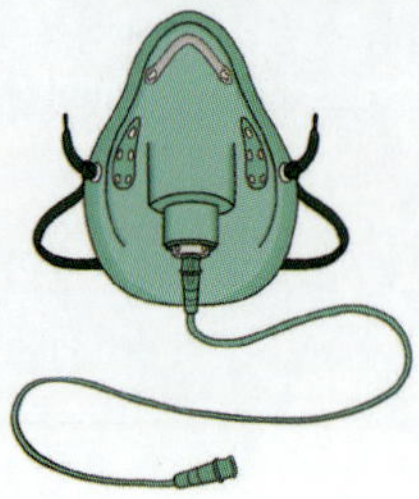	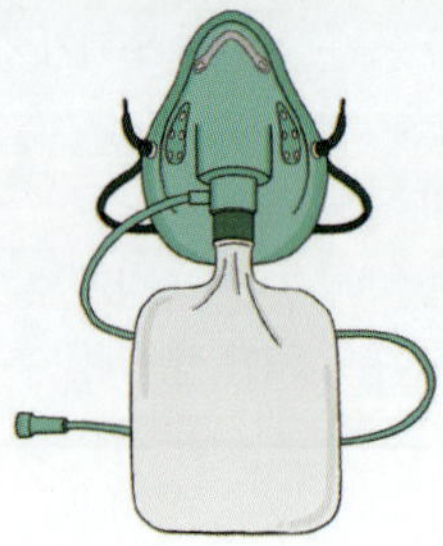	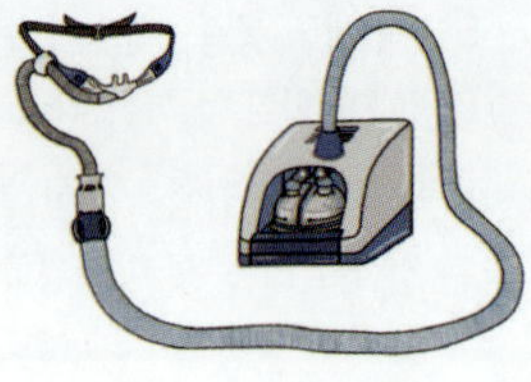

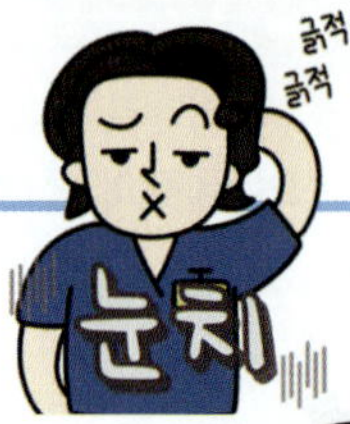

"호흡곤란 응급상황에 계속 허덕여요" 기도삽관(Intubation) 절차와 간호

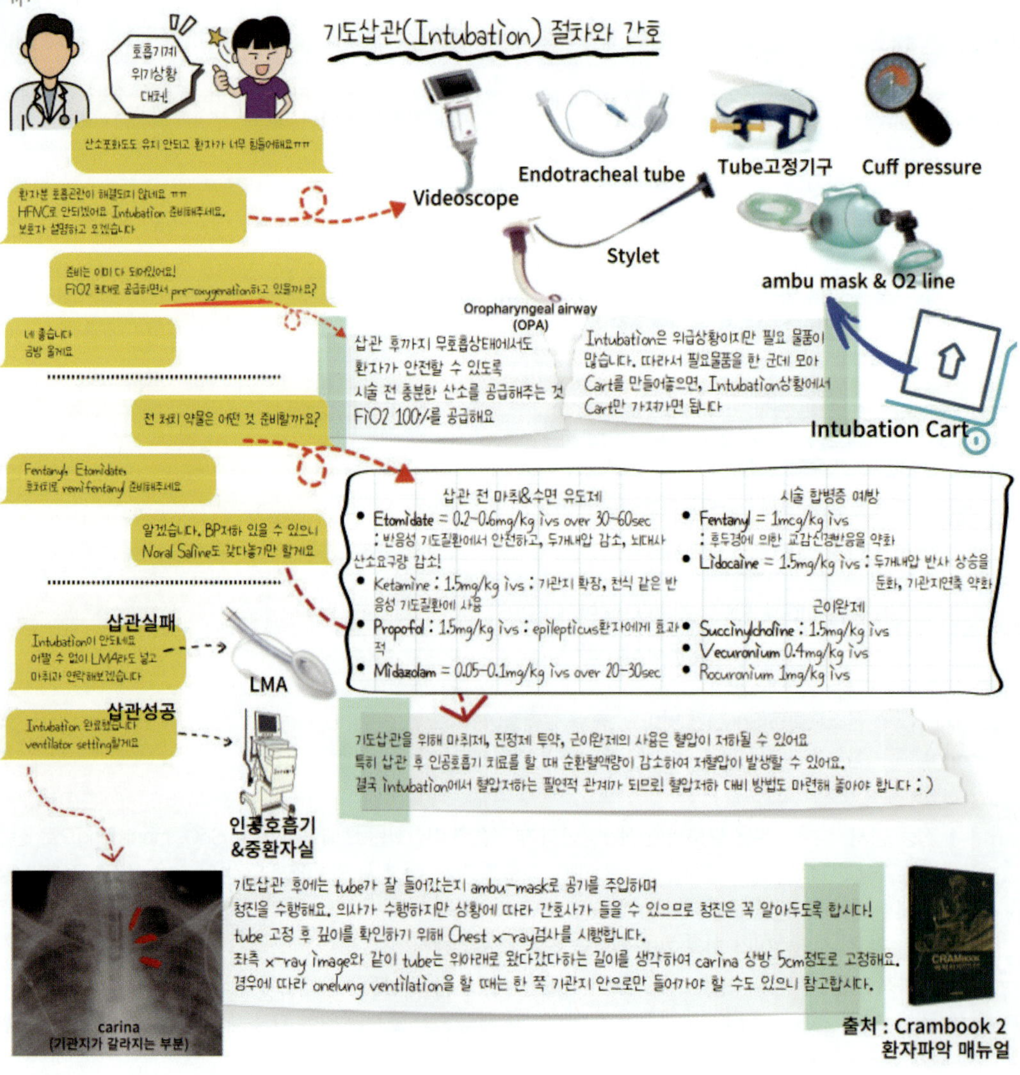

3 심계항진(Palpitation) & 어지러움(Dizziness)

심계항진은 심장이 뛰는 느낌을 의미하며, 보통 "심장이 두근두근한다"라고 호소한다. 심장박동 증상이 불규칙하거나 빠르거나 느릴 때 심계항진을 느낄 수 있고, 심박출량이 충분치 않을 때 어지러움을 느낄 수 있다. 심계항진과 어지러움은 서로 밀접하게 관련된 증상으로 동시에 평가하도록 하자.

간호사정 & 수행

간호사정	간호사정 방법
V/S 조절	- 고혈압(Hypertension): 머리가 아프거나 뒷골 당김이 있으세요? - 저혈압(Hypotension): 어지러우세요? 힘이 빠지시나요? - 빈맥(Tachycardia): 가슴 두근거림이 느껴지세요? - 서맥(Bradycardia): 어지러우세요?
어지러움 확인	- 어지러우세요? - 몸에 힘이 빠지세요? (weakness 확인) * 낙상 위험이 있기에 대상자를 침대로 이동시키도록 하자

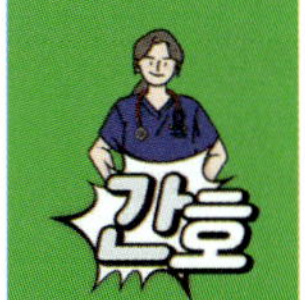

- **환자 안전 확보**: 심계항진과 어지러움 호소는 몸에 힘이 빠져 쓰러질 수 있는 위험이 있다. 따라서 환자를 침대 등 안전한 환경을 조성하는 것이 우선이다.
- **구체적 환자 정보 수집**: 과거 비슷한 경험이 있는지, 관련된 치료를 받았었는지, 방금 전 복용한 약물이 있는지 등 구체적으로 확인
- **활력징후 불안정(V/S unstable) 감지 시 의사에게 즉각 notify 후 대처**

예상되는 처방

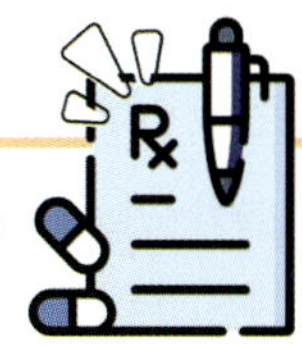

- **심장 리듬 분석 위한 ECG f/u**: 3lead ECG monitoring은 필수. 추가 12Lead ECG check
- **고혈압 처방**: Antihypertensive Drugs(항고혈압제) 투여
- **저혈압 처방**: Fluid Hydration(심부전 환자에게는 주의), Inotropic(승압제) 투여
- **빈맥**: HR control – CCB type 1(Verapamil, Diltiazem 등), Antiarrhythmia Agent(항부정맥제) 투여
- **서맥**: 예상되는 원인 교정, Dopamine 투여, 증상을 동반한 극심한 서맥일 경우 제세동기를 통한 External-Pacing 적용

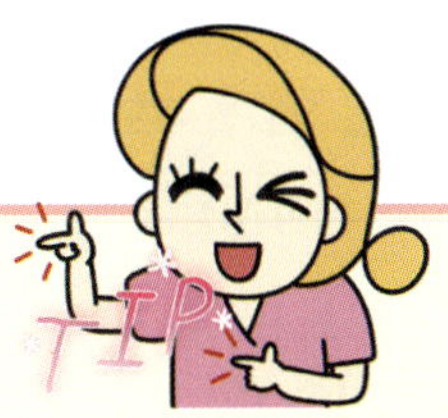

간 기능 검사(LFT) 정리!

* Calcium Channel Blockers(CCB): 혈관과 심장근육이 수축하는데 필요한 칼슘의 이동을 막음
  - Type 1(심박수 저하>심수축력 감소): Isoptin(Verapamil), Herben(Diltiazem)
  - Type 2(혈관확장): Adalat(Nifedipine), Perdipine(Nicardipine), Novasc(Amlodipine) 등
* B-Blockers(베타차단제): 심박수와 심수축력 증가시키는 심장의 B수용체를 차단. 부정맥이나 빈맥 교정에 주로 사용되며, 혈압 저하 환자에게는 투약이 제한될 수 있다.
  - Concor(Bisoprolol), Nebilet(Nebivolol), Betasin(Labetalol), Dilatrend(Carvedilol)
* Angiotensin receptor Blockers(ARB): Angiotensin 2 수용체를 차단하여 혈압을 강하 (~tan)
  - Atacand(Candesartan), Diovan(Valsartan), Micardis(Telmisartan), Aprovel(Irbesartan)
* Angiotensin converting enzyme inhibitors(ACEI): 안지오텐신 전환효소 억제제 (~pril)
  - Tritace(Ramipril), Lenipril(Enalapril), Capril(Captopril)

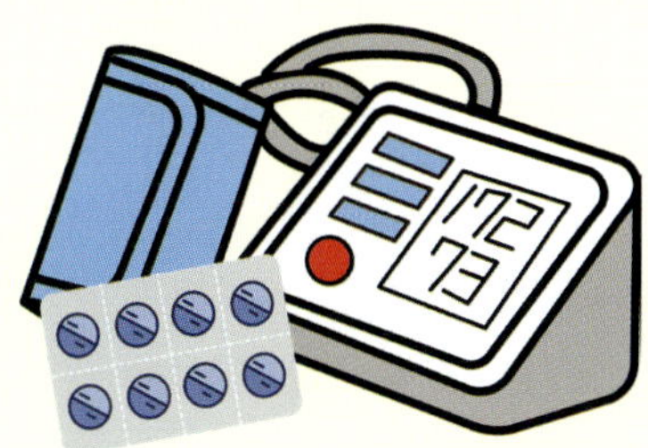

	ACEI & ARB	BB	CCB	Diuretics
주요 적용 질병	신부전 신증후군	협심증 심근경색증	고혈압, 빈맥 협심증	심부전

1 허혈성 심장질환(Ischemic heart disease)

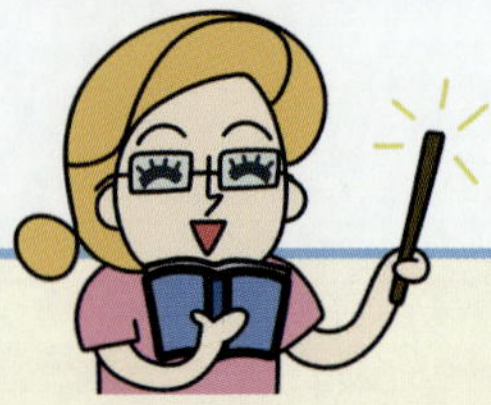

Pre study: What is Ischemic heart disease

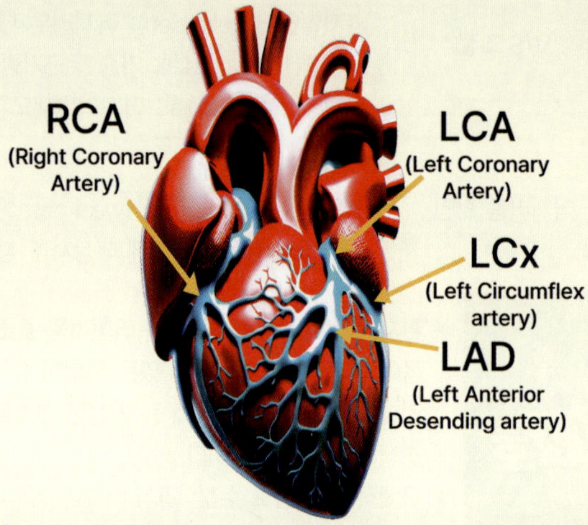

심장은 전신 혈액순환을 위한 펌프로 근육으로 이루어져 있다. 이는 심장근육이 우리 몸의 다른 근육들과 마찬가지로 산소를 가득 품은 혈액 공급이 필요하다는 것을 의미한다. 많은 양의 혈액이 심방과 심실을 통과하지만, 심장근육은 심방이나 심실에서 직접 혈액을 가져올 수 없다. 심장근육도 우리 몸의 다른 장기들과 마찬가지로 동맥에서 산소를 품은 혈액을 공급받는데 이 동맥을 관상동맥이라 부른다. 좌심실에서 혈액이 뿜어져 나오는 상행 대동맥(Acending aorta)의 시작부위에 좌, 우 관상동맥 입구가 있으며 좌 관상동맥은 다시 큰 두 줄기로 나뉘어 관상동맥의 주요 3개의 가지(Three vessel)를 이룬다. 동맥경화, 관상동맥의 연축, 혈전 등에 의해 관상동맥의 혈류가 원활이 이루어지지 못하고 심근 허혈(Ischemia)이 생기면 흉통, 심전도의 변화, 심근 대사이상, 심기능 장애를 일으키는데 이를 **허혈성 심장질환(Ischemic heart disease, HID) 또는 관상동맥질환(Coronary artery disease, CAD)**이라고 한다. 심근 허혈로 인한 증상은 가슴 중앙이나 좌측 앞쪽이 답답하게 누르거나 조이는 듯한 통증이 대표적이며 목, 등, 어깨 등으로 방사통(Radiation pain)을 보일 수 있다. 정도에 따라 두근거림(심계항진), 식은땀, 어지러움, 오심과 구토 등을 호소하기도 한다. 허혈이 일부 부위에 지속되어도 당장 생명에는 지장 없는 경우가 있는데, 치료하지 않으면 심장기능 저하(심부전)와 같은 문제를 유발할 수도 있다. 급성 심근경색과 같은 위험한 상태라면 실신하거나 치명적인 부정맥(심실빈맥과 심실세동 또는 무수축)을 보이며 심정지 상황에 이를 수 있다. 허혈성 심장질환은 남성 환자가 더 많고 호발 연령은 남자 45세 이상, 여성은 55세 이상에서 자주 발생한다. 고혈압, 당뇨, 고지혈증, 흡연이 혈관질환을 일으키는 가장 큰 원인이며 유전적 요인도 정확한 기전은 알 수 없으나 중요한 요인으로 꼽힌다.

관상동맥에 동맥경화와 같은 병변이 있으나 일상적인 활동에서는 증상을 느끼지 못하다가 운동, 계단 오르기와 같은 심장근육의 산소요구도가 증가하였을 때 산소공급이 부족해지면서 가슴 답답함, 흉통, 호흡곤란과 같은 증상을 느낀다면 **안정형 협심증(Stable angina)**으로 분류할 수 있다. 안정형 협심증은 휴식이나 Nitroglycerine 투여에 완화되는 모습을 보인다. 안정형 협심증이라 할지라도 동맥경화가 진행되거나 혈전, 죽종의 파열 등으로 심근경색이 생길 수 있으므로 진료와 검사가 필요하다. 검사는 비침습적인 관상동맥 CT, 운동부하검사, 심근 SPECT, 심초음파 검사 등 다양하게 이루어질 수 있다. 환자의 증상에 따라 침습적인 관상동맥조영술(Coronary angiography, CAG)을 시행할 수 있다. 검사 결과에 항혈전제, 항고혈압제, 항고지혈증제, 혈관확장제 등 다양한 약물치료를 시행할 수 있으며 정도에 따라 관상동맥 재관류요법으로 경피적 혈관 성형술(PCI)이나 관상동맥 우회수술(CABG)을 시행할 수 있다.

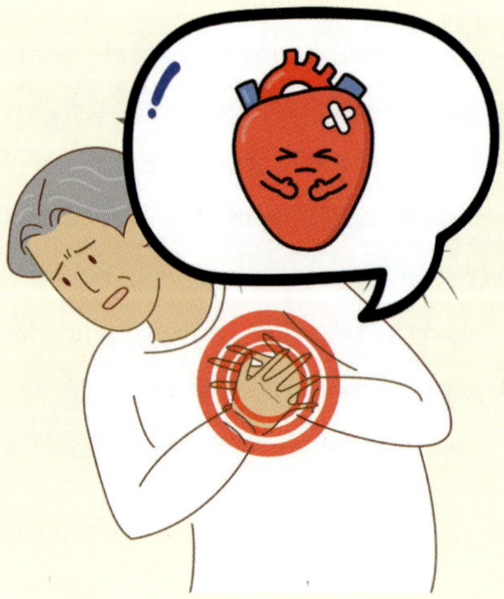

변이형 협심증(Variant angina)은 관상동맥이 비정상적으로 연축(Spasm = 경련)하여 생기는 질환으로 운동과 관계없이 발생하며 새벽이나 아침, 음주 후 발생하는 경우가 잦다. 연축의 정도에 따라 가벼운 협심증과 같은 증상을 느낄 수도 있지만, 관상동맥이 완전히 폐쇄된다면 급성 심근경색과 같은 심근 허혈과 괴사를 일으킬 수 있다. 관상동맥 연축의 정확한 기전은 알 수 없으나 혈관내피의 확장능 저하와 관상동맥 평활근의 과수축이 원인으로 서양인에 비해 동양인에서 더 많이 볼 수 있다. 치료는 환자의 생활습관 개선이 중요하다. 규칙적인 생활을 유지, 스트레스를 피하고 금연과 절주 필요성을 교육한다. 증상 발현 시 Nitroglycerine과 같은 혈관확장제가 효과적이다. 칼슘 길항제 복용은 혈관 평활근세포 내 칼슘이온 유입을 억제하므로 증상 발현을 억제하는데 도움이 될 수 있다.

불안정형 협심증(Unstable angina)은 관상동맥 혈류가 감소하였지만 완전한 폐쇄를 보이지는 않거나 간헐적으로 폐쇄와 재관류를 반복하면서 심근의 괴사까지는 이르지 않은 상태를 의미한다. 안정형 협심증과는 다르게 휴식이나 Nitroglycerine 투여에 완화되지 않는 수준으로 급성 심근경색으로 진행할 가능성이 매우 높아 빠른 검사와 치료가 필요한 상황이다. 과거에는 심근경색과 안정형 협심증의 중간 정도의 개념으로 설명되었으나 병태생리적 기준으로 보았을 때 급성 심근경색과 함께 묶어 급성관상동맥증후군으로 분류하여 치료방향을 결정한다.

심근경색(Myocardial infarction, MI)은 관상동맥의 혈류 저하로 심근이 괴사된 상태를 의미한다. 심근의 허혈이 근육층의 내층만 있다면 ST 분절은 하강한다. 심근의 허혈이 근육층의 내층을 넘어 외층까지 진행하면 ST 분절 상승을 보인다. 심전도 상 ST 분절의 상승 유무에 따라 **STEMI(ST segment elevation MI)와 NSTEMI(Non-ST segment elevation MI)**로 구분한다.

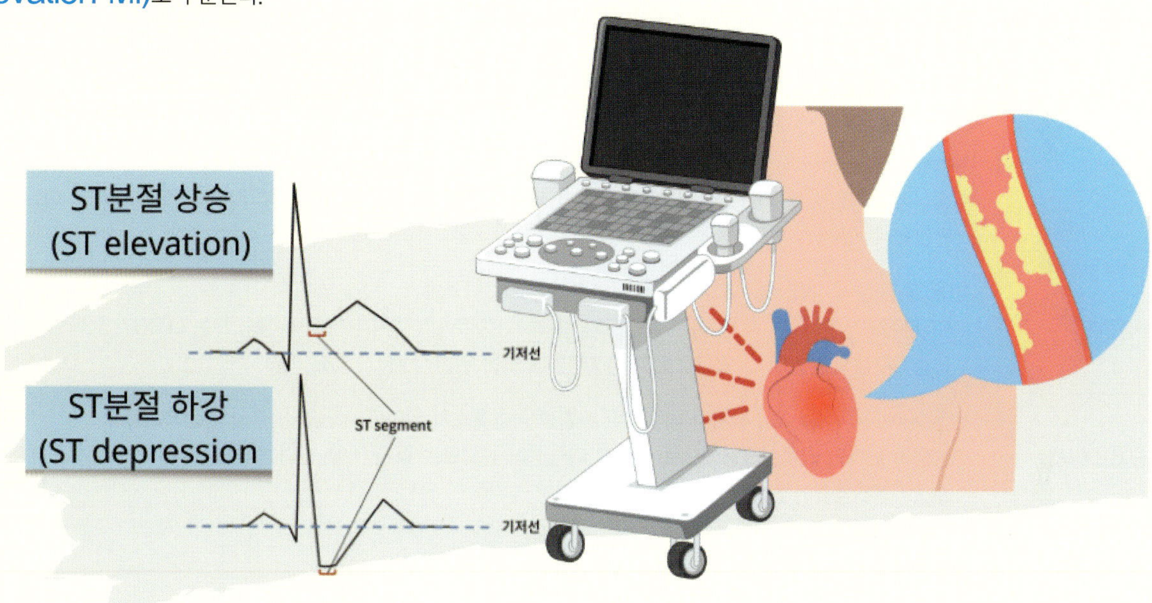

급성관상동맥증후군(Acute coronary syndrome, ACS)은 급성으로 관상동맥의 혈류를 감소시키는 완전 폐쇄 또는 부분 폐쇄를 일으키는 질환을 의미한다. 치료방향에 따라 **NSTE-ACS(ST 분절 비상승형 급성관상동맥증후군)**과 **STE-ACS(ST 분절 상승 급성관상동맥증후군)**으로 구분한다. NSTE-ACS는 unstable angina와 NSTEMI를 같은 Spectrum으로 묶어 치료 방향을 결정한다. NSTE-ACS는 아스피린, 헤파린, 베타차단제와 같은 예방적 약물 투여와 함께 위험성을 평가한다. 환자의 증상, 활력징후, 심전도를 모니터링하면서 심근효소(Cardiac enzyme)수치와 심초음파 검사 등 위험성을 평가한 후 고위험이라면 재관류요법을 시행하며 저위험이라면 약물요법을 통한 보존적 치료를 시행한다. NSTE-ACS라도 심전도의 변화, 활력징후의 변화, 심한 흉통, 심근효소 수치 상승과 같이 악화 소견을 보인다면 응급상황으로 판단하여 재관류요법을 시행해야 한다.

STE-ASC는 STEMI로 치료 방향을 결정한다. STE-ACS는 응급상황으로 최대한 빠른 시간 안에 재관류요법을 시행하는 것이 중요하다.

<table>
<tr><td rowspan="4">Ischemic heart disease</td><td colspan="3">Stable angina</td></tr>
<tr><td rowspan="3">Acute coronary syndrome(ACS)</td><td>ST elevation ACS(STE-ACS)</td><td>STEMI</td></tr>
<tr><td rowspan="2">Non-ST elevation ACS(NSTE-ACS)</td><td>Unstable angina</td></tr>
<tr><td>NSTEMI</td></tr>
</table>

Ischemic heart disease 입원 확인사항

현병력 (Present illness, P.I)	입원동기, 주호소(Chief complaint) 최근 몇 시간 또는 며칠 동안 증상이 나타나기 시작했는지 확인 합병증 발생 여부(심부전, 심장 박동 이상, 쇼크 등) 확인 예정 중인 검사 및 치료 확인
과거력 (past history)	심장이나 혈관 질환력 확인 증상과 관련된 현재 복용 중인 약물(혈관확장제, 항혈소판제, 베타차단제 등)

간호 사정: 흉통과 심전도

간호사정	간호사정 방법
심근 허혈의 증상	- 불편감: 심근의 산소요구량이 증가할 때 답답하거나 숨이 찬 느낌. - 통증: 가슴 중앙이나 좌측 앞쪽이 답답하게 누르거나 조이는 듯한 통증이 대표적. - 방사통: 목, 등, 어깨 등으로 방사통(Radiation pain)을 보일 수 있다. - 활력징후의 변화: 어지러움, 두근거림, 식은땀, 오한, 실신 등.
증상의 정도 사정	- 빠르게 걷거나 계단을 오를 때 발생하나요? - 주로 새벽이나 아침에 발생하거나 과음 후 발생하나요? - 하루 또는 일주일에 몇 번 발생하나요? - 한 번 발생하면 지속시간은 어느 정도 인가요? - 시간이 지나면 호전이 되나요? - Nitroglycerine 투여로 호전되나요? : 협심증을 확인하고, 최근 증상의 빈도 시간 변화 등을 확인하여 협심증이 악화되어 불안정한 상태는 아닌지 판단할 수 있다.
심전도	- 입원 중 증상이 나타났을 때 심전도를 확인할 수 있다면 Best! : ST 분절의 상승 유무 확인. 이전 심전도와 비교하여 새로 발생한 ST 분절의 상승 또는 LBBB가 있다면 급성심근경색 상황일 수 있으므로 빠른 재관류요법을 위한 Notify가 필요.
심근효소검사	- 안정 시에도 증상을 호소하거나 이전보다 빈번한 증상호소가 있다면 심근효소 검사가 필요하다. : 상승이 있다면 급성심근경색으로 진행할 가능성이 높으므로 즉시 Notify한다. 심혈관계 집중치료실 입원 또는 관상동맥조영술이 필요하다.

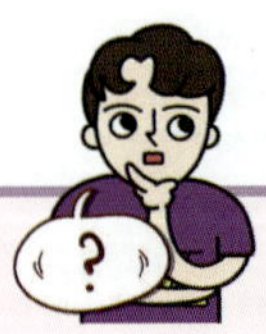

흉통으로 어떻게 허혈성 심장 질환을 알아차릴까?

* 흉통의 성질: 압박감, 조이는 느낌, 막힌 느낌, 둔하게 누르는 느낌이 전형적. 찌르거나 따끔거리는 느낌, 타는 느낌은 협심증이 아닐 가능성이 높다.
* 흉통의 부위: 가슴 정중앙, 흉골의 뒷면이 전형적이지만 막연한 통증으로 손으로 가르킬 수 있는 부위의 통증은 아닌 경우가 대부분이다. 등, 어깨나 위팔, 목, 목구멍, 치아, 후두부, 심와부(명치부위) 등의 통증은 심근 허혈에 의한 방사통(Radiation pain)임을 염두해야한다.
* 흉통의 출현 상황: 신체적 활동(언덕이나 계단오르기, 빠르게 걷기, 식사 등)이나 정신적 스트레스, 추위에 의해 유발. 휴식이나 Nitroglycerine 복용으로 완화되는지 여부가 중요하다. 관상동맥 연축이 원인이라면 밤부터 아침까지 발생하고 음주 후 발생하는 경우가 흔하다. 그 정도는 일반적인 협심증보다 심해 식은땀, 심계항진 등을 느낄 수도 있다.
* 흉통의 지속시간: Nitroglycerine 투여 후 1~2분 이내 완화되는 것이 일반적인 협심증이나 30분 이상 통증이 지속되거나 완화되지 않는다면 급성심근경색을 의심해볼 수 있다. Notify 후 심전도 검사나 심근효소 검사를 시행할 수 있다. ST 분절 상승이 보인다면 즉시 재관류요법이 필요하다.

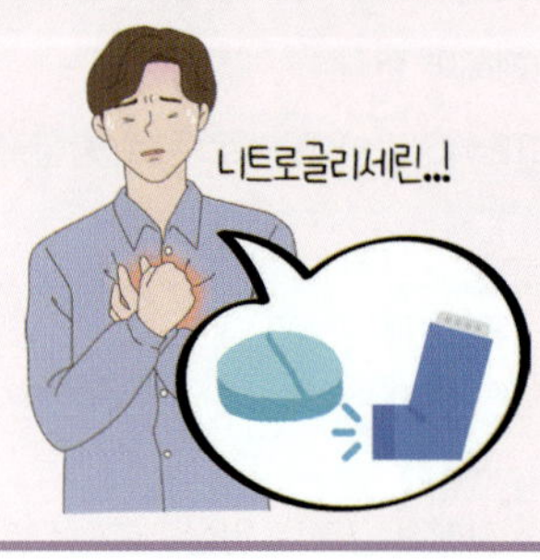

검사 & 시술

(1) CAG(Coronary angiography, 관상동맥 조영술)

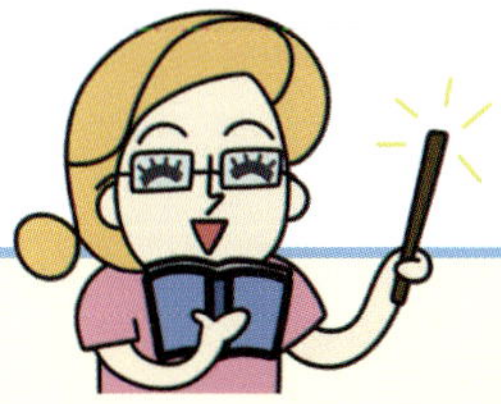

What is CAG?

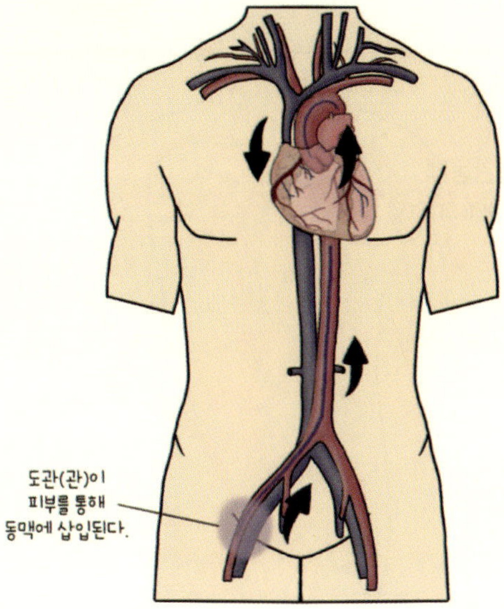

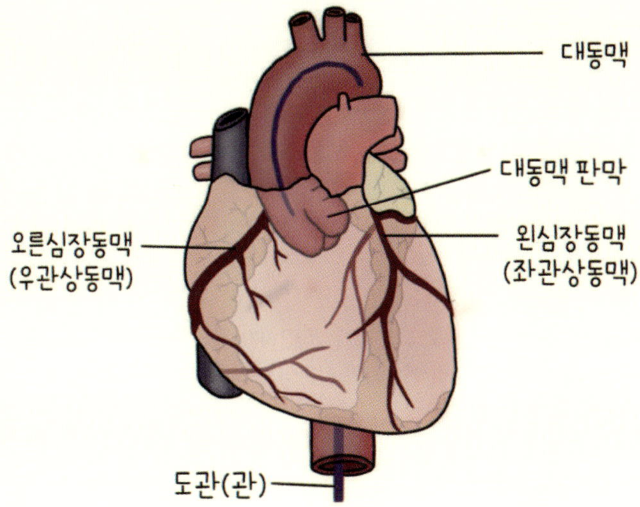

관상동맥 질환에 대한 정확한 **진단 및 중증도 평가를 위한 검사.** 대퇴동맥이나 요골동맥과 같이 사지에 위치한 동맥을 천자하여 경피적으로 검사를 진행한다. 천자한 사지 동맥에 도관(sheath)을 삽입하여 통로를 확보한 후 와이어(Wire)와 카테터(Catheter)가 접근하여 좌, 우 관상동맥의 입구에서 직접적으로 조영제를 주입하여 검사한다. 관상동맥은 둥글게 심장을 감싸는 혈관으로 앞, 뒤, 옆면에 뻗어 있는 혈관들을 모두 확인하기 위해 다양한 각도에서 촬영을 진행한다. 검사 중 혈전에 의한 합병증 위험이 있으므로 heparin을 정맥주사 하는 경우도 있다.

관상동맥의 구조적, 기능적 이상을 정밀하게 확인하고 중재 및 치료 계획을 수립하기 위해 단순 조영술 뿐 아니라 심근분획혈류예비력(FFR)검사, 관상동맥 경련유발검사(Provocation test), 혈관내초음파검사(IVUS) 등 추가적인 검사를 함께 시행하기도 한다. 또한 직접적으로 관상동맥 혈전을 흡인(Aspiration)하거나 혈전용해제(예: Abciximab)를 투약할 수도 있다.

관상동맥 조영술에서 시술을 필요로 하는 관상동맥 협착이 있다면 바로 이어서 풍선확장술 및 스텐트 삽입술을 시행하는 경우(Percutaneous coronary intervention, PCI)가 대부분이다. 병변에 따라 시술이 아닌 관상동맥 우회수술(CABG)이 필요한 경우에는 관상동맥 조영술을 마친 후 흉부외과 협진을 통해 수술 계획을 세우는 경우도 있다.

*** 적응증**

- 의심되거나 알고 있는 심혈관질환
- 새로 발견한 흉부통증(협심증)
- 불규칙적인 협심증(불안정형 협심증)
- 큰 외과적 수술 전 평가
- 운동부하 검사 결과가 양성
- 관상동맥 연축(Spasm) 또는 전형적이지 않은 흉부통증 (변이형 협심증)
- 심근경색
- 관상동맥 재관류요법 후에도 지속 또는 새로 생긴 불규칙적인 협심증
- 심장판막질환, 심부전, 심근 비대, 심장 압전(Tamponade) 등 질환 평가
- 관상동맥 우회수술(CABG) 후 평가
- 심장 이식을 위한 평가 및 이식 후 추적검사

*** 금기**

- 절대적 금기는 없다.
- 상대적 금기로 임신, 심한 조영제 알러지, 심한 신장기능 부전, 출혈경향 등이 있다.

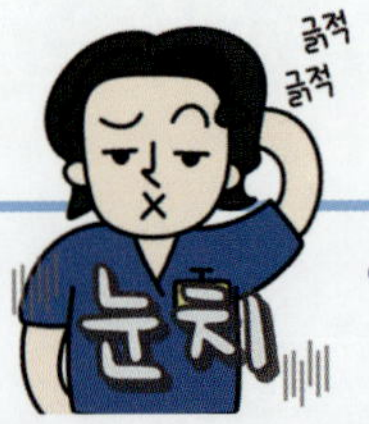

"요골동맥이랑 대퇴동맥 왜 두가지 중 하나를 선택하나요?"

요골동맥(Radial artery)은 직접 맥박(Pulse)을 촉지할 수 있는 동맥으로 비교적 천자가 용이하다. 또한 나란히 척골동맥(Unlar artery)이 주행하고 있어 혹시 요골동맥이 검사 중 손상되더라도 손으로 가는 혈류에 큰 지장을 주지 않는다. 이러한 이점으로 관상동맥 조영술뿐만 아니라 임상에서 ABGA 검사나 Arterial line 삽입 시에도 자주 선택하는 혈관이다. 또한 천자 후 지혈이 비교적 간단하고 환자가 ABR을 할 필요 없다. 출혈, 혈종과 같은 부작용에 의한 피해도 대퇴동맥에 비하면 작은 편이다.

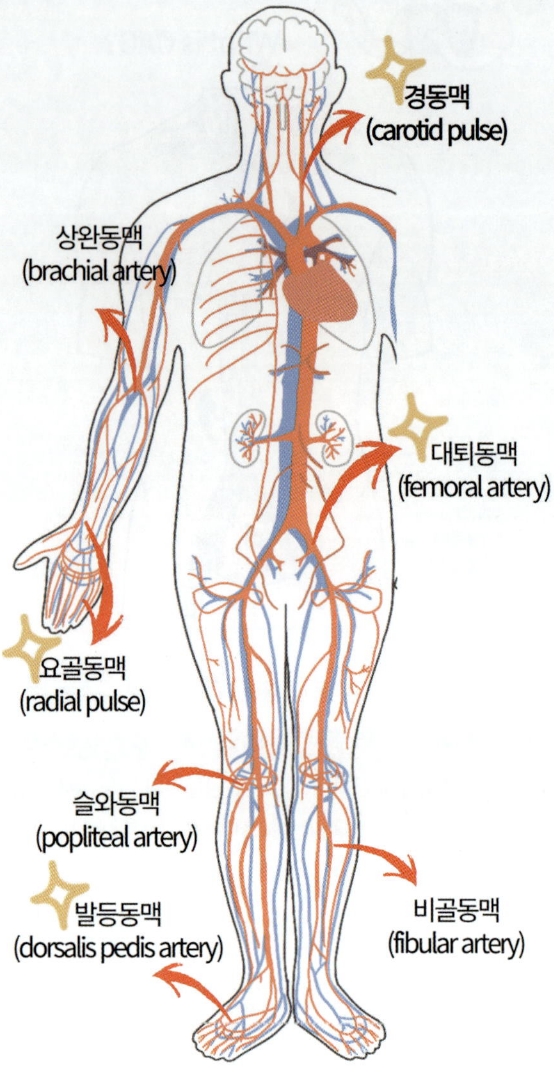

• 단점
- 요골동맥에서 관상동맥의 입구까지 접근하는 길이 가늘고 구불구불하여 와이어나 카테터가 접근이 어려운 경우가 간혹 발생
- 직경이 큰 카테터나 시술 기구들을 사용할 수 없음
- 가늘고 구불구불하여 손상될 가능성도 높아 몇 번 사용하고 나면 그 뒤로는 검사나 시술할 때 사용하지 못하는 경우도 잦음.

따라서 **요골동맥은 급성심근경색과 같은 응급상황보다는 협심증과 같이 비교적 안정적인 상황에서 단순한 검사나 시술이 예상되는 경우 선택**한다.

대퇴동맥(Femoral artery)은 맥박의 촉지가 쉬우며 천자하기 용이하다. 또한 직경이 크고 관상동맥까지 접근하는 길이 복부동맥과 하행대동맥을 통하므로 직선으로 뻗어 있다. 때문에 와이어와 카테터가 관상동맥까지 접근하기 쉬우며 직경이 큰 카테터와 시술 기구들 사용이 용이하다.

• 단점
- 대퇴동맥은 손상이 된다면 매우 위험. 직경이 크므로 손상 시 허혈성 쇼크를 유발하는 심각한 출혈이 생길 수 있음.
- 혈종이 발생하였을 때 인근 장기나 조직으로 가는 혈관이나 신경을 압박해 괴사, 마비를 유발할 수 있음. 또한 손상되었을 때 해당 방향 하지 혈류가 방해를 받아 하지의 혈류 저하나 괴사를 유발할 수 있음.
- 시술 후 지혈에 주의를 요하며 완전한 지혈까지 환자가 ABR을 유지해야 하는 불편함이 있음.

따라서 **대퇴동맥은 요골동맥을 사용하지 못하는 환자나 급성심근경색과 같은 응급 환자, 복잡한 시술을 요하는 환자에게서 선택**한다.

관상동맥 조영술에서 요골동맥을 천자한다면 보통 오른쪽을 사용하는데 만약 천자에 실패하거나 요골동맥이 온전치 않다면 왼쪽 요골동맥이나 대퇴동맥을 천자할 수 있다. 따라서 IV Route는 왼쪽 팔에 확보하되 손목 부위는 피하는 것이 좋다. 대퇴동맥 천자 가능성을 염두해두고 사타구니(Inguinal) 부위 제모(shaving)는 시행해서 보내는 것이 좋다.

CAG 전·후 간호

검사 전 간호

- ✓ 동의서 필요. 검사 결과에 따라 PCI 시술을 이어서 하는 경우가 잦으므로 중재시술에 대한 동의서도 함께 받는다. 또한 검사, 시술에 사용하는 기구 중 건강보험 비급여에 해당하는 항목들에 대한 설명과 동의를 미리 받는다.
- ✓ 고위험 검사이므로 검사 시 보호자 동반하도록 한다.
- ✓ 조영제 사용을 위해 최소 6시간 이상 금식하며 사전에 알러지 유무를 확인하고 필요시 항히스타민제 투약과 같은 전 처치를 시행한다.
- ✓ 정맥주입로 확보. 가능하다면 왼쪽 팔(손목 부위는 피해서) 20G 이상.
- ✓ 대퇴동맥을 천자할 수 있기 때문에 사타구니 부위 shaving 필요. 하지 동맥 혈류 평가를 위해 족배 동맥(DPP) 확인 후 표시.
- ✓ 항혈소판제 복용 여부 확인하고 검사 전 Loading 여부 확인 후 처방에 따라 투약한다.
- ✓ 검사 중 발생할 수 있는 부작용이나 합병증 예방을 위해 사전검사가 필요할 수 있다. (혈액검사: 심근효소 수치와 헤모글로빈, 신장 수치 등 / 심전도 / 심장초음파 등)

검사 후 간호

- ✓ 활력징후를 확인한다. 부정맥, 뇌경색, 심장 압전 등 검사 후 발생할 수 있는 합병증을 확인한다. 흉통 유무와 정도를 평가한다.
- ✓ 천자 부위 확인. Sheath를 유지하고 나왔다면 확인 후 언제 제거할지, 제거 후 지혈은 어떻게 진행할지 확인한다(검사 중 heparin 사용에 따라 sheath를 바로 제거하지 않을 수 있다). Hematoma, Bleeding, Oozing, Circulation 확인. 족배 동맥 확인.
- ✓ Sheath를 제거하고 나왔다면 Sand bag 및 ABR 시간 확인. 요골동맥의 경우 지혈밴드 유지 시간 확인.
- ✓ 천자 부위 지혈에 대해 환자와 보호자에게 교육하고 붓거나 흐르는 느낌이 있다면 알리도록 한다.
- ✓ 조영제 부작용이 있는지 확인하고 조영제 배출을 위한 수분섭취를 격려한다. 필요시 수액 hydration.

영상으로 알아보는 CAG 전/후 간호

CAG 전 간호방법

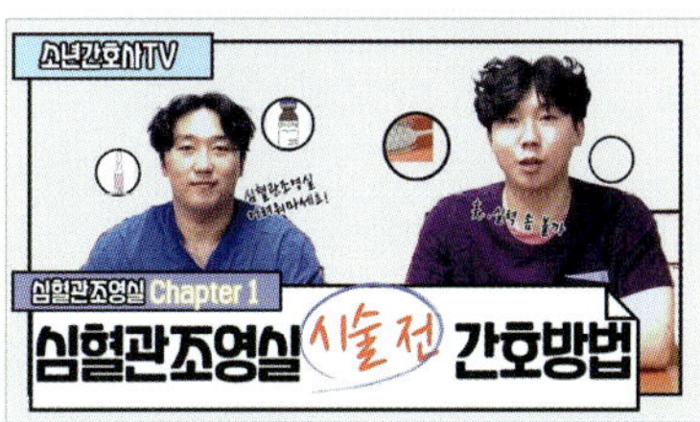

CAG 후 간호방법

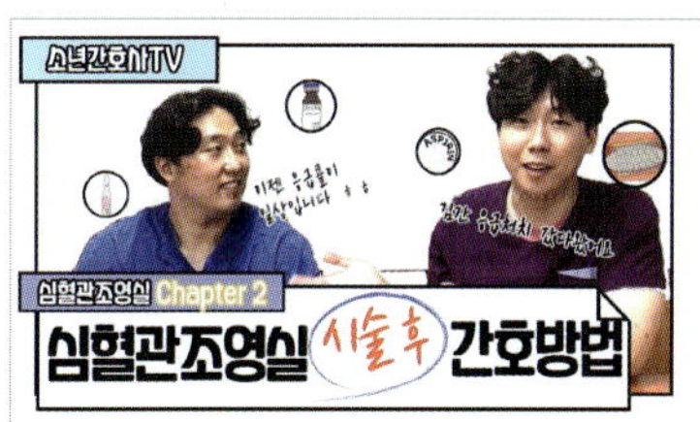

(2) PCI (Percutaneous coronary intervention) = PTCA (Percutaneous transluminal coronary angioplasty)

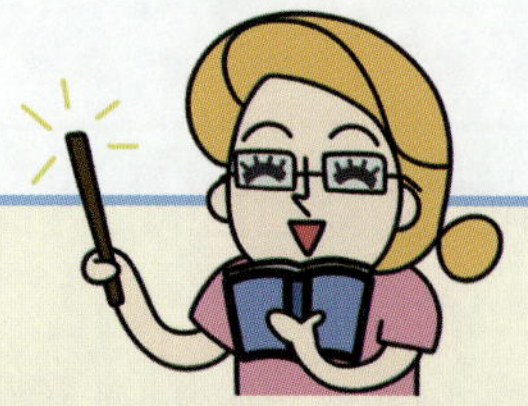

PCI에 대해 알아보자

PCI와 PTCA는 경피적 관상동맥 성형술로 같은 의미다. 관상동맥 풍선 확장술 및 스텐트(Stent) 삽입술을 의미한다. 유의미한 협착이 있는 관상동맥에 풍선과 스텐트를 통해 혈관을 넓혀 관상동맥 혈류를 원활하게 해주는 시술로 요골동맥이나 대퇴동맥과 같은 사지 동맥을 통해 경피적으로 접근하여 시행한다.

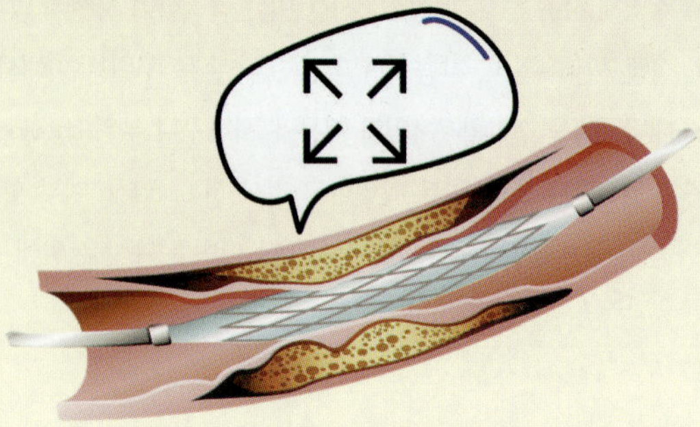

시술 자체가 조영제를 통해 관상동맥을 계속 보면서 진행하기 때문에 관상동맥 조영술 없이는 시행할 수 없다. 관상동맥 조영술 검사 후 시술을 필요로 하는 관상동맥 협착이 있다면 검사에 이어서 바로 풍선 확장술 또는 스텐트 삽입술을 시행할 수 있다. 상황에 따라 응급 환자가 아니고 복잡한 시술이 요구된다면 검사를 마친 후 시술 날짜를 새로 정해 시술을 시행할 수도 있다.

혈관에 따라 단순 풍선 확장술만 시행할 수도 있으나 대부분 재협착 방지를 위해 스텐트 삽입술을 시행한다. 경우에 따라 재협착 방지를 위해 스텐트가 아닌 약물 방출 풍선을 선택할 수도 있다.

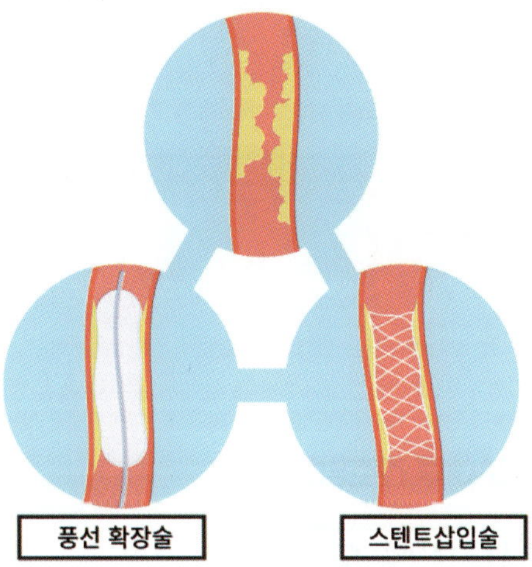

- **풍선 확장술**
  확장 후 풍선제거하면 혈관이 확장된 채 유지됨. 재협착 가능성 있음

- **약물 방출 풍선**
  스텐트 삽입이 어려운 혈관(예 : 직경이 작은 혈관 등)의 경우 선택. 연구에 따라 의견이 갈리지만 스텐트 만큼의 재협착 방지 효과를 기대할 수 있다는 의견이 대부분이다.

- **스텐트 삽입술**
  풍선확장술 보다 재협착 가능성이 낮아 장기간 유지 가능

*** 적응증**

- CAG로 일정 수준 이상의 관상동맥 협착이 발견되었을 때
- 심근 허혈의 객관적 증거를 가지고 있는 중증도의 협심증
- 약물치료에도 증상이 계속되는 협심증
- 급성 심근경색 발생(ST 분절 상승) 후 12시간 이내이면서 혈전용해제 사용이 금기인 경우
- 관상동맥 우회수술(CABG)이 불가능한 고위험 환자나 관상동맥 우회수술 후 협심증 환자

*** 금기**

- 혈관의 폐쇄가 죽음을 초래하는 극단적인 위험요소를 가지고 있는 관상동맥 질환자
- 출혈 경향
- 관상동맥 성형술을 시행한 여러 부위에서 재협착이 왔을 때

PCI 전·후 간호

✓ CAG 없이는 진행할 수 없으므로 시술 전 간호는 CAG와 동일하다.
✓ 시술 과정에서 풍선으로 혈관을 넓힐 때 죽상경화반이 손상을 받아 생기는 혈전에 의한 합병증 발생 위험이 높으므로 heparin을 정맥 투여한다.
✓ 시술 후 24시간 이내 재협착(Re-stenosis)이나 급성관상동맥 폐쇄 위험이 높으므로 심혈관계 집중치료실이나 중환자실에서 monitoring이 필요하다. 갑작스런 흉통이나 심계항진 등 증상이 느껴지면 즉시 알리도록 환자에게 교육해야 한다.
✓ 대퇴동맥의 경우 heparin 사용 용량과 지혈기구 사용 유무에 따라 sheath를 제거하지 않고 시술실에서 돌아올 수 있다. Sheath를 가지고 있는 동안에도 ABR을 유지해야 하며, sheath 삽입 부위 주변 Hematoma, Bleeding, Oozing을 확인하고 하지 Circulation 확인이 필요하다. apTT 수치가 적정 수준까지 떨어지면 sheath를 제거하고 지혈 후 sand bag을 적용하고 일정 시간 ABR을 유지해야 한다. ABR 시간이 길기 때문에 환자에게 충분한 설명을 해주고 협조 요청이 필요하다.
✓ 지혈기구를 사용하여 대퇴동맥 sheath를 제거하였더라도 일정 시간 동안은 sand bag을 적용하고 ABR을 유지하여 Hematoma, Bleeding, Oozing 위험을 피하는 것이 필요하므로 환자 교육과 협조 요청이 필요하다.

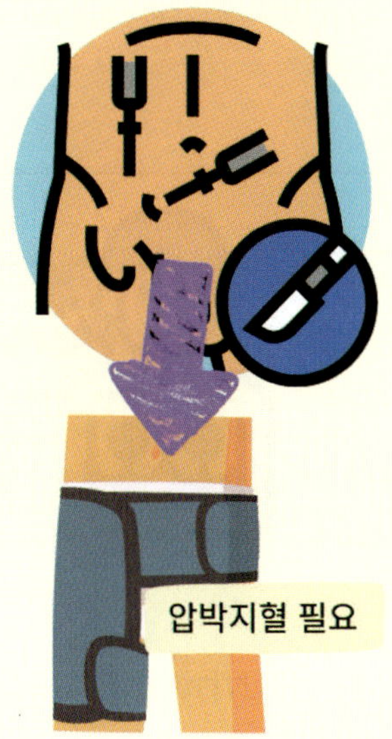

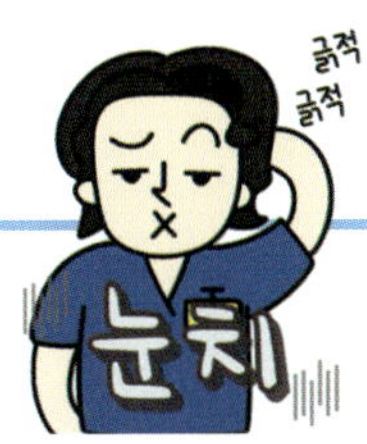

"CAG랑 PCI는 이제 알겠어요. 그런데 CABG는 또 뭘까요?"

관상동맥 우회수술(Coronary artery bypass graft, CABG)

관상동맥 주요 3가지 모두 병변이 있거나 관상동맥 중 근위부(Proximal) 좌전하행분지(left anterior descending, LAD) 병변을 포함한 2개의 병변, 좌관상동맥의 주 가지 병변, 관상동맥중재시술로 시술을 진행할 수 없는 병변 등의 환자에서 관상동맥 우회수술을 시행할 수 있다. 모든 경우는 아니지만 간단하게 이해하자면 경피적인 시술로 치료하기 위험하거나 난이도가 높은 경우에 수술로 관상동맥 혈류를 원활히 해준다고 생각하자.

혈관 중 몸에 없어도 피해가 최소한인 작은 혈관을 인위적으로 관상동맥과 이어 붙여 우회혈관(Bypass tract)을 만드는 수술로 가슴을 직접 열어 시행하는 개흉수술이다. 관상동맥 중재시술과는 다르게 직접적으로 병변을 치료하는 것이 아니라 병변 부위를 피해서 혈액이 원활히 흐를 수 있도록 다른 혈관을 연결(Graft)하여 우회로를 만드는 수술. 흉부외과에서 시행하는 수술로 위험도가 커서 아무 병변이나 수술을 진행하지는 않는다.

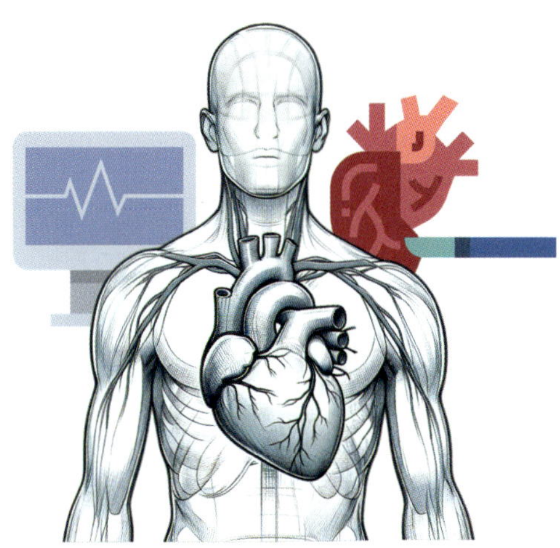

주로 좌, 우 내흉동맥(Internal mammary artery), 위대망동맥(Gastroepiploic artery), 복재정맥(Saphenous vein) 등을 사용한다. 수술 후에는 수술 부위가 아물도록 무리한 활동을 제한하고 감염에 주의해야 하며 재협착 방지를 위해 항혈소판제를 복용해야 한다. 수술 후 일정기간이 지나면 CAG를 시행하여 관상동맥 혈류를 평가한다. CABG 수술 후 수술부위에 재협착이 생긴다면 PCI를 통해 관류회복을 시도해볼 수 있다.

2 Arrhythmia

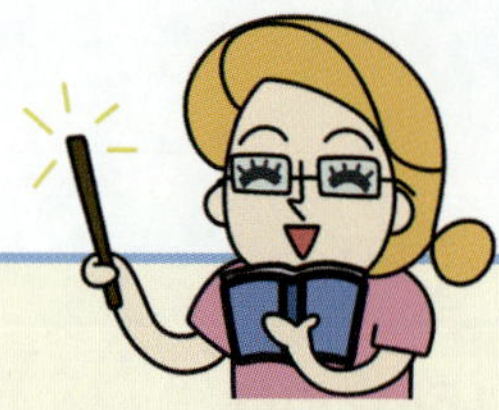

Pre study: Arrhythmia

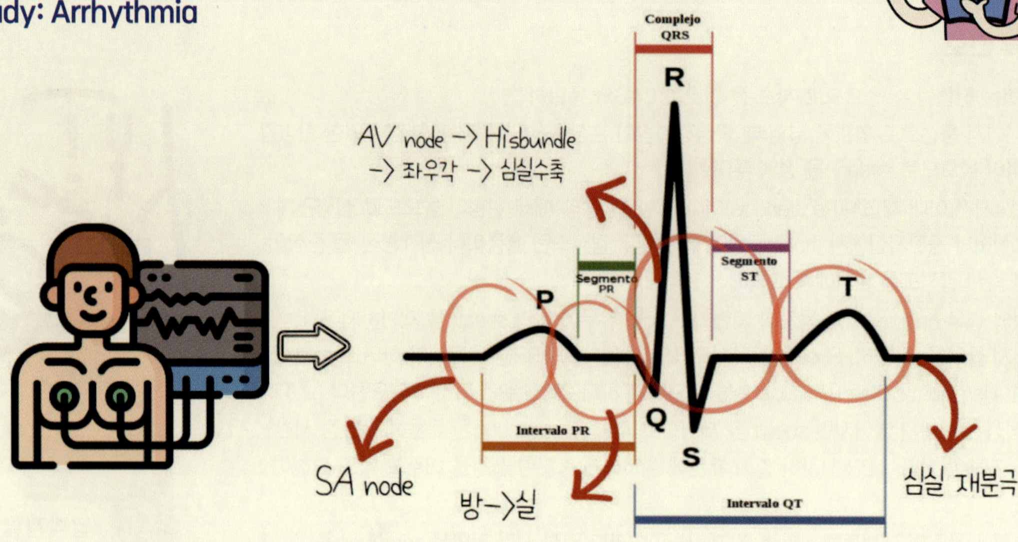

부정맥(Arrhythmia)이란 정상적인 심장박동의 범위를 벗어난 심장박동을 의미한다. 맥이 불규칙한 것뿐만 아니라 규칙적이라도 그 속도가 너무 느리거나 빨라도 모두 부정맥이다.

심장은 자극전도계인 동방결절(SA node) → 방실결절(AV node) → 히스다발(His bundle) → 심장전도근육섬유(Purkinje fibers) 순서로 자극을 전달하며 심방과 심실이 일정한 리듬을 유지하며 펌프의 역할을 수행한다. 심장의 근육세포들은 자발적 자극에 의해 움직이는데 동방결절 세포가 가장 빠른 속도(분당 60~70회)로 자발 자극하므로 동방결절이 리듬을 조율하는 pacemaker 역할을 하게 된다.

부정맥 환자는 일반적으로 두근거림이나 흉부 불편감, 호흡곤란 등을 느끼는데 부정맥 환자들 중 정도에 따라서는 평소 일반적인 활동에서 부정맥을 자각하지 못하는 경우도 있다. 하지만 운동과 같은 신체활동으로 전신에 산소요구량이 증가하는 순간에 몸이 필요한 만큼 심박수와 심박출량을 조절해주지 못하면 증상을 느끼게 된다. 반대로 심한 부정맥으로 인해 심박출량 자체가 저하되어 있는 환자들은 어지러움, 눈앞이 캄캄해지고, 쓰러지거나 의식이 소실되는 증상을 보이는데 이런 뇌의 허혈성 증상을 'Adams-stroke syndrome'이라 부르기도 한다.

모든 부정맥을 치료하는 것은 아니다. 환자의 자각증상이 심할 때, 혈역학적으로 불안정한 상태이거나 이행할 가능성이 있을 때, 부정맥이 원인이 되는 심한 합병증이 예상되는 상태(예를 들어 심방세동에 의한 뇌경색)일 때 치료를 필요로 한다.

부정맥은 임상적으로 크게 서맥성 부정맥과 빈맥성 부정맥으로 구분한다.

서맥성 부정맥은 동방결절의 자동능 저하에 의한 서맥과 자극전도계의 전도 이상에 의한 서맥으로 구분하여 볼 수 있다. 동방결절 기능의 문제 동기능부전증후군이 있으며 전도 이상에 의한 서맥은 방실차단과 각차단이 있다.

동기능부전증후군(Sick sinus syndrome)은 동방결절 및 심방의 기능 이상으로 나타나는 병태를 의미하며 서맥에 의한 심부전과 뇌허혈이 주 증상이다. 원인의 90%는 특발성이며 고령일수록 발병 빈도는 증가한다. 환자의 자각 증상이 없고 심부전을 동반하지 않으면 경과를 관찰하지만, 서맥에 의한 증상을 호소하거나 심부전을 보이면 영구형 심박동기를 삽입을 통해 서맥을 교정하는 치료를 시행한다.

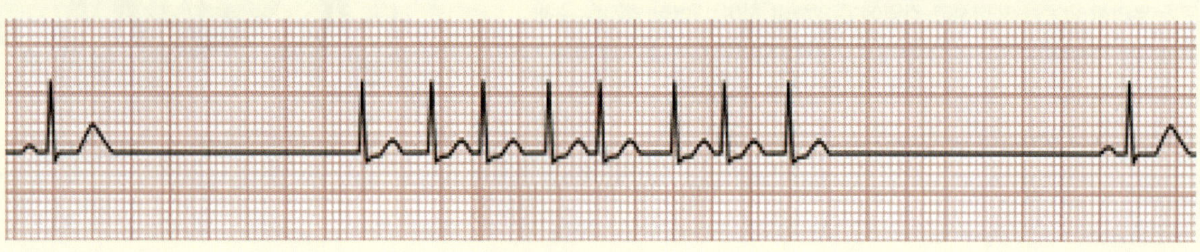

방실차단(Atrioventricular block)은 자극전도계의 전도 이상으로 심방에서 심실로 자극 전도가 지연되거나 끊기는 것을 의미한다. 고령에 의해 근육세포나 섬유가 변하거나 베타차단제와 같은 약물, 심근염이나 허혈성 심장질환 등에 의해 발생할 수 있다. 방실차단의 정도에 따라 증상을 자각하지 못하는 순간부터 운동 시 호흡곤란이나 어지러움을 느끼는 수준, 심하면 심실이 정지하는 치명적인 수준에 이를 수 있다. 방실전도가 지연되는 수준인 1도 방실차단부터 간헐적으로 차단되는 2도 방실차단, 완전 차단되는 3도 방실차단으로 구분한다. 치료는 원인이 되는 약물 복용을 중단하거나 원인 질환(심근염, 허혈성 심장실환 등)을 먼저 치료한다. 이후에도 방실차단이 개선되지 않거나 방실차단의 원인을 알 수 없다면 2도 방실차단부터는 영구형 심박동기 삽입을 통해 치료한다.

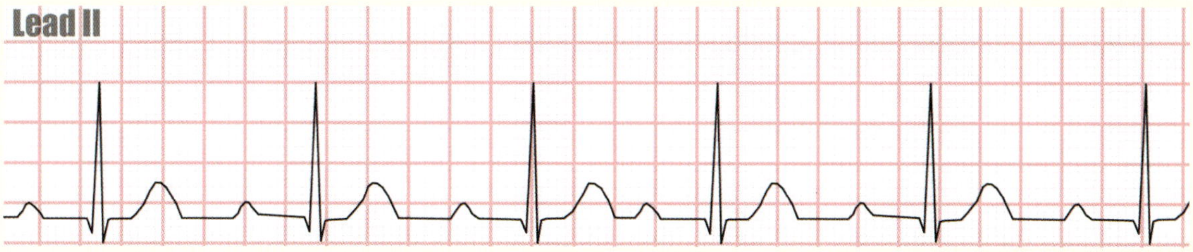

각차단(Bundle branch block)은 심실 내에서 전도 이상이 생기는 것으로 우각의 전도 이상은 우각차단(Right bundle branch block, RBBB), 좌각의 전도 이상은 좌각차단(Left bundle branch block, LBBB)이라 한다. 보통 우각차단은 기능적 차단으로 대부분 큰 문제가 없다. 반면에 좌각차단은 심장질환에서 기원하는 경우가 많고 특히 Wide QRS(0.15초 이상)를 동반한 좌각차단은 예후가 나쁘다. 각차단만으로 환자가 호소하는 증상은 거의 없고 간혹 흉부 불편감을 호소하는 경우가 있다. 각차단만으로 치료가 필요하기보다 환자의 고혈압, 심기능 저하 등을 개선하는 치료가 필요하다. 약물 치료 시 심장기능의 억제 또는 전도 억제를 유발하는 약물은 피해 사용하게 된다.

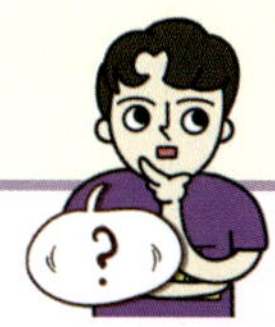

브루가다 증후군?

브루가다 증후군(Brugada syndrome)은 우각차단형 심전도에서 V1 ~ V3 lead에서 특징적인 ST 분절 상승을 보이는 형태로 기질적 심질환이나 전해질 이상과 같은 심장 이상을 유발할 원인이 없는 상태에서 특발성 심실세동(Ventricular fibrillation, VF)이 생기는 질환이다. 1992년 브루가다 형제에 의해 처음 보고되었으며 청, 장년층 남성에서 주로 야간에 발생하는 특징을 가진다. 전기생리학검사에서 심실세동이 유발되지 않으면 경과를 관찰하고 심실세동을 경험했거나 전기생리학검사에서 심실세동이 유발된다면 심장 돌연사 할 확률이 높으므로 삽입형 제세동기 치료를 시행한다.

빈맥성 부정맥은 근육세포가 정상적인 자극전도계의 속도보다 더 빠르게 반응하는 자동능과 전도 이상으로 인한 회귀(Reentry: 자극이 전도계의 흐름으로 빠져나가지 못하고 반복적으로 선회하는 것)에 의해 발생한다. 발생 부위에 따라 심실상성(심방성) 빈맥, 심실성 빈맥으로 구분할 수 있다.

발작성 심실상성 빈맥(Paroxysmal supraventricular tachycardia, PSVT)은 방실결절과 그 주변 부위에서 발생하는 회귀성 빈맥이다. 150~200회의 narrow QRS 빈맥이 갑작스럽게 발생하면서 두근거림, 호흡곤란, 심한 경우 어지러움과 혈압저하 등을 느낀다. 증상이 심하면 우선적으로 발살바 방법(Valsalva maneuver), Adenosine이나 Verapamil, 베타차단제 투약, synchronized cardioversion을 시도할 수 있다. 완치를 위해서는 전극도자절제술 시행하는 것이 효과적이다.

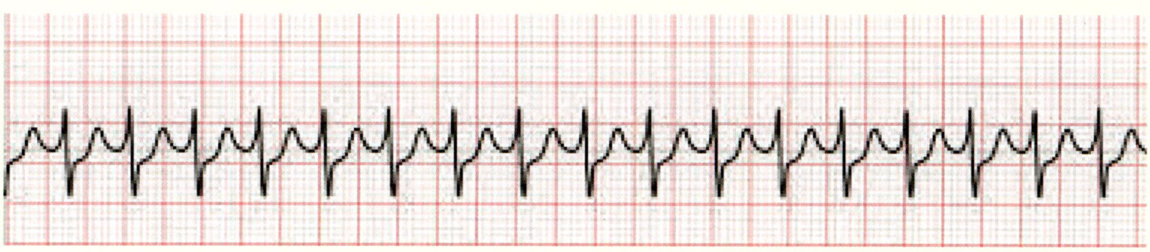

WPW 증후군(Wolff-Parkinson-White syndrome)은 심실상성 빈맥으로 심방과 심실 사이 부전도로(Accessory pathway)가 존재해 정상적인 자극전도계보다 심실로 신호가 먼저 도달하면서 조기흥분하는 부정맥이다. 조기흥분 증후군이라고도 부르며 심실의 조기 흥분으로 심전도상 PR 간격이 짧아지면서 특징적인 deta wave를 보인다. 증상이 없다면 특별한 치료가 필요하지는 않으며 자각 증상이 심해 치료가 필요하다면 전극도자절제술을 시행한다. 심방세동을 동반한 WPW 환자는 심방의 빠르고 불규칙한 신호가 방실결절의 완충작용 없이 부전도로를 통해 심실로 그대로 전달될 수 있는데 이는 심실세동에 의한 사망 가능성이 매우 높으므로 치료가 반드시 필요하다.

심방세동(Atrial fibrillation)은 심방부위(특히 폐정맥과 좌심방의 접합부)에서 생기는 무질서한 전기신호로 심방이 부르르 떠는 양상으로 불규칙하게 수축하는 질환. 심전도상 P파가 부르르 떨리는 모양으로 명확하게 구분이 어렵고 narrow QRS를 보인다. RR 간격이 짧고 불규칙하다. 심방세동으로 인해 심방이 제대로 수축하지 못하더라도 심실 기능에 이상이 없다면 직접적인 생명의 위험은 없다. 하지만 심방세동으로 전체적인 심박수가 빨라지면(A-fib with RVR) 심부전으로 인한 심박출량 감소를 유발할 수 있다. 심박수는 정상을 유지하고 있더라도 부르르 떨리는 심방 안에 흐르지 못하고 고이는 혈액이 생기며 혈전으로 인한 합병증(뇌경색)을 유발할 가능성이 높다. 환자의 기저질환과 상태에 따라 심방세동은 항응고 치료 또는 심박동수 조절치료가 기본적인 약물치료다. 전극도자절제술을 통해 치료할 수 있다.

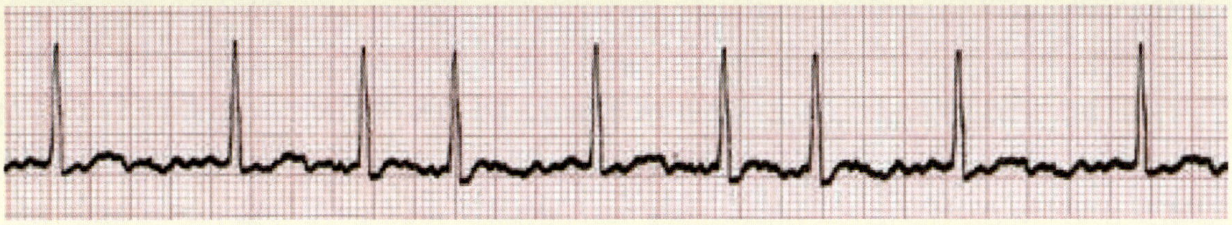

심방조동(Atrial flutter)은 우심방 내를 크게 원을 그리며 도는 전기신호의 회기로 인해 생긴다. 심전도상 P파 대신 톱니바퀴 모양의 F파가 분당 300회 정도를 보인다. 심방조동은 심방세동과 일으키는 문제가 같으므로 치료방법 또한 동일하다. 그리고 심방조동 환자는 심방세동을 동반하고 있는 경우가 많으며 전극도자절제술로 치료한 후에도 심방세동이 발생할 가능성이 높다.

심실빈맥(Ventricular tachycardia)은 병적으로 분당 100회 이상의 전기신호가 심실에서 발생하는 부정맥이다. 심실 자체가 빠르게 뛰면서 제대로 수축하지 못할 수 있으므로 앞서 설명했던 심방 빈맥들보다 위험한 부정맥이다. 파형에 따라 지속성, 비지속성, 단형, 다형 등으로 나눌 수 있고 원인에 따라 특발성, 염전성 등으로 나눌 수 있다. 종류에 따라 베타차단제, Adenosine이나 기타 항부정맥제 약물치료를 시행하거나 전극도자절제술이 필요한 경우도 있다. 삽입형제세동기(ICD)를 삽입할 수도 있다. 신실빈맥 환자가 맥박이 촉지되고 의식은 있지만 혈압이 불안정하다면 Synchronized cardioversion을 시행하여 정상리듬으로 되돌리는 시도를 할 수 있다. 맥박이 촉지되지 않는다면 심정지 상황으로 즉시 Defibrillation과 함께 CPR을 해야 한다.

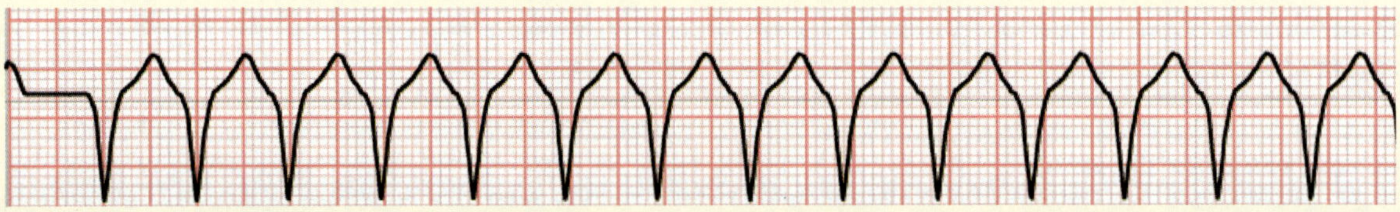

심실세동(Ventricular fibrillation)은 심실이 부르르 떠는 상황으로 심정지, 즉 arrest 상황이다. 발견 즉시 Defibrillation과 함께 CPR을 시행한다. 심실빈맥에 비해 심전도가 매우 불규칙하며 기저선이 일정하지 않은 모양을 보인다. 소생한다면 삽입형제세동기 시술이 필요하므로 EKG paper(시술을 위한 증거자료)를 잘 보관해야 한다.

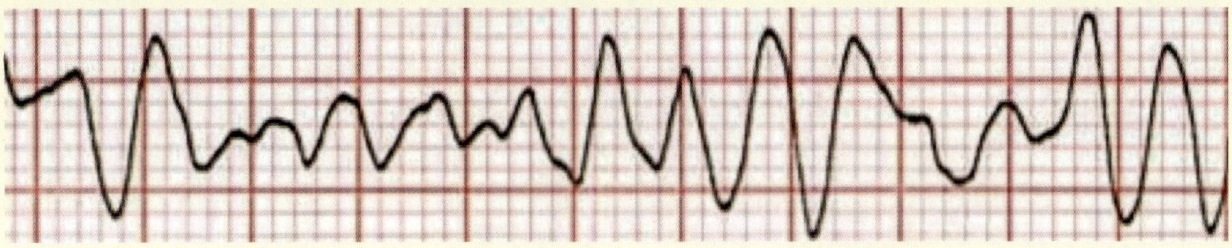

Arrhythmia(부정맥) 입원 확인사항

현병력 (Present illness, P.I)	입원동기, 주호소(Chief complaint) 주요 증상 확인: 심장 두근거림, 어지러움, 피로, 호흡곤란, 흉통 등 진행 예정인 검사 및 치료 확인
과거력 (past history)	심장이나 혈관 질환력 확인 증상과 관련된 현재 복용 중인 약물(항부정맥제, 혈압약, 혈관확장제, 당뇨약 등) 과거에도 비슷한 증상이 있었는지 확인. 있었다면 빈도, 지속시간 등 확인.

간호 사정: 맥박의 변화

간호사정	간호사정 방법
서맥	**서맥으로 인한 저혈압** - 어지럽지 않으세요? - 팔, 다리에 힘이 빠지는 느낌은 없나요? - 대변 마려운 느낌이 있나요? - 식은땀이 나거나 오한을 느끼지 않는지 확인. - 배에 힘을 주고 기침해보세요. : 복압 상승으로 교감신경을 자극하여 일시적으로 서맥을 교정. → 아트로핀, 도파민, 노르에피네프린, 에피네프린 등 약물 투여가 필요할 수 있다. **서맥으로 인한 고혈압(느린 심박동수를 대처하기 위해 말초혈관 수축과 같은 보상작용으로 혈압이 높아질 수 있다).** - 머리 아프지 않으세요? - 뒷골이 당기는 느낌이 있나요? → 항고혈압제 투여는 심박동수가 더 느려질 수 있으므로 투약에 주의. **심전도 종이는 영구형 심박동기 삽입을 위한 증거자료가 될 수 있으므로 버리지 말자.** **서맥이 있는 환자는 증상을 호소하지 않더라도 심전도, 혈압 등 활력징후 모니터링이 필수적이다.** - 심박동수가 느려지다가 심장이 안 뛰거나 심실빈맥 또는 심실세동이 생길 수 있다. → 필요시 제세동기를 이용한 External pacing 적용 → 심정지라면 즉시 심폐소생술!
빈맥	**빈맥으로 인한 저혈압.** - 두근거리는 느낌이 있나요? - 어지럽거나 팔, 다리에 힘이 빠지는 느낌이 있나요? - 대변 마려운 느낌이 있나요? - 식은땀이 나거나 오한을 느끼는지 확인. - 숨을 참고 배에 힘을 주면서 "흡!" 해보세요. : 발살바 요법을 통한 일시적 빈맥 완화 **빈맥이 지속되는지 확인.** : 환자가 빈맥을 인지하고 불편감을 호소한다면 심전도를 포함한 활력징후 모니터링을 실시하자. 지속되고 활력징후에 영향이 생긴다면 처치가 필요하다. → 아데노신, 아미오다론, 베라파밀 등 항부정맥제 투약이 필요할 수 있다. → 제세동기를 사용한 Synchronized cardioversion(동율동 전환술)이 필요할 수 있다. **맥박이 있는 지속되지 않는 심실빈맥이라 할지라도 심전도를 포함한 활력징후 모니터링은 필수적이다.** : 환자의 의식상태 확인과 맥박 촉지는 필수. 언제라도 심실빈맥이 지속되고 맥박이 소실될 수 있다. → 맥박이 있는 심실빈맥은 Synchronized cardioversion → 맥박이 없는 심실빈맥은 Defibrillation과 함께 즉시 CPR! **ICD 삽입에 증거자료로 필요할 수 있으니 심전도 종이는 버리지 말자.**

검사 & 시술

(1) EPS(Electrophysiology study, 전기생리학검사) & RFCA(Radiofrequency catheter ablation, 전극도자 절제술)

What is EPS? RFCA?

EPS(전기생리학검사)는 심장 안에 전극이 포함되어 있는 카테터(Catheter)를 삽입하여 심장 안에서 각 부위의 전기신호를 심전도로 기록하는 검사. 일반적인 상태, 기계를 통한 인위적인 자극 상황에서 심전도를 기록하여 부정맥의 유무, 정확한 기전 등 구체적인 검사를 시행한다. 부정맥이 의심되는 상황에서 검사를 진행할 수 있고 부정맥이 발견되었다면 비정상적인 전도를 유발하는 부위를 찾아 **RFCA(전극도자 절제술)**까지 시행할 수 있다.

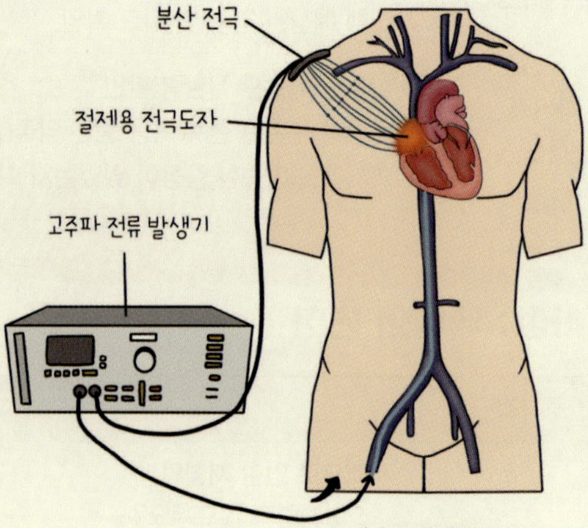

EPS에서 카테터에는 많은 전극들이 일정 간격으로 배치되어 있고 이 신호의 흐름으로 심장 안에서 흐르는 전기신호를 파악한다. 또한 각각의 전극에는 인위적으로 전기신호를 보낼 수 있어 부정맥을 유발하거나 정상 리듬으로 되돌리는데 사용하기도 한다. Isoproterenol과 같이 빈맥을 유발하는 약제를 검사 중 사용할 수 있다.

RFCA는 라디오주파 전류를 사용하여 카테터 끝에 닿아 있는 조직은 고주파 전기로 인해 온도가 상승하여 괴사가 일어난다. EPS를 통해 얻은 정보로 부정맥의 원인이 되는 부위 조직 괴사를 유도해 부정맥을 치료한다. 라디오주파수 대신 동결을 통해 세포손상을 일으키는 냉각 방식을 사용하기도 한다.

* EPS & RFCA 적응증

빈맥성 부정맥 환자(PSVT, WPW syndrome, AT, A-Flutter, A-Fibrillation, VT, V-Fibrillation 등) 중

- 증상이 있는 부전도로 빈맥 또는 방실결절 회귀빈맥
- 증상이 있거나 지속성이 있는 심방빈맥 또는 심방조동
- 증상이 있는 지속성 심실빈맥
- 심방세동 환자 중 항부정맥제를 복용하여도 증상이 조절되지 않는 환자나 약물 부작용으로 인해 약물 치료가 어려운 환자
- 심방세동 환자 중 동기능 부전을 동반하여 항부정맥제 복용이 어려운 환자
- 심방세동 시술 3개월 이후 심전도상 심방세동 또는 심방빈맥이 발생한 환자

말초정맥 중 대퇴정맥을 가장 보편적으로 천자하며 상황에 따라 쇄골하정맥이나 경정맥을 천자하기도 한다. 검사 및 시술을 위해 보통 우측 심장에 카테터를 위치시킨다. 심방세동과 같이 좌측 심장을 검사 및 시술할 때에는 인위적으로 심방중격(Atrial septal)을 천자하여 카테터를 위치시킨다. 심방중격을 천자할 때에는 혈전에 의한 합병증 예방을 위해 heparin을 투여한다.

* 부작용

- 말초정맥 천자로 인한 출혈 위험
- 경정맥이나 쇄골하정맥 천자 중 발생할 수 있는 기흉, 혈흉, 경정맥 손상
- 좌심방, 좌심실의 검사 및 시술 중 혈전에 의한 전신 색전증
- 우심방, 우심실의 검사 및 시술이 길어질 경우 혈전에 의한 전신 색전증
- 검사 중 카테터와 인위적인 전기신호에 의한 자극으로 발생하는 심방세동이나 심실세동
- 카테터로 인한 심벽 손상으로 발생하는 심장 압전(Cardiac tamponade)

대부분 국소마취를 통해 검사 및 시술을 진행하지만 부정맥의 종류에 따라서(검사 부위와 검사 방법, 시술 부위에 따라서) 가벼운 진정부터 MAC 마취, 전신마취까지 시행할 수도 있다.

* 특징

RFCA는 다른 빈맥성 부정맥 치료에 비해 완치율이 높은 편이지만 재발 가능성이 존재하므로 사전에 환자, 보호자에게 설명이 필요하다. 검사나 시술 시 카테터가 심장까지 도달할 때 불편감을 느끼는 경우가 있다. 예를 들어 대퇴정맥을 통하여 우심방까지 도달할 때 복부나 허리에 누르거나 찌르는 느낌이 있으므로 미리 설명이 필요하며 통증이 심하다면 진통제를 통해 조절할 수 있다.

Ablation 시에 부위에 따라서 가슴이나 목에 따갑고 뜨거운 통증 또는 간지럽거나 불쾌한 느낌의 불편감을 느낄 수 있음을 설명한다. 통증이 심하다면 진통제, 진정제 사용을 통해 조절해줄 수 있다.

EPS & RFCA 전·후 간호

검사 및 시술 전 간호

✓ 동의서 필요. EPS 결과에 따라 RFCA 시술을 이어서 하는 경우가 대부분이므로 함께 받는다. 하나의 동의서에 검사와 시술 동의서가 모두 포함되어 있는 경우도 있다.

✓ 고위험 검사이므로 검사 시 보호자 동반하도록 한다.

✓ 최소 4~8시간 이상 금식이 필요하다.

✓ 조영제 사용이 필요한 경우도 있어 사전에 알러지 유무를 확인하고 필요시 항히스타민제 투약과 같은 전 처치를 시행한다.

✓ 정맥주입로 확보.

✓ 대퇴정맥을 천자할 수 있기 때문에 사타구니 부위 shaving 필요. 하지 동맥 혈류 평가를 위해 족배 동맥(DPP) 확인 후 표시. 경우에 따라 대퇴동맥을 천자하기도 함.

✓ 항부정맥제 복용 환자는 검사 전 미리 복용을 중단해야 할 수 있다. 의사 확인 후 복용 여부 결정.

✓ 검사 및 시술 중 발생할 수 있는 부작용이나 합병증 예방을 위해 사전검사가 필요할 수 있다. (혈액검사: 헤모글로빈, 응고인자 등 / 심전도 / 심장초음파 등)

검사 및 시술 후 간호

✓ 활력징후를 확인한다. 부정맥, 뇌경색, 심장 압전 등 검사 후 발생할 수 있는 합병증을 확인한다. 흉통 유무와 정도를 평가한다.

✓ 천자 부위 확인. Sheath를 유지하고 나왔다면 확인 후 언제 제거할지, 제거 후 지혈은 어떻게 진행할지 확인한다(검사 중 heparin 사용에 따라 sheath를 바로 제거하지 않을 수 있다). Hematoma, Bleeding, Oozing, Circulation 확인. 족배 동맥 확인.

✓ Sheath를 제거하고 나왔다면 Sand bag 및 ABR 시간 확인.

✓ 천자부위 지혈에 대해 환자와 보호자에게 교육하고 붓거나 흐르는 느낌이 있다면 알리도록 한다.

✓ 조영제 부작용이 있는지 확인하고 조영제 배출을 위한 수분 섭취를 격려한다. 필요시 수액 hydration.

✓ 진정제를 사용하였거나 MAC 마취 또는 전신마취를 하였던 환자는 의식수준을 자주 확인하고 호흡양상을 주의 깊게 관찰해야 한다.

(2) Synchronized cardioversion(동율동 전환술)

빈맥성 부정맥 환자를 정상리듬으로 돌리기 위해 전기충격(shock)을 주는 방법.

Atrial fibrillation(심방세동), Atrial flutter(심방조동), PSVT(발작성 심실상성 빈맥), pulse(맥박)가 있는 Ventricular tachycardia(심실빈맥)에서 발살바 요법이나 약물에 조절되지 않고 활력징후에 영향을 미치는 경우에 시행할 수 있다.

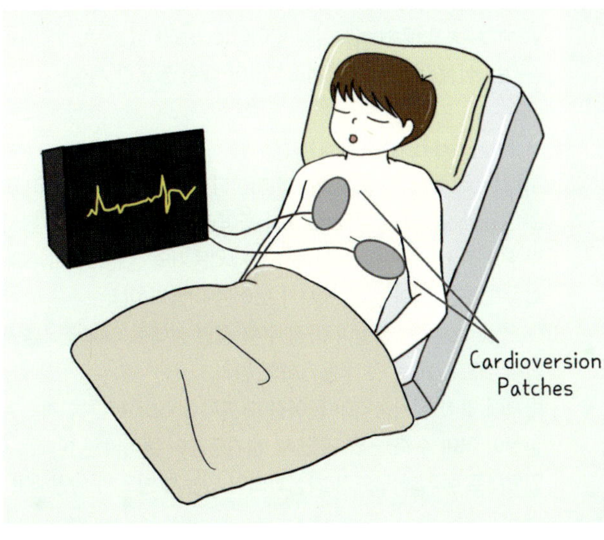

동율동 전환술 간호

시술 전 간호

✓ 동의서 작성

✓ 진정 약물 사용을 위한 6시간 이상의 금식

✓ 진정 약물 투여나 응급상황 대처를 위한 정맥주입로 확보(최소 20G 이상의 굵기)

✓ 시술 전 심초음파와 같은 영상 검사를 미리 시행할 수 있다.

✓ shock이 들어가는 순간 통증이 상당하고 환자가 매우 놀랄 수 있기 때문에 무의식 환자나 특별한 금기가 없는 한 진정 약물 투여 후 시행한다.

✓ 진정제 사용 전 길항제를 미리 준비하고 응급상황 대처 약물과 산소를 준비한다.

✓ 심방세동이나 심방조동 환자는 심방에 혈전이 있을 수 있는데 shock의 순간 이 혈전에 의한 색전증 위험이 높으므로 항응고제 투약이 필요할 수 있다. 미리 확인하여 처방받고 투여한다.

시술 중 간호

✓ 제세동기의 수동 패드 또는 External 패치를 사용해 Synchronized cardioversion을 시행한다.

✓ 반드시 제세동기의 Synchronization(동기화)을 설정해야 한다. 보통 'sync'라고 쓰여 있다.

✓ 동기화 모드가 활성화되면 제세동기의 심전도 Wave에서 QRS complex 위에 화살표 또는 점과 같은 표시가 보인다.

✓ 처방에 따라 진정제를 투여한다. 진정약물 사용 시 호흡부전, 저혈압과 같은 부작용이 생길 수 있으므로 활력징후 감시를 필수적으로 시행해야 한다.

✓ 필요시 승압제 투여, 산소요법과 기도확보, 길항제 투여 등 조치가 필요할 수 있다.

✓ 수동 패드 사용 시 수용성 젤을 충분히 발라 환자의 피부손상 위험을 줄여주고 시술이 끝나면 잘 닦아준다.

시술 후 간호

✓ 심전도를 포함한 활력징후를 모니터링한다.

✓ 12유도 심전도 검사를 시행한다.

✓ 의식수준을 확인하고 진정약물의 부작용이 있는지 관찰한다.

✓ 진정제 사용 때문에 시술 당일 운전이나 무리한 운동은 피하도록 교육한다.

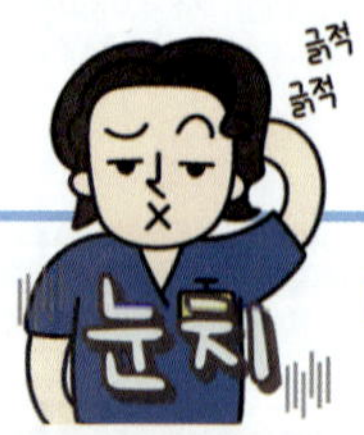

Defibrillation이랑 Synchronized cardioversion… 뭐가 달라요??

• Defibrillation

- De(없애다) + fibrillation(떨림)
- 단어 그대로 떨림을 없앤다는 뜻
- 심장이 부르르 떨 때 강한 전기 자극을 통해 정상리듬으로 되돌리는 원리
- 환자의 리듬과 상관없이 그냥 강제로 심장 재부팅을 시행하는 것
- Ventricular fibrillation(심실세동)이나 pulse가 없는 Ventricular tachycardia(심실빈맥)의 경우에 시행한다. 즉, Defibrillation이 필요한 순간은 심정지로 인한 심폐소생술이 즉시 필요한 시점!

• Synchronized cardioversion

- Synchronization은 동기화를 의미한다. 제세동기의 'sync'라고 쓰여있는 버튼이 이것을 의미.
- QRS complex 에 맞춰 shock이 들어가도록 기계 스스로 환자의 리듬을 읽고 박자에 맞춘다. Sync 모드를 활성화하면 제세동기의 심전도 Wave에서 QRS complex 위에 화살표 또는 점과 같은 표시가 보이는 이유가 이것.
- QRS complex는 심실이 아직 수축 중인 상태로 이때 전기충격을 주어 심장이 정상리듬에 맞춰 뛰도록 하는 것이 동기화의 원리.
- 박자에 맞춰 전기충격이 들어갈 때까지 'shock' 버튼을 계속 누르고 있어야 한다.
- 심실이 이미 수축을 다 마친 후 전기충격이 들어가면 반대로 심실세동을 유발할 수 있으므로 동기화 모드가 활성화되어 있는지 반드시 확인해야 한다.

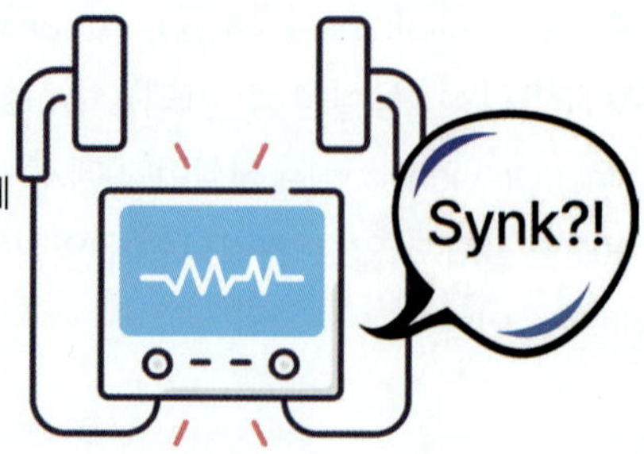

Synchronized cardioversion 상황에서 재운다고? 어떤 약물을 준비할까?

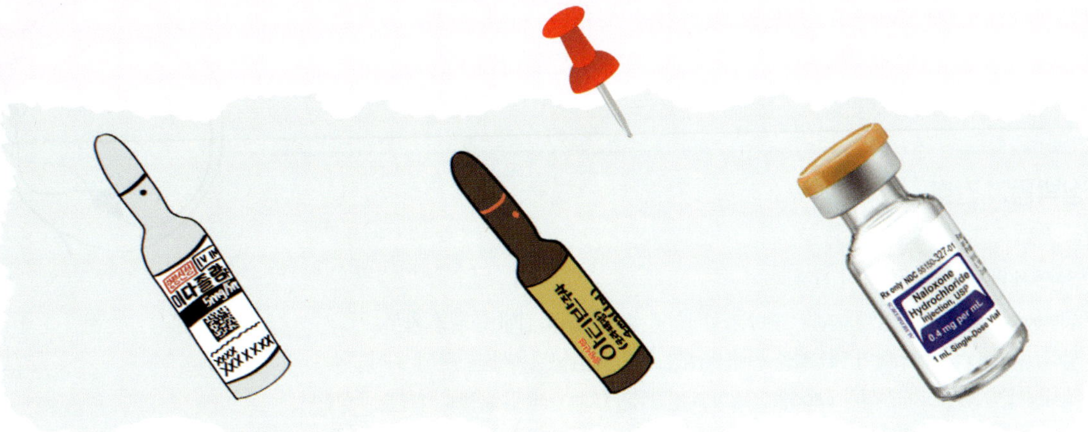

Midazolam

✓ 벤조디아제핀(Benzodiazepine)계 약물로 진정, 수면효과를 위한 향정신성 의약품.

✓ 뇌의 가바(GABA) 수용체에 관여하여 억제성 신경전달물질을 통한 진정 효과

✓ 벤조디아제핀계 약물 중 효과가 빠르고 지속시간이 짧다.

✓ 호흡억제, 저혈압 위험성

✓ 간 대사하므로 간 효소를 저해하는 베라파밀 투여 환자는 약물의 효과를 증가시킬 수 있어 투약에 주의한다.

✓ 간 기능 저하 환자는 투약에 주의한다.

Ativan

✓ 성분 로라제팜(Lorazepam)

✓ 벤조디아제핀계 약물로 진정, 수면효과를 위한 향정신성 의약품

✓ 뇌의 가바(GABA) 수용체에 관여하여 억제성 신경전달물질을 통한 진정 효과

✓ 호흡억제, 저혈압 위험성

✓ 디곡신 투여 환자는 로라제팜의 부작용을 증가시킬 수 있으므로 주의

Flumazenil

✓ 벤조디아제핀계 약물의 길항제.

✓ 벤조디아제핀 수용체에 경쟁적으로 작용하여 벤조디아제핀을 억제하는 원리

✓ 진정 작용의 역전을 목적을 진정, 마취 상태 종료 시에 사용한다.

✓ 벤조디아제핀계 약물 중독의 해독에 사용하기도 한다.

✓ 서맥, 빈맥과 같은 부정맥, 오심과 구토 등 발생할 수 있다.

(3) Temporary pacemaker(임시형 심박동기, TPM)

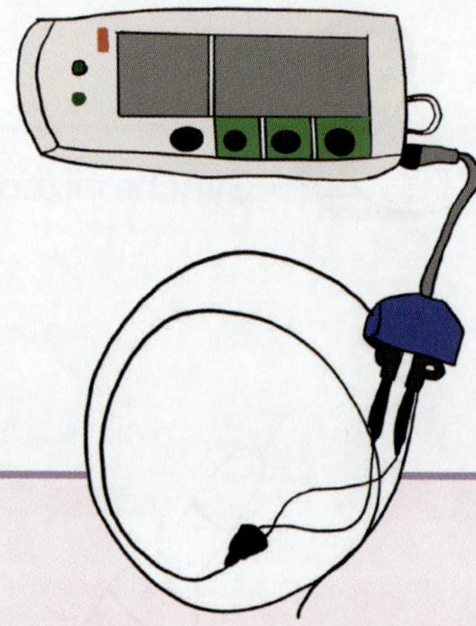

서맥성 부정맥 환자 중 활력징후에 영향을 미칠 경우 전기신호(Pacing)를 주어 일시적으로 서맥을 교정하는 방법. 서맥의 원인(약물, 질환)을 교정하거나 영구형 심박동기(Permanent pacmaker) 삽입 전 활력징후 안정을 위해 시행. 정맥을 천자하여 Lead(전선)을 심장에 위치시키고 몸 밖에 기계와 연결하여 Pacing 하는 원리.

임시형 심박동기 간호

시술 방법

- ✓ 혈관조영실에서 Fluoroscopy를 보며 시행.
- ✓ 대퇴정맥(femoral vein)이나 경정맥(jugular vein)을 천자하여 sheath를 삽입해 통로를 확보.
- ✓ 전극이 달려있는 Lead를 삽입하여 대정맥을 통해 우심방 또는 우심실(필요시 둘 다)에 위치한다.
- ✓ 체외에 임시형 심박동기 기계 전선과 Lead를 연결하여 인위적인 Pacing을 만들어내 서맥을 교정한다.

시술 전 간호

- ✓ 동의서 작성
- ✓ 정맥주입로 확보
- ✓ 사타구니 부위(Inguinal area) 피부준비

시술 후 간호

- ✓ 심전도를 포함한 활력징후 모니터링.
- ✓ 인공 심박동기 Mode 확인 후 심전도 상 Pacing 여부를 확인한다.
- ✓ sheath 삽입부위 움직인 제한에 대해 환자와 보호자에게 교육한다. 대퇴정맥의 경우 임시형 심박동기와 sheath를 제거하기 전까지 ABR이 필요하다.
- ✓ sheath 삽입부위 감염, 출혈 증상을 확인한다. 유지하는 동안 주기적인 dressing 필요.
- ✓ 임시형 심박동기 기계를 임의로 조작하지 않고 선이 당겨지지 않도록 환자와 보호자에게 교육한다.

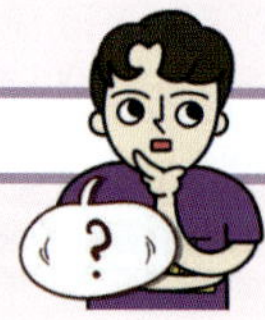

임시형 심박동기의 Mode

임시형 심박동기는 서맥성 부정맥 환자의 활력징후가 불안정할 때 부정맥의 원인이 교정되거나 영구형 심박동기 삽입 전까지 기다리는 용도로 말 그대로 임시로 적용하는 치료다. 우심방과 우심실 모두 Lead를 삽입하여 Pacing을 할 수도 있지만 대부분 응급처치의 개념으로 우심실 Lead 하나만을 넣어 VVI mode를 적용하는 경우가 대부분이다.

Rate(ppm)

: 최소한의 target 심박수. 80ppm으로 setting 하였다면 환자의 심박수가 분당 80회 미만으로 감지되었을 때 Pacing을 주어 설정 심박수에 맞게 심장이 뛰도록 한다.

Output(mA)

: Pacing을 줄 때 전압. Lead를 통해 환자의 심장에 신호를 주는 전기의 세기.

Sensitivity(mV)

: 환자 심장의 자발적 전기신호를 인지하는 최소한의 전기 세기. Sentivity 값을 높이면 환자의 작은 전기신호는 인식하지 않겠다는 뜻. 반대로 Sensitivity 값이 낮으면 작은 신호도 인식하겠다는 의미로 더 예민하게 기계가 반응하겠다는 뜻.

VVI mode?

첫 번째 V: Pacing 하는 위치. Ventricle에서 pacing 함을 의미.

두 번째 V: Sensing 하는 위치. Ventricle에서 sensing 함을 의미.

세 번째 I: inhibited를 의미. 환자의 박동을 감지하면 pacing 억제. 감지되지 않으면 pacing.

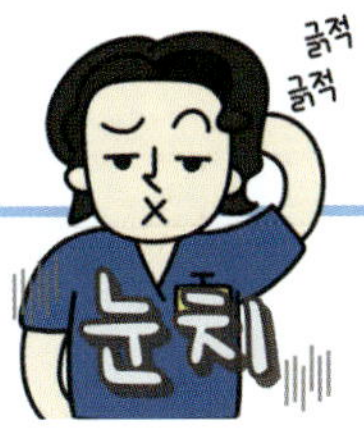

임시형 심박동기는 알겠는데… External pacing은 뭐에요?

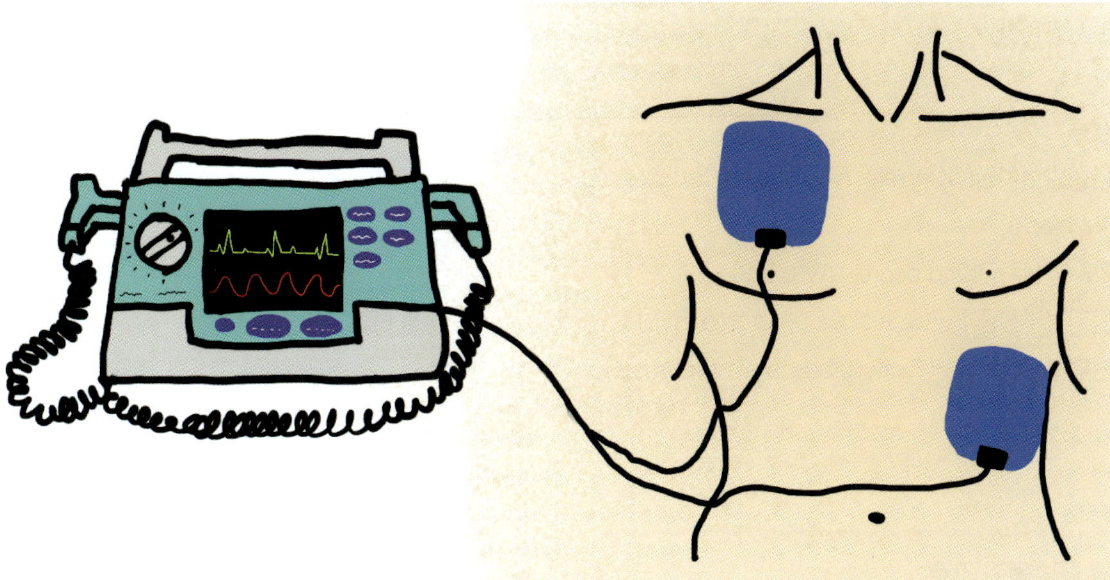

External pacing(외부 심박 조율)은 제세동기에 전용 패드를 연결해서 피부에 부착하여 pacing을 하는 방법이다. 경피적 심장박동 조율(Transcutaneous pacing, TCP)이라고 부른다. 임시형 심박동기와 사용 목적은 같다. 하지만 비침습적이고 별도의 시술 없이 즉시 적용할 수 있다는 장점이 있다.

- 패드는 2개를 붙인다. 1개는 심첨(Apex) 부위, 나머지 1개는 흉골(Sternum) 부위나 우측 쇄골(Clavicle) 아래 붙인다.
- 전달하는 전기신호가 방해받지 않도록 하기 위해 패드 부착 부위에 털이 있다면 면도가 필요하다
- PPM: 분당 심박수. 설정 값보다 환자의 분당 심박수가 낮아지면 pacing. 활력징후에 문제가 생기지 않는 수준에서 가장 낮게 설정하는 것이 좋다. 보통 30~40회로 설정.
- mA: 전압. 가장 낮은 값부터 설정하여 Pacing이 들어가는 최소 강도로 설정. 보통 10mA 정도.
- 환자의 심박수를 감지하고 설정한 속도 아래로 떨어질 때 pacing을 해주는 'Demand mode'를 주로 사용한다.
- Fixed mode는 환자 맥박에 상관없이 설정한 속도로 계속 pacing을 주기 때문에 불필요한 자극에 불편감을 호소할 수 있어 자주 사용하지 않는다.
- 전류의 강도가 높거나 pacing이 오래 지속되면 환자가 불편해하고 패드 부착부위에 화상을 입을 수 있다. 장시간 적용 시 부착위치를 변경해 주는 것이 좋다.
- 적용하는 동안 심전도를 포함한 활력징후 모니터링이 필요하다.
- 외부에서 심장까지 전기신호를 전달해야 하므로 생각보다 전압이 세다. 환자가 통증을 호소하거나 근육 경련을 겪을 수 있으므로 전압을 조정하거나 부착위치를 바꾸어 조절해줄 수 있다.

(4) Permanent pacemaker(영구형 심박동기, PPM)

심장의 전기신호를 감지하여 설정 심박동수보다 낮으면 Pacing을 주는 기계. 임시형 심박동기와는 다르게 몸 안에 심어 평생을 가지고 살아가는 기계로 서맥성 부정맥 치료 목적으로 사용한다.

* 적응증

- 완전방실차단(Complete AV block = 3rd degree AV block)
- 2도 방실차단(2nd degree AV block)
- 동기능부전증후군(Sick sinus syndrome, SSS)
- 빈맥-서맥 증후군(Tachy-bradycardia syndrome)

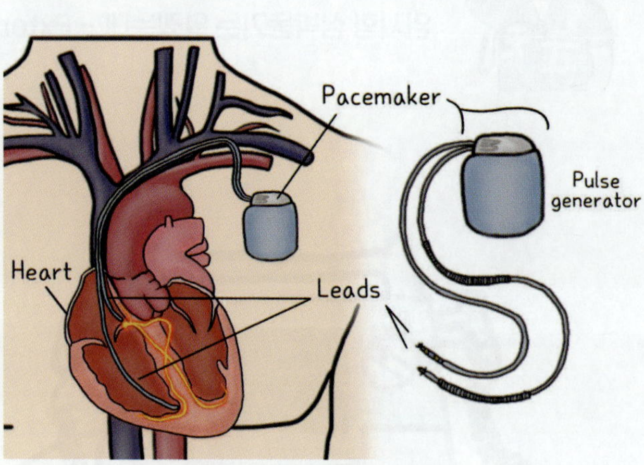

Pacemaker, 인공 심박동기

영구형 심박동기 간호

시술 방법

- ✓ 혈관조영실에서 Fluoroscopy를 보면서 시술한다.
- ✓ 쇄골하정맥(Subclavian vein)이나 외경정맥(External jugular vein)을 통해 우심방 또는 우심실(또는 둘 다)에 전선(Lead)를 넣음.
- ✓ 쇄골 아래나 액와 부위 피하에 박동기(Generator)를 심어 Lead와 연결.
- ✓ 삽입 부위 피부를 봉합(suture)하여 몸 밖으로 나오는 부분이 없이 평생 가지고 살아간다.
- ✓ Lead는 망가지지 않는 한 계속 사용하며 Generator의 수명은 평균 10년으로 베터리가 다 되면 새 것으로 교체한다.

시술 전 간호

- ✓ 동의서 작성.
- ✓ 양 팔에 정맥주입로 확보. 보통 Lt. subclavian vein을 사용하여 시술하므로 응급상황 약물투여를 위한 정맥주입로는 Rt. arm에 확보하고 venography를 위한 정맥주입로는 Lt. arm에 확보한다.
- ✓ 최소 6시간 이상 금식이 필요하다.
- ✓ 조영제 알러지 유무를 확인하고 필요시 항히스타민제 투약과 같은 전 처치를 시행한다.
- ✓ 시술 당일 예방적 항생제 투여가 필요하므로 확인하여 처방에 따라 투약 후 시술실에 환자를 보낸다.

시술 후 간호

- ✓ 심전도를 포함한 활력징후 모니터링.
- ✓ F/u ECG, Chest X-ray 검사.
- ✓ 시술 부위 bleeding, oozing, hematoma 여부를 확인한다.
- ✓ 시술 부위 감염증상이 있는지 확인하고 주기적인 dressing이 필요하다. 보통 1주일 후에 Stitch out.
- ✓ 시술 후에도 항생제 투여가 필요할 수 있다. 처방 확인하기.
- ✓ 국소마취로 시술하므로 병실로 돌아오고나서 시술 부위 통증이 있을 수 있다. 통증유무를 확인하고 진통제를 통한 통증 조절이 필요하다.
- ✓ Lead 위치가 변할 수 있으므로 시술 당일 시술한 쪽 팔을 들지 않도록 교육한다. 필요시 탄력붕대(EB)로 고정.
- ✓ 시술한 쪽 팔 정맥주사는 감염예방을 위해 제거한다.
- ✓ 환자가 딸꾹질을 계속하거나 갈비뼈 부위 통증을 호소하면 Lead 위치의 조정이 필요할 수 있으므로 주의 깊게 관찰하고 해당 증상이 있다면 알리도록 교육한다.

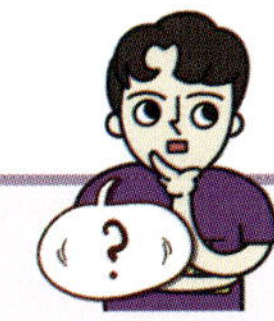

영구형 심박동기 삽입 환자 교육

✓ 시술 후 3~6개월 까지는 무거운 물건을 들거나 팔을 스윙하는 운동은 삼가하도록 교육한다.(예: 골프, 테니스, 야구 등)

✓ 심박동기 확인을 위해 주기적(최소 3개월 간격)으로 진료를 봐야 함을 교육한다. 심박동기 작동 상태 외 남은 베터리 수명 등을 확인해야 한다.

✓ 공항과 같은 검색대 통과 시 제한을 받을 수 있으므로 심박동기 회사에서 제공하는 환자카드를 항상 소지하고 검색대 직원에게 미리 알리도록 한다.

✓ 수술, 내시경과 같이 Bovie(전기소작기)를 사용하는 경우 심박동기 Mode 조정이 필요하므로 환자카드를 보여주거나 심박동기 삽입 환자임을 미리 알리도록 교육한다. Mode를 변경하려면 심장내과 협진이 필요함.

✓ MRI 촬영 시 심박동기 Mode 조정이 필요하므로 환자카드를 보여주거나 심박동기 삽입 환자임을 미리 알리도록 교육한다. Mode를 변경하려면 심장내과 협진이 필요함(심박동기 모델에 따라 MRI 촬영이 불가능한 경우도 있으므로 미리 심장내과 협진하여 확인이 필요함).

✓ 인공 심박동기 회사에서 제공하는 안내 책자를 정독하고 내용을 숙지하도록 교육한다. 일상생활에서 주의해야 할 사항과 가까이 해서는 안 되는 전자기기 등 자세하게 설명되어 있다.

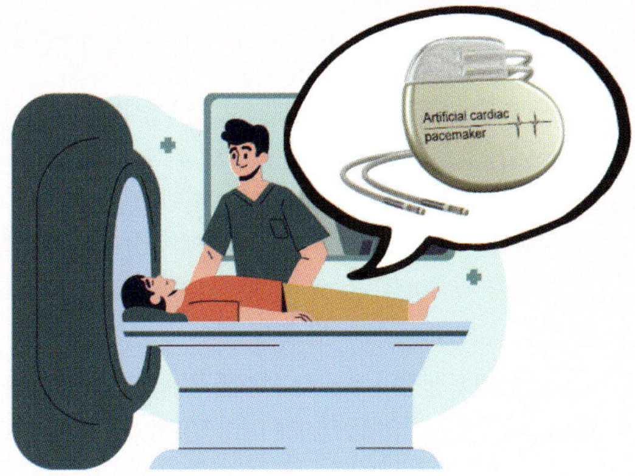

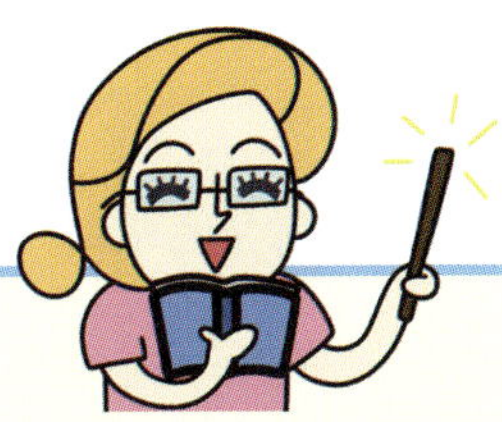

인공 심박동기 Mode

Pacemaker(인공 심박동기) Mode의 이해

- 심장의 심방과 심실이 수축하는 원리는 다음과 같다.
  - ① 동방결절 전기자극
  - ② 심방수축
  - ③ 방실결절 전기자극
  - ④ 방실수축
  - ⑤ 회복(①으로 돌아감)

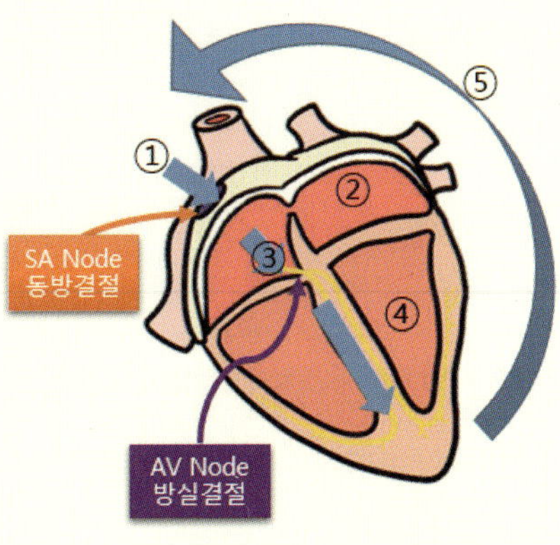

심장박동의 원리

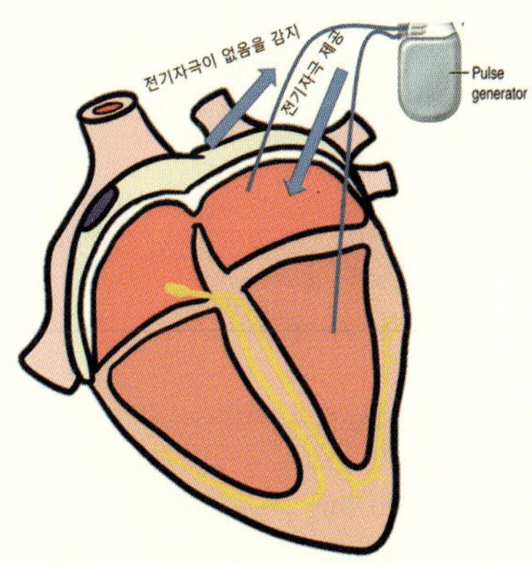

인공 심박동기 이해를 돕기 위해 단순화 시킨 원리

정상적인 심방 박동 기전

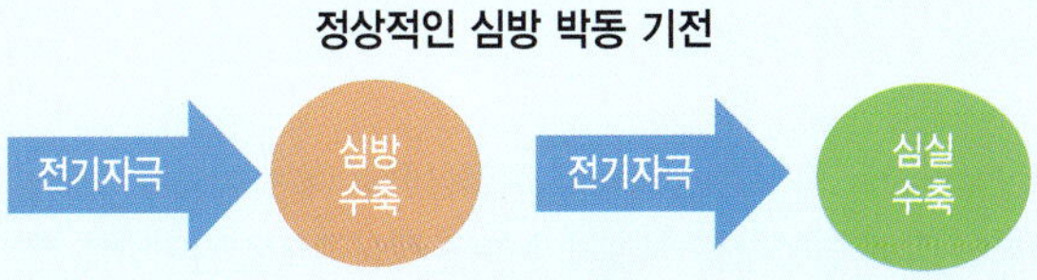

비정상적인 심방 박동 기전

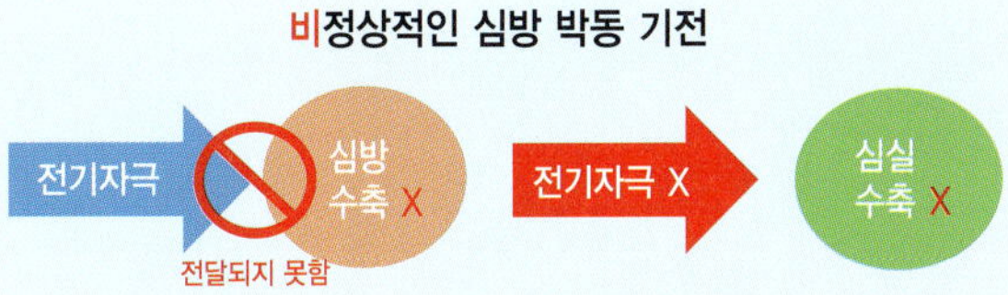

인공 심장박동기 작동 원리

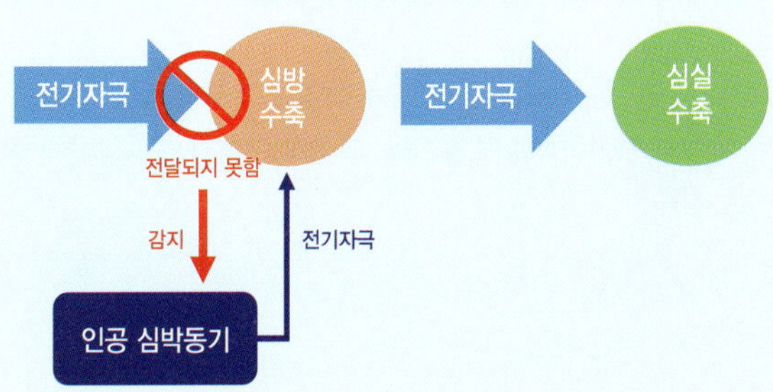

Pacemaker(인공 심박동기) 용어 이해

I : 부위	II : 부위	III : 반응형태	IV : 반응형태
Pacing 부위	Sensing 부위	Response to Sensing	Rate Modulation
O = None	O = None	O = None	O = None
A = Atrium	A = Atrium	T = Triggered	R = Rate Modulation
V = Ventricle	V = Ventricle	I = Inhibited	
D = Dual(A + V)	D = Dual(A + V)	D = Dual(T + I)	

- I. Pacing 부위: 심장 보고 수축하라고 자극을 주기 시작하는 부위
- II. Sensing 부위: 심장이 스스로 알아서 수축하는지 안하는지(고유수축)를 감지하는 부위
- III. 반응형태: I 과 II 에서 감지한 것에 따라 심장이 반응하도록 자극을 어떻게 줄 것인가 형태를 정하는 것(Response to Sensing)
  → T(Triggered): 심장의 전기활동이 감지되어 심장이 박동해야 하는데 차단되어 박동을 안 하는 경우 인공 심박동기가 전기를 만들어내어 심장이 박동하도록 하는 기능

  → I (Inhibited): 심장이 스스로 전기를 만들어내어 박동을 하려고 하면 감지해서 인공 심박동기가 쉬도록 하는 기능
- IV. 반응형태: 대상자의 움직임에 따라 임의로 조율(Rate Response)하는 형태

Pacemaker(인공 심박동기)의 대표적인 모드별 이해 및 해석

◆ AAI Mode: 심장에 전극을 줌으로써 심장 수축을 도와주는 전극선이 우심방에 위치하여 심방의 움직임을 감지하여 정상리듬으로 조율하는 모드

I : 부위	II : 부위	III : 반응형태	IV : 반응형태
Chamber(s) Paced	Chamber(s) Sensed	Response to Sensing	Rate Modulation
O = None	O = None	O = None	O = None
A = Atrium	A = Atrium	T = Triggered	R = Rate Modulation
V = Ventricle	V = Ventricle	I = Inhibited	
D = Dual(A + V)	D = Dual(A + V)	D = Dual(T + I)	

- 이해: AAI는 첫째, Pacing 하는 부위가 A(Atrium,심방)에 있고 두 번째, Sensing 하는 부위도 A(Atrium,심방)에 있다. 그리고 세 번째 반응형태는 I(Inhibited)하게 반응하는 모드다.
  → I . 심방(Atrium) 수축 자극이 시작되는 부위(Pacing)
  → II . 심방(Atrium)의 고유수축을 감지하는 부위(Sensing)
  → III . Response to sensing: II 에서 감지한 것에 따라 I(Inhibited)하게 인공 심박동기가 반응
  * I(Inhibited): 심방이 전기자극으로 스스로 박동을 하려고 하면 pacemaker는 쉬도록 하는 모드

- 해석: AAI모드는 Atrium(심방)의 움직임을 감지하여 정상적일 때는 인공 심박동기가 자극을 중단하고 비정상적일 때는 심방에 자극을 줘서 정상리듬을 조율한다. 그러므로 심방 수축만 정상적으로 일어나면 그에 반응하는 심실의 수축은 정상적으로 일어나는 경우 사용
- 적응증: 방실차단이 없는 AV Node가 정상인 SSS(동기능부전증후군)

AAI Mode 작동원리

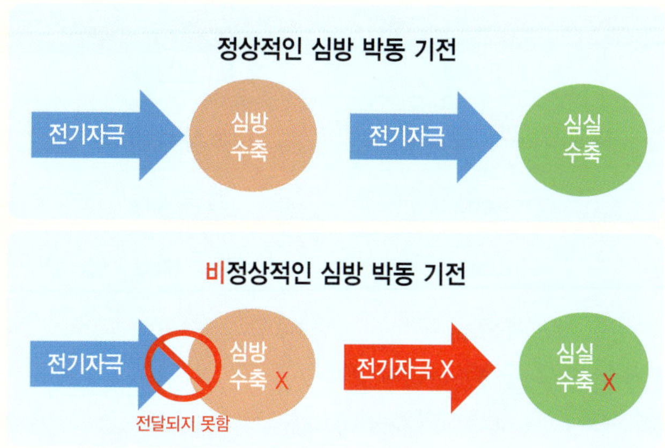

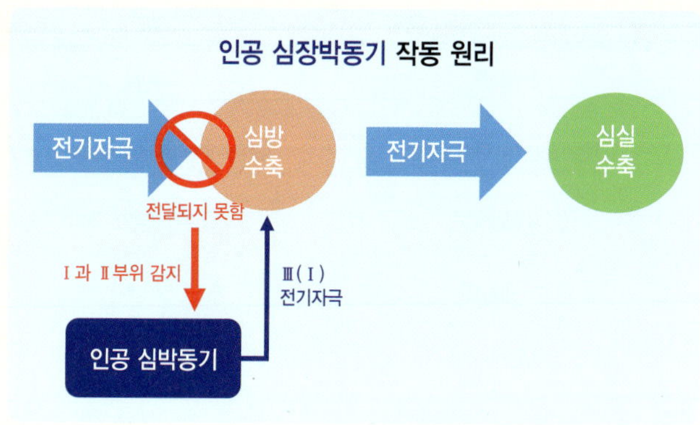

인공 심박동기 AAI 모드의 이해

◆ VVI Mode: 심장에 전극을 줌으로써 심장 수축을 도와주는 전극선이 우심실에 위치하여 심실의 박동을 감지하여 정상리듬으로 조율하는 모드

Ⅰ: 부위	Ⅱ: 부위	Ⅲ: 반응형태	Ⅳ: 반응형태
Chamber(s) Paced	Chamber(s) Sensed	Response to Sensing	Rate Modulation
O = None	O = None	O = None	O = None
A = Atrium	A = Atrium	T = Triggered	R = Rate Modulation
V = Ventricle	V = Ventricle	I = Inhibited	
D = Dual(A + V)	D = Dual(A + V)	D = Dual(T + I)	

- 이해: 첫째, Pacing 하는 부위가 V(Ventricle,심실)에 있고 두 번째, Sensing 하는 부위도 V(Ventricle,심실)에 있다. 그리고 세 번째 반응형태는 I(Inhibited)하게 반응하는 모드다.
  - → Ⅰ. 심실(Ventricle) 수축 자극이 시작되는 부위(Pacing)
  - → Ⅱ. 심실(Ventricle)의 고유수축을 감지하는 부위(Sensing)
  - → Ⅲ. Response to sensing: Ⅰ과 Ⅱ에서 감지한 것에 따라 I(Inhibited)하게 인공 심박동기가 반응
  - * I(Inhibited): 심실이 전기자극으로 스스로 박동을 하려고 하면 Pacemaker는 쉬도록 하는 모드

- 해석: VVI모드는 Ventricle(심실)의 움직임을 감지해 정상적일 때는 인공 심박동기가 자극을 중단하고 비정상적일 때는 심실에 자극을 줘서 정상적인 심실의 수축이 가능하도록 하는 모드. 하지만 VVI의 경우 심방은 정상적으로 박동하는 반면 심실이 제대로 박동하지 않는 경우 전기자극을 통해 인위적으로 수축하게 하므로 심방의 박동리듬에 맞춰 자극을 주긴 어려워 어느 정도의 부정맥이 있을 수 있음.
- 적응증: 만성 A-Fib(심방세동)

VVI Mode 작동원리

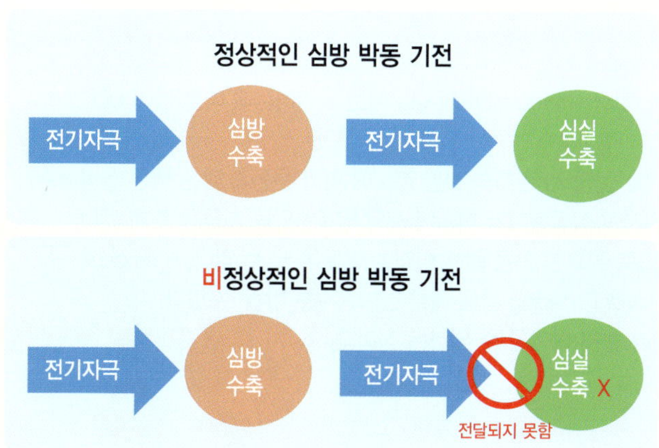

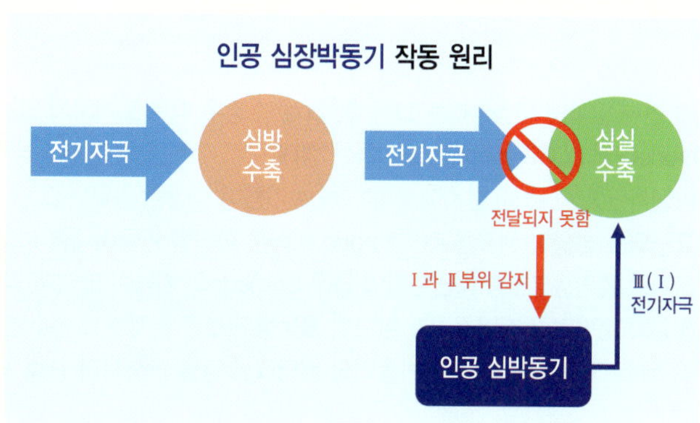

인공 심박동기 VVI 모드의 이해

◆ DDD Mode: 심장에 전극을 줌으로써 심장 수축을 도와주는 전극선이 심방과 심실에 각각 위치하여 심방과 심실의 박동을 감지하여 조율하는 모드

Ⅰ: 부위	Ⅱ: 부위	Ⅲ: 반응형태	Ⅳ: 반응형태
Chamber(s) Paced	Chamber(s) Sensed	Response to Sensing	Rate Modulation
O = None	O = None	O = None	O = None
A = Atrium	A = Atrium	T = Triggered	R = Rate Modulation
V = Ventricle	V = Ventricle	I = Inhibited	
D = Dual(A + V)	D = Dual(A + V)	D = Dual(T + I)	

- 이해: DDD는 첫째, Pacing 하는 부위가 심방, 심실 두 군데 모두 있으며(D, Dual) 두 번째, Sensing 하는 부위도 심방, 심실 두 군데 모두 있다(D, Dual) .그리고 세 번째 반응형태는 두 가지 반응형태(D,Dual) T(Triggered)와 I(Inhibited)하게 필요에 따라 반응하도록 하는 모드다.
  → Ⅰ. 심방과 심실(Atrium+Ventricle) 두 곳의 수축 자극이 시작되는 부위(Pacing)
  → Ⅱ. 심방과 심실(Atrium+Ventricle) 두 곳의 고유수축을 감지하는 부위(Sensing)
  → Ⅲ. Response to sensing: Ⅰ과 Ⅱ에서 감지한 것에 따라 Dual T(Triggered)+I(Inhibited)하게 인공 심박동기가 반응. 즉, 심방과 심실의 박동을 감지하여 수축력이 부족하면 Triggered를 통해 수축력을 도와주고 박동이 제대로 작동하면 Inhibited를 통해 전기자극을 멈추도록 기계가 반응.
- 해석: DDD모드는 심장이 박동하기 위해 심방과 심실에 제공되어야 할 전기자극이 없거나 부족하기 때문에 심방과 심실 두 곳에 전기자극선을 연결하여 심방의 박동을 도와주고 적당한 기간을 두고 정상적인 리듬 범위 내에서 심실이 박동할 수 있도록 전기자극을 주는 모드.
- 적응증: SSS, AV Block

* DDD모드는 심방, 심실 양쪽의 수축이 정상적으로 일어나지 않아 인공 심박동기가 전체적으로 컨트롤해주기 때문에 오히려 심방, 심실의 수축과 이완의 리듬을 정상적으로 가져가기 쉬운 모드임

DDD Mode 작동원리

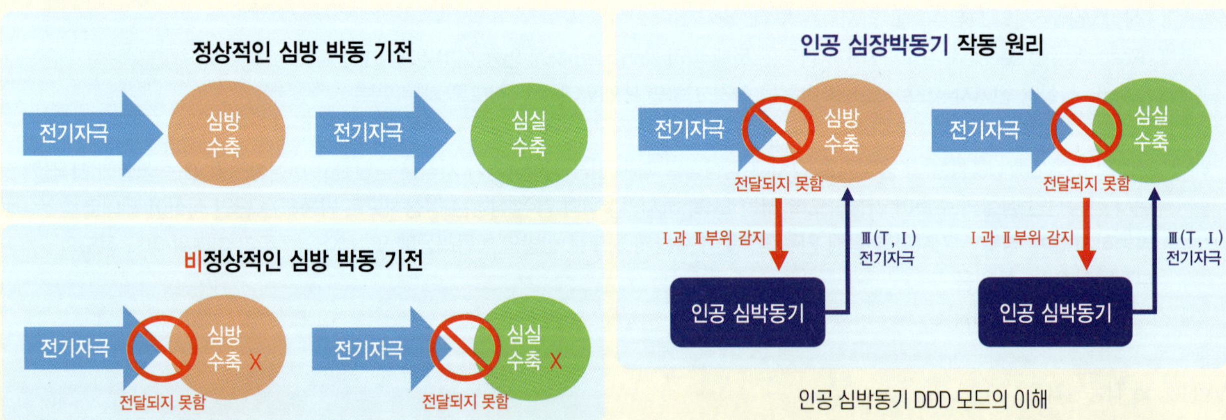

인공 심박동기 DDD 모드의 이해

네 번째 알파벳 반응형태는 보통 O(none)의 경우 따로 표기하지 않는다. R(rate modulation)의 경우에는 표기하는데 예를 들어 DDD mode에서 DDDR mode로 표기하는 형태.
방실차단(AV block) 환자에서 SA node 기능이 정상인 경우는 DDD mode 설정 시 환자의 활동 정도에 따라 운동과 같은 빠른 심박동수가 요구되는 상황이 생겼을 때 SA node가 빠른 박자를 만들어내면 이를 인지한 심박동기가 심실에 해당 박동수만큼 자극을 주게 된다.
하지만 동기능부전증후군 환자의 경우 SA node의 기능이 떨어져 있으므로 필요한 만큼 빠른 박자를 만들어 낼 수 없다. R mode를 활성화하면 인공 심박동기가 환자의 활동정도(보통 환자의 호흡수)를 인식하고 pacing 통해 빠른 심박동수를 만들 수 있다.
R mode의 단점은 인공 심박동기의 베터리 수명을 단축시켜 교체 시기가 빨리 다가올 수 있다는 점이다.

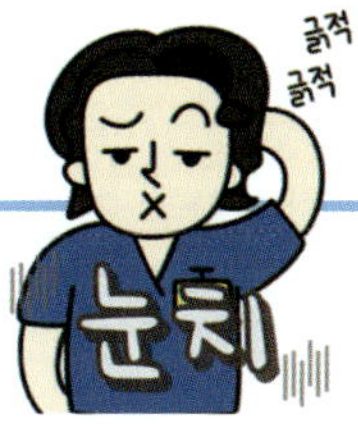

인공 심박동기 설정이 DDD 50회라는데요. 환자 심전도를 보면 pacing이 들어가는데 분당 심박수가 70회에요.

SA node의 기능이 정상이나 방실차단(AV block)이 있는 환자에서 볼 수 있다. 인공 심박동기가 심방에서는 sensing을 심실에서는 pacing을 하는 상황. 심방에서 심실로의 전기신호가 차단되어 있던 환자에서 인공 심박동기가 이 전기신호를 이어주는 역할을 수행해주는 정상적인 상황이다.

(5) Implantable cardioverter defibrillation(삽입형 제세동기, ICD)

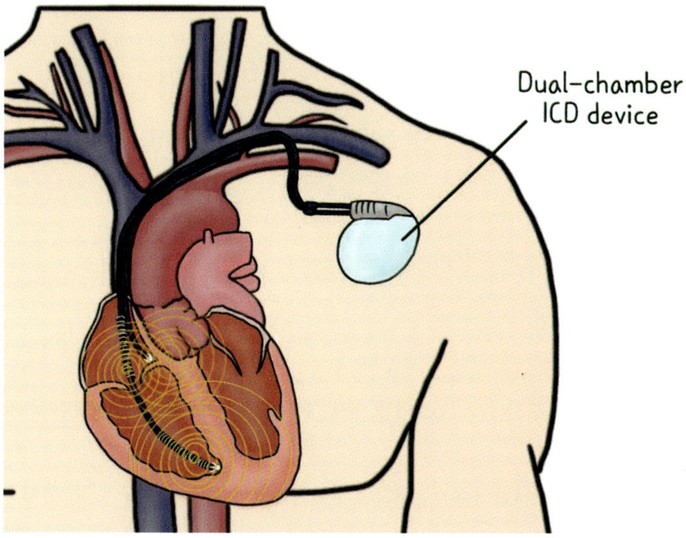

심실빈맥(Ventricular tachycardia)이나 심실세동(Ventricular fibrillation)과 같은 생명을 위협하는 치명적인 부정맥 발생 시 기계 자체가 이를 스스로 인지하고 전기충격(shock)을 주어 정상리듬으로 되돌릴 수 있는 기계. 영구형 심박동기와 같은 방법으로 시술하며 심박동기 기계(Generator)와 우심실에 들어가는 전선(Lead)의 크기가 조금 더 크다. 영구형 심박동기와 기능이 유사하며 제세동(Defibrillation) 기능이 추가된 기계.

*** 적응증**

- 아직 심정지를 겪지 않았지만 앞으로 심실세동이나 심실빈맥으로 생명이 위험항 상황이 발생할 가능성이 매우 큰 환자(일차예방).
- 비가역적 원인으로 발생한 심실세동이나 심실빈맥으로 심정지를 겪고 생존한 환자(이차예방).

삽입형 제세동기 간호

✓ 시술 방법과 전, 후 간호는 영구형 심박동기와 같다.

삽입형 제세동기 환자 교육

✓ 기계가 심실빈맥이나 심실세동을 감지하면 shock이 들어가는데 이 때 기계에서 알람이 울린다. Shock을 인지하거나 알람이 울리면 즉시 병원으로 내원하도록 교육한다.

✓ 빠른 심박동수가 3분 이상 지속된다면 shock이 정상적으로 작동하지 않는 것일 수 있다. 즉시 병원으로 내원하도록 교육한다.

그 외에 영구형 심박동기와 같다.

(6) Cardiac resynchronization therapy(심장 재동기화 치료, CRT)

심부전 환자의 심장기능 개선을 위해 심장 재동기화 치료 기기를 삽입한다. 영구형 심박동기와 마찬가지로 Pacing을 통해 심장박동을 조율하지만 좌심실을 조율하는 전극(Lead)이 하나 더 있다. 좌, 우 심실이 동시에 수축하도록 조율하여 심박출량 증가시킨다. 이로 인해 환자의 생존률이 상승하고 삶의 질이 개선된다.

재동기화 치료 목적의 'CDT-P'와 제세동 기능이 추가된 'CRT-D' 두 가지 타입의 기계가 있다.

*** 적응증**

- 심부전 환자에서 3개월 이상의 적절한 약물치료에도 불구하고 증상이 지속되는 경우. 심실구혈률(EF) 감소나 심실 내 전도 지연 등이 발생하였을 때 삽입한다.
- CRT가 필요하면서 동시에 ICD도 필요하다면 CRT-D를 선택한다.

CRT 환자 간호

시술 방법

✓ 3개의 Lead가 들어간다. 우심방, 우심실에 위치하는 것은 영구형 심박동기나 ICD와 유사하지만 좌심실을 조율하는 Lead는 관상정맥동으로 들어간다.

그 외 영구형 심박동기와 같다.

CRT 환자 교육

✓ CRT-D의 경우 기계가 심실빈맥이나 심실세동을 감지하면 shock이 들어가는데 이 때 기계에서 알람이 울린다. 환자 본인이 Shock을 인지하거나 알람이 울리면 즉시 병원으로 내원하도록 교육한다.

✓ CRT-D의 경우 빠른 심박동수가 3분 이상 지속된다면 shock이 정상적으로 작동하지 않는 것일 수 있다. 즉시 병원으로 내원하도록 교육한다.

그 외에 영구형 심박동기와 같다.

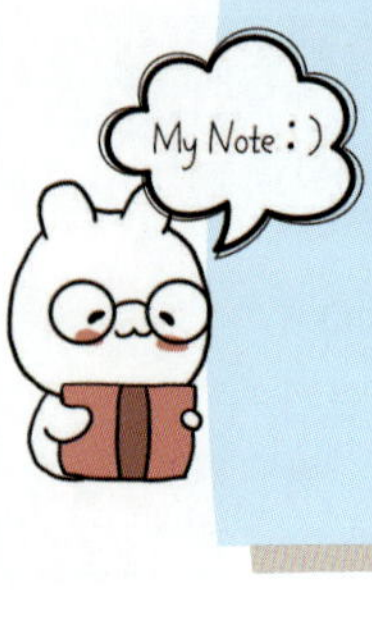

3

HF(Heart failure, 심부전)

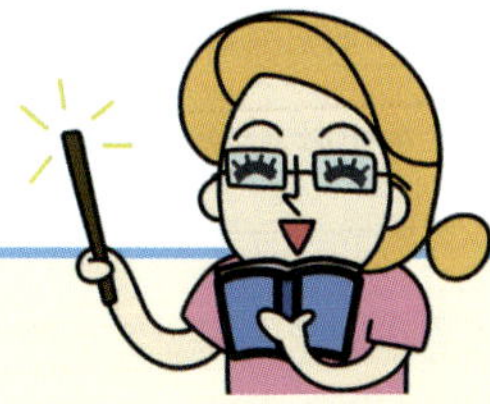

Pre study: Heart Failure

심부전(Heart failure)은 심장의 기능장애로 전신에 필요한 만큼 동맥혈을 내보내지 못하고 심장으로 돌아오는 정맥혈을 제대로 받지 못하는 상태다. 원인은 다양할 수 있으며 급성 심부전과 만성 심부전으로 구분하는데 급성 심부전의 경우 심장기능 저하에 따른 보상기전이 준비되기도 전에 심부전이 빠르게 진행되며, 만성 심부전은 서서히 진행하므로 보상기전이 동반하는 경우가 많다.
심부전은 70세 이상 고령에서 호발하며 가장 많은 원인을 차지하는 기저질환은 허혈성 심장질환이다. 의료기술의 발달로 허혈성 심장질환 환자들의 생존율이 올라가면서 이로 인한 만성 심부전 환자 또한 늘어나는 추세다. 그 외에도 심근증, 판막질환, 고혈압, 부정맥 등이 있다.

심장펌프의 기능이 저하되면 심박출량이 줄어드는데 보상기전으로 심실의 확장기 용적을 늘려 1회 박출량을 증가시킨다(전부하 증가). 또한 혈압저하에 대한 말초혈관 저항이 증가한다(후부하 증가). 전부하와 후부하의 증가가 지속되면 결국 심장근육은 더욱 무리를 하는데 이는 심비대를 유발, 심장근육이 제 기능을 하지 못하는 심부전의 악순환을 초래한다.
게다가 심장펌프 기능의 악화는 보상기전으로 교감신경계를 활성화하고, 레닌-안지오텐신-알도스테론 시스템에 영향을 주는데 이는 체액을 배출하지 않고 몸에 유지하려고 한다. 이러한 상태가 지속되면 말초혈관 저항의 증가와 조직에서의 울혈을 유발하여 심부전의 악순환을 초래한다.

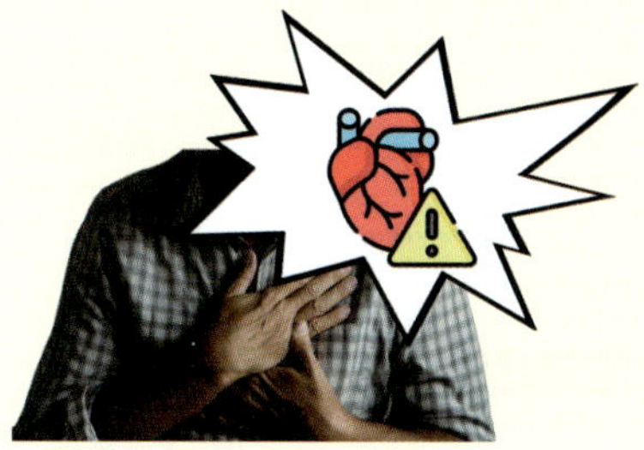

심부전은 체액의 저류(울혈)과 저관류(심박출량 저하)로 인한 증상과 징후를 보인다.

울혈	저관류
- 호흡곤란(운동성, 야간 호흡곤란, 기좌호흡)	- 피로감과 활동 후 회복 지연
- 식욕부진	- 기억력 저하
- 변비	- 집중력 저하
- 오심, 구토	- 수면장애
- 복부팽만감	- 의식장애
- 수포음 청진	- 저혈압
- 부종, 체중증가	- 사지냉감
- 간비대	- 청색증
- 경정맥 확장(팽만)	- 핍뇨(신장혈류저하)

울혈과 저관류 소견의 유무에 따라 심부전의 단계를 파악하여 치료 방향에 반영하기도 한다. 운동 시 자각증상에 따라 단계를 구분하여 치료 방향에 반영하기도 하는데 객관적이지 못하다는 단점도 있다.

심부전 진단을 위해서는 심전도, 심초음파, 혈액검사(혈구, 전해질, 간 기능, 갑상선 기능 검사, pro-BNP 수치 등), 흉부 X-ray 등을 시행한다. 심부전의 중등도 평가와 치료 방향 결정을 위해서 심근-SPECT 검사, CT나 MRI 검사, 심도자술(Cardiac catheterization) 등을 시행할 수 있다.

급성 심부전은 증상 개선과 활력징후 안정이 중요하다. 증상을 빠르게 개선하는 것을 목표로 산소 투여는 필수적이다. NIV mask를 통한 비침습적 양압환기는 좌심실의 후부하를 감소시켜 좌심실 기능을 개선하므로 폐수종이나 고혈압성 급성 심부전 환자에게서 효과적이다.
Morphine 투여는 NIV에 쉽게 순응하는데 도움을 줄 수 있으나 호흡부전, 혈압저하가 생기는지 주의 깊은 관찰이 필요하다.
폐울혈과 체액 저류를 보이는 환자는 Furosemide와 같은 이뇨제 투여가 중요하다. 혈액검사상 나트륨수치가 낮거나 혈압이 낮은 환자는 투약에 주의한다.
혈관확장제는 폐울혈과 후부하 감소에 효과가 있다. 혈압이 낮거나 신장기능이 저하된 환자에서는 투여를 신중히 해야 한다.
급성 심부전에 의한 심인성 쇼크에서 Dopamine과 Norepinephrine 사용은 혈관 수축작용에 의한 혈압 상승과 심박동수 증가로 환자의 활력징후 안정에 도움이 될 수 있다. 심장의 펌프기능이 소실되었다면 ECMO(경피적 체외순환법)이 필요하며 급성 심근경색 환자의 경우 빠른 재관류요법이 필요하다.

만성 심부전 환자에서 안정 시에는 괜찮지만 일상적인 신체 활동에도 증상을 느끼는 환자는 입원치료가 필요하다.

폐울혈을 동반한 만성 심부전 환자는 이뇨제 투여가 필요하다. 이때 레닌-안지오텐신-알도스테론 시스템의 항진이나 칼륨 소실에 주의하여 약물 치료를 진행한다.

심기능 감소를 보이는 만성 심부전에서는 안지오텐신 전환효소 억제제(ACE inhibitor), 안지오텐신 Ⅱ 수용체 차단제(Angiotensin Ⅱ receptor blocker, ARB), 베타차단제를 사용한다. 환자가 느끼는 증상 변화와 혈압, 심박수 관찰이 중요하다. 입원 중 흉부 X-ray 검사와 심초음파, 심전도를 통해 지속적인 상태 평가가 필요하다. 디곡신과 같은 강심제 사용은 만성 심부전 환자의 급성기에서 효과적이다.

부정맥을 동반한 만성 심부전 환자는 항부정맥제를 사용한다. 하지만 혈압저하를 유발하는 항부정맥제는 투여가 어렵다. Amiodarone을 보편적으로 사용하지만 경구 복용 시 목표 혈중농도에 도달하는데 시간이 걸리므로 급성기에는 정맥주사가 필요할 수 있다. 반감기가 매우 길기 때문에 갑상선이나 폐에 부작용을 일으키지 않는지 관찰이 필요하다.

만성 심부전 환자들은 급성 악화가 생기는 것을 방지하는 것이 중요하다. 한 번 심부전 급성기가 올 때마다 심기능이 저하되고 이전 기능으로 되돌아오기 어려우므로 입원 중, 퇴원 시 환자와 보호자에게 생활습관 교육이 필수적이다.

만성 심부전 환자의 생활습관 교육
- 매일 체중을 측정하고 체중의 변화를 환자와 보호자가 인지하도록 한다. 체중 증가와 부종 증가가 함께 보인다면 즉시 병원에 내원하도록 교육한다. - 염분 과다 섭취의 위험성을 교육하고 섭취를 제한하도록 한다. - 야간 호흡곤란은 체액 저류의 전조증상이다. 환자가 자각하였다면 즉시 병원에 내원하여 진료를 받도록 교육한다.

HF(심부전) 입원 확인사항

현병력 (Present illness, P.I)	입원 동기, 주호소(Chief complaint) 합병증 발생 유무: 호흡곤란, 저혈압, 폐울혈, 신장 기능 장애 등 부종, 몸무게(kg), 필요시 복부둘레 확인 진행 예정인 검사 및 치료 확인
과거력 (past history)	심장, 혈관 질환력 확인 면역 체계 질환력 확인: 자가면역 질환, 면역억제제 복용 등) 심장관련 수술력 확인 복용 중인 약물 확인: 이뇨제, 베타차단제, ACEI, 항응고제 등

간호 사정: 맥박의 변화

간호사정	간호사정 방법
부종 확인	- Pitting Edema(요흔성 부종)가 심한가요? - 피부를 눌렀을 때 얼마나 깊이 들어가나요? - 몸이 붓거나 둔해지는 느낌이 있나요? - 하지 부종 확인: 중력과 정맥압 차이로 상지보다 하지가 쉽게 부종 발생 * 몸무게(kg)나 복부 둘레 증가는 부종을 암시할 수 있으니 꼭 체크할 것. 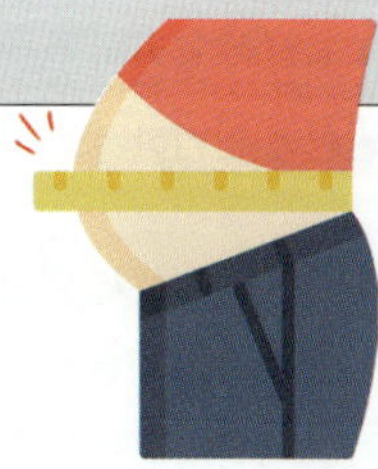
I/O Check	- 소변 몇 번 보셨나요? - 고위험 환자는 정확한 양을 측정하여 I/O 산출
동반 증상 확인	- 호흡곤란: 숨이 잘 쉬어지지 않나요? (호흡곤란의 정도, 빈도 등 확인) - 식은땀 & 어지러움: 식은땀이 나나요? 어지러움은 있나요?

요흔성 부종(Pitting edema) 확인 방법

<table>
<tr>
<td>요흔성
부종 확인</td>
<td>
- Pitting Edema(요흔성 부종)이 심한가요?
→ 3초 이상 강하게 눌러 확인해야 정확함
- 피부를 눌렀을 때 얼마나 깊이 들어가나요?
* Grade별 기준은 각 병원마다 차이가 있을 수 있으므로 확인하기
<table>
<tr><td>Grade 1(+1)</td><td>0~2mm(1초 미만)</td></tr>
<tr><td>Grade 2(+2)</td><td>3~4mm(15초 이내)</td></tr>
<tr><td>Grade 3(+3)</td><td>5~6mm(30초 이내)</td></tr>
<tr><td>Grade 4(+4)</td><td>8mm 이상(20초 이상)</td></tr>
</table>
</td>
<td>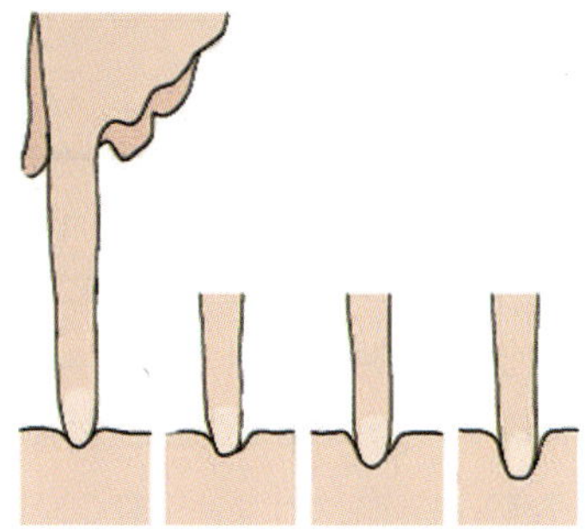
Pitting Edema 사정하는 모습</td>
</tr>
</table>

Intake 와 Output. 그리고 remain 계산방법

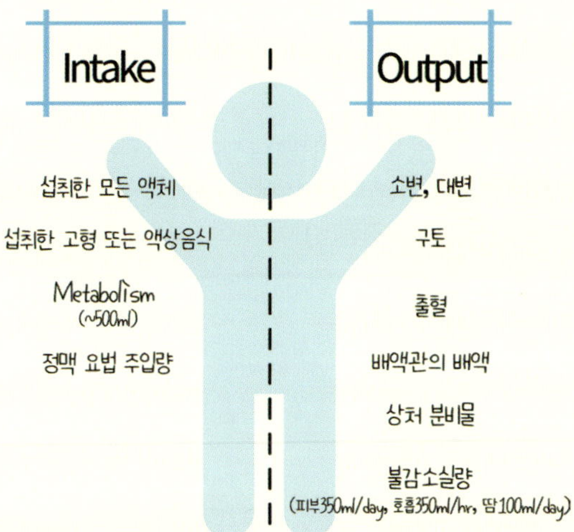

* 섭취량(Intake)
- 모든 액체(물, 음료 등)
- 고형 또는 액상 음식
- 정맥 요법, 장내 또는 전체 비경구 영양 주입액

* 배설량(Output)
- 소변, 대변
- 구토
- 출혈, 배액관의 배액
- 상처분비물(woozing), 불감소실량

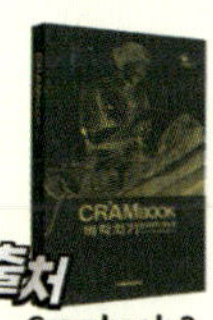

*출처 Crambook 2 벼락치기 환자파악 매뉴얼

정맥주입 섭취량은 Infusion pump에서 자동으로 count되는 수치를 입력하면 된다. 하지만 일반병동에서 많은 환자에게 모두 다 Infusion pump를 적용하기에는 제한이 따른다. 이 때 Infusion pump를 대신하여 정맥주입 섭취량을 계산할 수 있는 방법을 Remain측정법이라 한다. 즉, 전체 수액량에서 어느 정도의 수액이 남았는지를 빼서 나온 값을 인체 내로 주입됐다고 여기는 것이다. 주관적 방식이므로 정확도는 떨어지기에 I/O를 엄격하게 평가해야 하는 환자에게는 모두 Infusion pump를 적용하도록 하자.

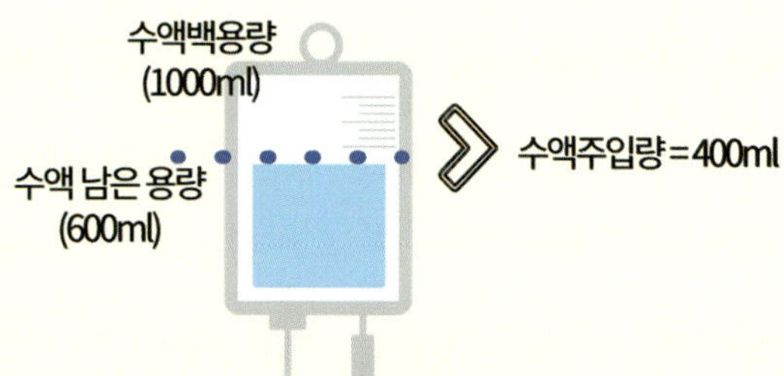

수액 remain 측정방법

예상되는 처방

- **Lab**: 혈액검사(BUN/Cr, Albumin, Electrolyte 등), 소변검사(UA, 24hr UA 등)
- **이뇨제 투여**: Lasix(Furosemide), Torem(Torsemide), 저칼륨혈증 예방을 위해 Aldactone(Spironolactone)
- 필요시 O_2 공급

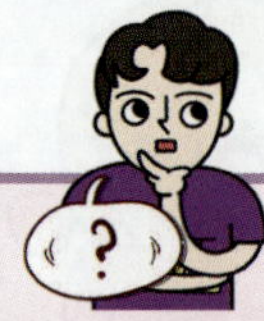

임상에서 사용하는 이뇨제?

이뇨제는 신장에서 소변 생성량을 증가시켜 수분 배출을 촉진하는 약물로, 기전에 따라 종류가 나뉜다.

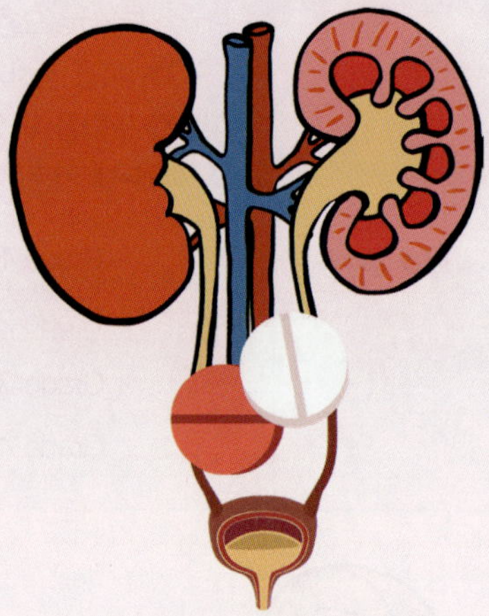

* 루프성 이뇨제(Loop Diuretics): Furosemide(상품명 라식스), Torsemide(상품명 토렘)

  헨리고리에서 Na+ 재흡수를 억제하여 소변량을 증가. 강력한 이뇨 효과를 나타내지만 renal blood flow 감소와 GFR(사구체여과율) 감소를 유발할 수 있으므로 투약 전 충분한 Hydration이 이루어졌는지 체크.

* 근위세관 이뇨제(Proximal Tubule Diuretics): Acetazolamide(상품명 졸라딘)

  사구체의 근위세관에서 중탄산염(HCO_3)과 Na+ 재흡수를 억제하며 이뇨 작용. 대사성알칼리증 환자에게 주로 적용하나 이뇨 효과가 미약함.

* 칼륨 보존성 이뇨제(Potassium Sparing Diuretics): Spironolactone(상품명 알닥톤)

  알도스테론 작용 억제하여 칼륨 배설을 감소시킴. 저칼륨혈증 환자의 이뇨를 위해 투약.

* 삼투성 이뇨제(Osmotic Diuretics): D-Mannitol(상품명 만니톨)

  삼투압을 높여 세뇨관에서 혈관으로 물을 끌어당겨 이뇨를 발생. 주로 뇌조직에서 혈관 내로 물을 이동시켜 뇌압을 감소시킬 목적으로 사용되며, 투약 시 소변량 배출이 증가한다는 특징이 있다.

* 티아자이드 이뇨제(Thiazide Diuretics): Hydrochlorothiazide(상품명 다이클로짇)

  원위세뇨관 Na+ 재흡수를 억제하여 이뇨. 루프성 이뇨제보다 이뇨 효과는 낮지만 혈압 강하 효과가 좋아 고혈압 환자의 이뇨를 위해 주로 투약.

* 50%Albumin + furosemide mix iv

  저단백혈증 상태에서는 체내 단백질 수치가 낮아 부종, 면역 기능 저하, 근육 약화 등의 증상을 유발할 가능성이 있다. 따라서 Albumin과 furosemide를 mix하여 iv하면 albumin이 furosemide의 이뇨 작용을 보완하여 부종 감소를 효과적으로 증진시킬 수 있다. 하지만 때로 이뇨 강화에 효과가 없고 심부전이나 폐부종을 일으킬 수 있는 위험도 있기에 의사의 재량으로 투약을 결정한다.

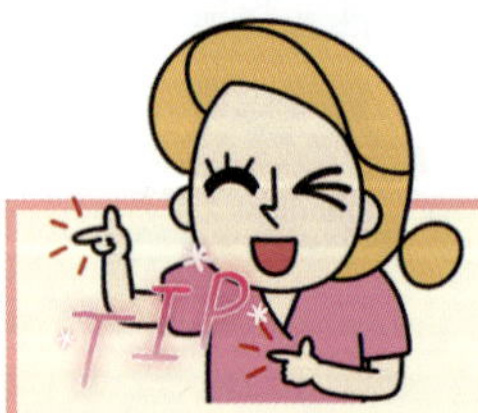

이뇨제 투약 시 필수 체크!

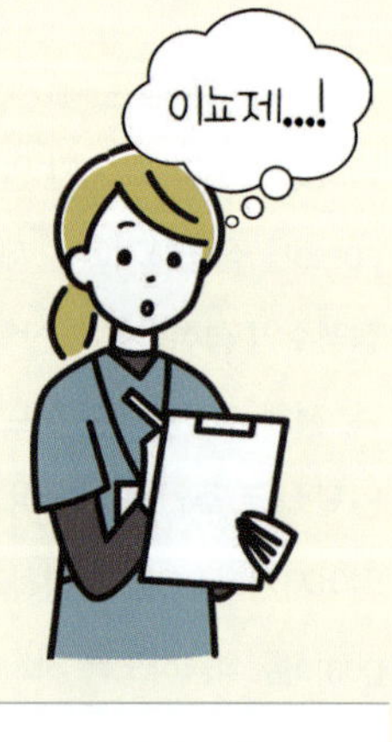

* 이뇨제 투약 전 I/O Check: 지나친 이뇨제 사용은 신장 기능을 악화시킬 수 있다. 소변이 나오지 않은 상태에서는 환자의 I/O를 check하여 Dehydration 상태가 아닌지 확인이 필요하다.
* 혈압 저하 주의: Loop diuretics처럼 강력한 이뇨제가 투약되면 1~2시간 동안 500~1000ml 이상의 이뇨가 발생할 수 있다. 따라서 혈압저하가 발생할 수 있으니 혈압 저하 증상(힘 빠짐, 어지러움 등)이 있는지 유심히 관찰!
* 낙상 예방: 이뇨제 투약 시 화장실을 자주 가는 과정에서 낙상 유발 위험이 높다. 의료기관별로 낙상 예방 체크리스트나 예방 활동을 하고 있으므로 참고할 것.
* 환자 상태에 따른 이뇨제 선택: 똑똑한 간호사라면 각 이뇨제 특징에 대한 지식을 바탕으로 환자 상태에 맞춰 의사에게 제안할 수 있다. 임상에서 간호사가 빛을 발하는 순간은 다음의 경우!

1) 루프성 이뇨제 투약 환자에게 저칼륨혈증 발생 시 칼륨 보존성 이뇨제 투약 제안
2) 삼투성 이뇨제 투약 환자에게 전해질 체크를 제안
3) 고혈압 환자의 소변량 감소 시 티아자이드 이뇨제 투약을 제안
4) 심한 소변량 감소로 급성 신부전, 폐부종이 발생할 때 Furosemide Continuous IV 투약 제안(Furosemide는 시간당 최대 0.1mg/kg까지 투약할 수 있으므로 알아둘 것!)

검사 & 시술

(1) 심도자술(Cardiac catheterization)

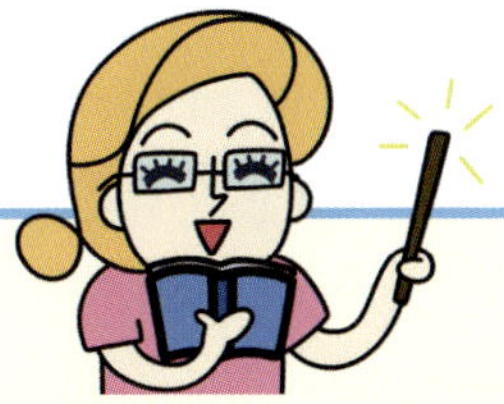

Wath is Cardiac catheterization?

심도자술이란 말초정맥이나 말초동맥을 통해 심장으로 카테터(Catheter)를 삽입하여 시행하는 검사를 총칭하는 말이다. 앞서 공부한 관상동맥 조영술(CAG)도 심도자술 안에 포함된다.

심도자술로 얻을 수 있는 정보

- 심혈관내압
- 심박출량
- 혈관저항
- 판막구멍면적
- 단락혈류량(단락혈류율)
- 심혈관조영에 의한 형태기능적 정보
- 심내막 심근생검에 의한 병리학적 정보

카테터를 사용하여 단순한 검사를 넘어 판막질환, 부정맥, 관상동맥 질환의 치료까지 시행할 수 있다.

심부전 환자에서 심도자술은 심부전의 원인(관상동맥 질환이나 판막질환, 선천성 심장질환 등)을 파악하고 심방과 심실의 압력과 산소포화도, 심박출량 등을 파악하여 심부전의 정도를 평가, 치료 방향을 결정하는데 중요한 정보를 제공해준다.

정맥을 통한 우심도자술의 경우 경정맥 혹은 대퇴정맥을 천자하여 검사하는 것이 보편적이다. 반대로 동맥을 통한 좌심도자술, 관상동맥 조영술의 경우 요골동맥 또는 대퇴동맥을 천자한다.

심도자술의 목적에 따라 항혈소판제를 복용할 수도 복용하지 않을 수도 있다. 우심도자술, 심근생검의 경우 출혈 위험을 줄이기 위해 복용을 피하는 선택을 할 수도 있고 좌심도자술, 관상동맥 조영술의 경우 혈전이 동맥혈을 타고 경색을 유발할 위험을 최소화하기 위해 오히려 항혈소판제를 복용해야 할 수도 있다. 목적과 예상되는 검사 과정에 따라 복용 유무를 의사에게 확인하는 것이 필요하다.

심도자술 전, 후 간호

검사 전 간호

✓ 동의서 필요. 기관에 따라서는 CAG & PCI가 더 큰 범위인 심도자술 동의서에 포함되어 있는 경우도 있다.

✓ 고위험 검사이므로 검사 시 보호자 동반하도록 한다.

✓ 조영제 사용을 위해 최소 6시간 이상 금식하며 사전에 알러지 유무를 확인하고 필요시 항히스타민제 투약과 같은 전 처치를 시행한다.

✓ 정맥주입로 확보.

✓ 대퇴동맥이나 대퇴정맥을 천자할 수 있기 때문에 사타구니 부위 shaving 필요. 하지 동맥 혈류 평가를 위해 족배 동맥(DPP) 확인 후 표시.

✓ 항혈소판제 복용 여부 확인하고 검사 전 Loading 여부 확인 후 처방에 따라 투약한다.

✓ 검사 중 발생할 수 있는 부작용이나 합병증 예방을 위해 사전검사가 필요할 수 있다. (혈액검사: 심근효소 수치와 헤모글로빈, 신장 수치 등 / 심전도 / 심장초음파 등)

검사 후 간호

✓ 활력징후를 확인한다. 부정맥, 뇌경색, 심장 압전 등 검사 후 발생할 수 있는 합병증을 확인한다. 흉통 유무와 정도를 평가한다.

✓ 천자부위 확인. Sheath를 유지하고 나왔다면 확인 후 언제 제거할지, 제거 후 지혈은 어떻게 진행할지 확인한다(검사 중 heparin 사용에 따라 sheath를 바로 제거하지 않을 수 있다). Hematoma, Bleeding, Oozing, Circulation 확인. 족배 동맥 확인.

✓ Sheath를 제거하고 나왔다면 Sand bag 및 ABR 시간 확인. 요골동맥의 경우 지혈밴드 유지 시간 확인.

✓ 천자부위 지혈에 대해 환자와 보호자에게 교육하고 붓거나 흐르는 느낌이 있다면 알리도록 한다.

✓ 조영제 부작용이 있는지 확인하고 조영제 배출을 위한 수분 섭취를 격려한다. 필요시 수액 hydration.

✓ 감염 증상이 있는지 확인한다. 체온 측정 필수.

(2) 심실보조장치(Ventricular Assist Device, VAD)

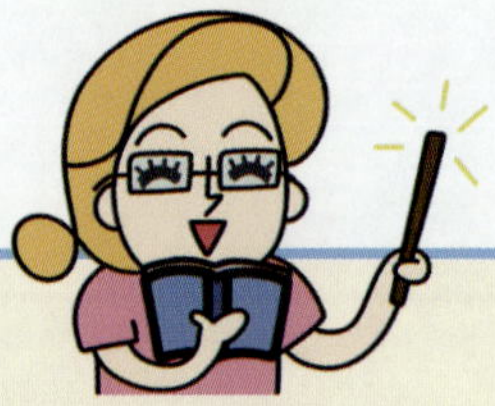

What is VAD?

약물치료에도 반응하지 않는 심부전 환자는 심장이식이 필요하다. 하지만 말기 심부전 환자가 심장이식 기증자가 나타나 이식 수술을 진행하기 전까지 심실의 기능을 기계적으로 보조해주기 위해 VAD를 적용할 수 있다.

기본적인 원리는 심방에서 직접 혈액을 뽑아 동맥으로 보내주어 심실 부하를 줄이는 것이다. LVAD(Left ventricular assist device)는 좌심실의 혈액을 대동맥으로, RVAD(Right ventricular assist device)는 우심실의 혈액을 폐동맥으로 보내준다. 주로 LVAD를 많이 사용한다.

VAD를 적용하는 가장 많은 목적은 말기 심부전 환자의 심장이식까지 중간다리 역할이다. 그 외에도 심장이식이 불가능한 환자의 최후 치료로 선택하기도 한다. 심부전의 급성기로 다발적 장기 손상 위험이 높은 경우 응급으로 VAD를 적용하여 심실 기능의 회복까지의 다리 역할 또는 치료방향을 결정하기 전까지 시간을 벌어주는 역할로 적용하기도 한다.

VAD 적용 환자 간호

- ✓ VAD는 흉부외과 수술로 적용한다.
- ✓ 수술 후에 VAD 적용 환자는 항응고요법을 유지하는데 이로 인한 출혈의 위험을 예상하고 출혈 증상이 있는지 주의 깊게 관찰해야 한다.
- ✓ 혈전에 의한 뇌경색과 같은 합병증 위험이 높기 때문에 신경학적 사정이 중요하며 환자나 보호자에게도 의식변화, 감각 변화에 대해 인지하고 발생 시 즉시 알리도록 교육한다.
- ✓ 감염 위험이 높으므로 감염 증상과 징후를 관찰한다.
- ✓ 심실에 직접 도관이 들어가고 심실에서 혈액을 인위적인 펌프로 뽑아 대동맥으로 보내다 보니 심실성 부정맥(Ventricular arrithymia)이나 대동맥 판막 역류증(Aortic regurgitation, AR)과 같은 부작용이 나타날 수 있다.
- ✓ 기계 베터리 잔량과 충전상태를 항상 확인하여 펌프가 멈추는 일이 없도록 하는 것이 중요한 간호다.
- ✓ 펌프가 돌아가는 속도인 RPM과 그에 따른 Flow 값을 확인하여 이상이 발생한다면 즉시 의사에게 알리도록 한다.
- ✓ VAD 삽입부위 감염관리와 Dressing을 시행한다.
- ✓ VAD를 유지한 채 퇴원하는 환자의 경우 배터리 유지, 펌프 속도 확인, 삽입부위 Dressing과 같은 관리방법을 퇴원 전 반복교육을 통해 익숙해지도록 하는 것이 필요하다.

(3) 심장이식

심장이식은 확장성 심근증, 말기 허혈성 심장질환, 선천성 심장기형 환자, 난치성의 심실부정맥 환자 등을 포함하여 내과적이나 외과적 치료에도 해결되지 않는 말기 심장질환자가 대상이 된다.

면역억제요법에 대한 이해	- 관련 투약: 부신피질호르몬, Cyclosporine, azathioprine, Tacrolimu, mycophenolate mofetil
이식 후 합병증 주의	- 급성 거부, 면역억제에 의한 감염, 면역억제제로 인한 부작용 등 주의 ➜ 이식 후 첫 1년 내 급성 거부반응이나 감염이 치명적이므로 가장 주의

심장 이식 후 거부반응? (Rejection)

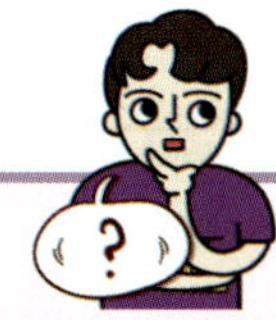

이식 환자는 급성 심부전이 발생할 수 있다. 간호사는 이식 환자를 대할 때 거부 반응이 나타나지 않는지 관련 증상을 유의 깊게 관찰해야 한다.

* 거부 반응 임상 증상: 발열, 피로, 호흡곤란, 심장 박동 수 증가, 부종, 흉통, 황달

* 그 외 검사: 심장초음파, 심장 생검(biopsy), 혈액검사(면역 반응과 관련된 항체 및 백혈구)

거부 반응과 관련된 치료와 간호	
면역억제제	- 면역 체계의 활동을 억제하여 이식된 심장 공격 방지 - 면역억제제, 스테로이드 등의 약물을 정확하게 투여하고 부작용을 관찰
혈장교환술 (Plasma exchange)	- 혈액에서 혈장만 분리하여 여과하고, 새로운 혈장이나 알부민 용액을 주입. 면역 반응과 관련된 항체를 제거하는 데 효과적 - 체외 순환과 관련하여 출혈이나 저혈압, 혈전 형성에 주의하고, 감염이나 알레르기 반응 여부가 있는지 관찰 필요
정서적 지지	- 거부반응은 환자에게 극심한 심리적 스트레스를 유발할 수 있으므로 환자의 감정에 공감하고 지지와 위로를 제공해야 한다. 필요시 정신건강의학과 협진도 필요하다

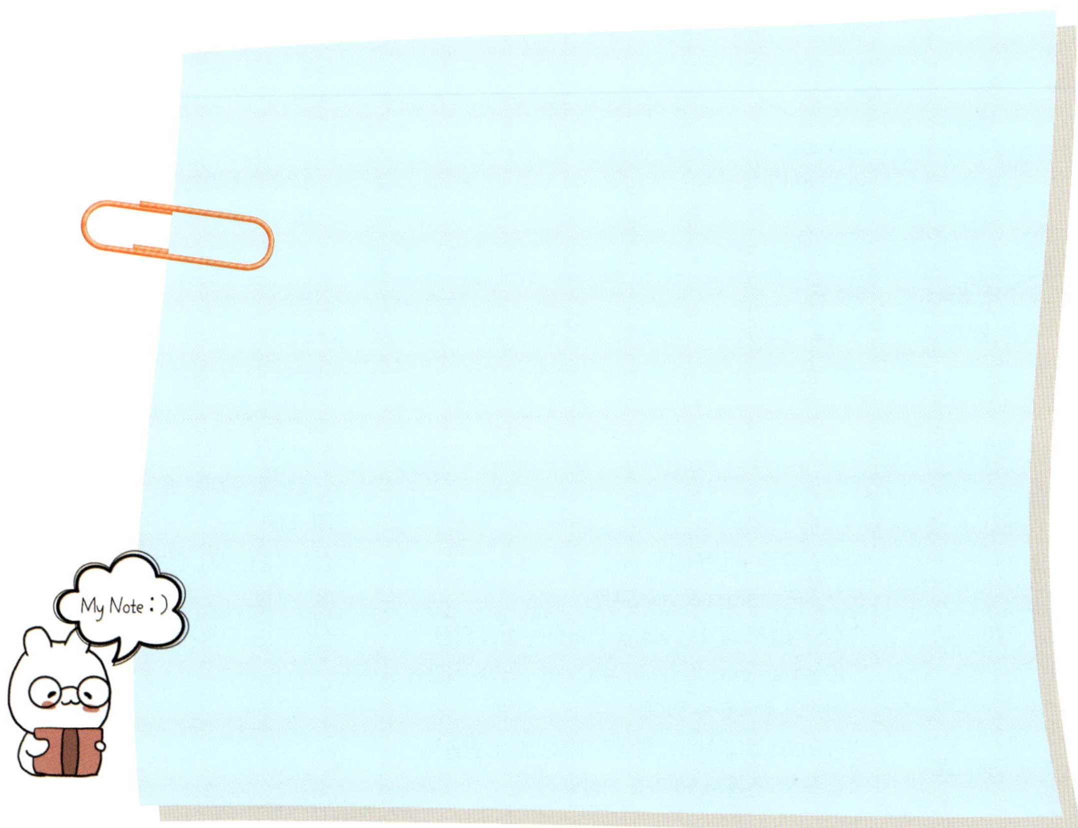

4

Pericarditis(심장막염) & Endocarditis(심내막염)

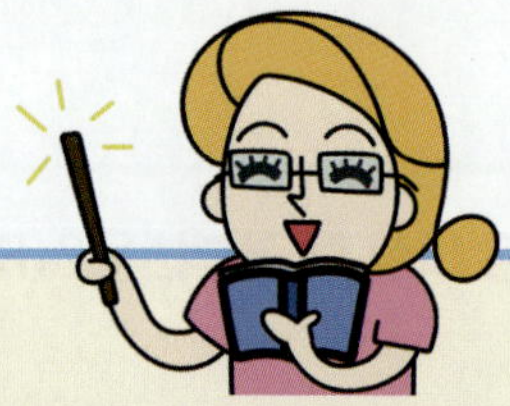

Pre study: What is Pericarditis & Endocarditis

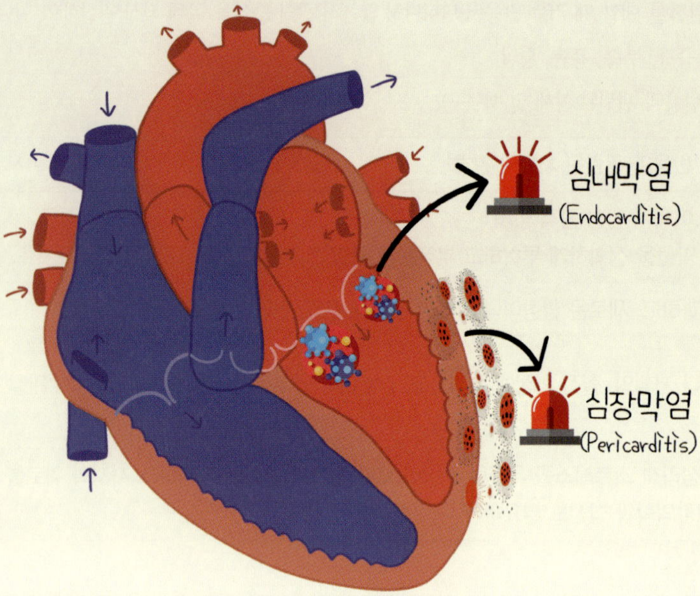

Pericarditis(심장막염)은 심장의 바깥면을 싸고 있는 심막의 염증이고, Endocarditis(심내막염)은 심막의 내부나 심장판막의 염증성 질환이다. 이 둘은 심장에 미치는 심각한 질환이지만, 다음과 같은 공통점과 차이점이 있다

	Pericarditis	Endocarditis
정의	- 심장을 싸고 있는 심낭에 염증이 생기는 질환	- 심장 판막이나 심장 내벽에 염증이 생기는 질환
원인	- 바이러스, 세균성, 진균성 감염. - 자가면역, 약물 부작용, 항암요법으로 인한 심낭에 체액이 축적되는 심낭 염증반응. - 외상성 손상과 같이 심장 조직이나 심낭에 손상을 줄 때 발생 가능	- 주로 세균성 감염에 의해 발생 - 그 외, 진균, 바이러스 등
증상	- 흉통, 호흡곤란, 기침, 피로, 발열 - 예리하고 지속적인 흉골 뒤 흉통이 흔한 증상(목, 어깨, 등으로 방사통) - 넓은 ST 상승 또는 PR 하강의 새로운 ECG변화가 있다. - 심낭삼출이 존재하고, 흉부 아래에서 들리는 심낭 마찰음이 중요 증상	- 심장잡음, 심막 마찰음, 흉막 마찰음 - 발열, 피로, 식은땀, 식욕부진 - 흉통, 혼동, 섬망 * 결막이나 목, 흉부 앞쪽, 구강점막의 점상출혈이 나타날 때 의심할 수 있고, 환자의 손바닥이나 발바닥에 붉은 반점(Janeway lesion), 손가락 발가락에 홍반성의 결절(Osler's node)이 나타날 수 있다.
청진소리	- 마찰음	- 심장잡음
공통 혈액검사	- 심장표지자(Cardiac marker), 감염 관련 검사(CRP, ESR,Culture 등)	
영상검사	- 심낭 삼출물 확인(Chest x-ray, 심장초음파)	- TEE or TTE: 심장 판막 및 내벽 병변 확인 * 심장초음파 검사에서 Vegetation(심장 판막이나 내벽에 부착된 혈전덩어리)이 발견되면 심내막염 진단의 강력한 증거가 된다. - CT, MRI
특이치료	- 심낭 삼출물이 많은 경우 심낭 천자술(Pericardiocentesis) 시행 * 심낭삼출액 증가시 심장을 압박하는 심장 압전 (Cardiac Tamponade)이 유발되어 생명에 위급한 상황이 초래될 수 있다.	- 심장 기능 지지, 합병증(심부전, 조직색전증) 예방을 우선 치료 - 심장 기능 저하가 심각한 경우 심장 이식 고려
공통치료	- 염증 완화: 스테로이드, 항염증제(NSAIDs), 항균제 - 증상 완화: 진통제, 해열제, 기침약 등	

Pericarditis & Endocarditis 입원 확인사항

현병력 (Present illness, P.I)	입원동기, 주호소(Chief complaint) Aantibiotics(항생제) 투약 유무 감염 관련 검사 or 영상 검사 처방 확인
과거력 (past history)	심장 질환력 확인(심장 판막 질환, 선천성 심장 질환 등) 감염 질환력 확인(홍역, 풍진, 결핵 등) 심장 관련 수술력 확인

간호 사정: 전신증상과 감염 증상

간호사정	간호사정 방법
체온 확인	- 열이 나는 것 같으세요? - 체온(Body temperature) 측정
증상 확인 (오한, 발한 등)	- 더우세요? - 몸이 떨리세요? (오한-chilling, Shivering 확인) - 땀이 많이 나세요? (발한-sweating 확인) - 목마르세요? (탈수-dehydration 확인)
동반 증상 확인	- 호흡곤란: 숨이 잘 쉬어지지 않나요? (호흡곤란의 정도, 빈도 등 확인) - 메스꺼움: 메스꺼움이나 구토는 있나요? - 식은땀 & 어지러움: 식은땀이 나나요? 어지러움은 있나요?

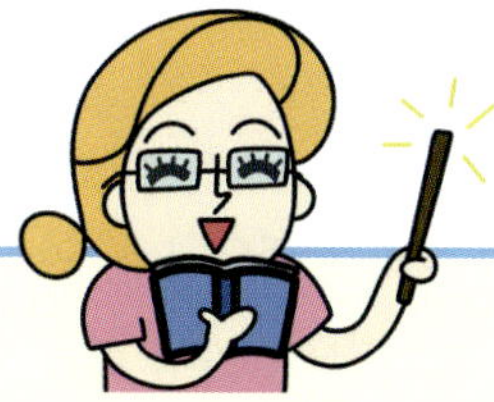

What is PCC?

심장 압전의 원인이 해결되기 전 환자의 활력징후에 문제가 생긴다면 심낭천자를 통해 삼출물을 배액하여 완화할 수 있다. 또는 진단을 목적으로 삼출물을 흡인하여 검사를 시행할 수도 있다.

심장초음파를 보면서 진행하기도 하고 혈관조영실에서 Fluoroscopy를 보며 진행하기도 한다. 응급 시에는 초음파나 투시장비 없이 진행할 수도 있다.

천자부위는 심장초음파를 보고 결정하며 보통 심와부 또는 심첨 부위를 바늘로 천자하고 카테터(catheter)를 삽입한다. 카테터 삽입 후 일정량을 주사기로 빼낸 후 배액주머니(bile bag)을 연결하여 자연배액한다. 삼출물은 세포검사(Cytology)를 포함한 검사를 진행한다.

시술 후 흉부 X-ray 사진을 통해 시술 결과를 확인하고(혈관조영실에서 시행한 경우는 제외) 일정 시간이 지난 후 심장초음파를 통해 삼출물 양을 재확인한다.

검사 & 시술

(1) PCC(Pericardiocentesis, 심낭천자)

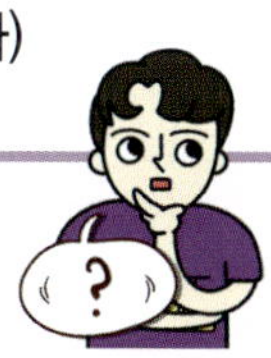

심장 압전(Cardiac tamponade)

심장막염(Pericaditis)로 인한 염증 부위에서 발생하는 삼출물은 심장막강 안으로 고이는데 경미한 삼출물은 특별한 조치 없이 자연스럽게 흡수되도록 둔다. 하지만 삼출물이 과다하면 물리적으로 폐와 기관지를, 심장을 압박하여 호흡곤란과 심박출량 저하를 유발한다. 심장이 눌리면서 심박출량 저하로 저혈압을 유발하고 산소화된 혈액이 제대로 순환하지 못해 호흡곤란을 악화시키는 악순환이 생기는데 이를 심장 압전이라 부른다. 심하면 침습적인 심낭천자(Pericardiocentesis, PCC)를 통해 삼출물을 물리적으로 제거해 완화할 수 있다.

PCC 전, 후 간호

- ✓ 시술 전 흉부 X-ray나 CT, 심장초음파 등을 통해 삼출물의 양과 위치를 평가한다.
- ✓ 시술 전 혈액검사를 통해 출혈위험성을 평가한다. 출혈경향이 높다면 시술 진행이 어려울 수 있다.
- ✓ 동의서 작성이 필요하다.
- ✓ 시술 후 호흡곤란의 완화, 혈압의 상승 등이 있는지 확인한다.
- ✓ 시술 중 심장의 물리적인 손상이 있을 수 있으므로 최소 1시간은 자주 활력징후를 측정하고 환자를 확인하는 것이 필요하다.
- ✓ 심장 압전의 증상이 계속되거나 심해진다면 재시술 또는 응급수술이 필요할 수 있으므로 주의 깊게 확인한다.
- ✓ 카테터 삽입부위 출혈, 감염증상을 확인한다.
- ✓ 카테터가 빠지지 않도록 교육하고 배액관과 배액주머니 관리 방법과 주의사항을 환자, 보호자에게 교육한다.

심장내과 공통 검사 & 시술

1 혈액검사

감염

심장내과 환자에서도 감염의 징후는 중요하다. Pericarditis나 Endocarditis와 같이 감염성 질환을 예측하고 치료 경과를 평가하는데 감염 관련 혈액검사는 반드시 필요하다. 그 외에도 CAG & PCI, EPS & RFCA와 같은 경피적 시술에서도 천자부위의 감염이 의심된다면 혈액검사가 유용한 정보를 제공해 줄 수 있다. 그 외에도 Permanent pacemaker(ICD, CRT 포함) 시술 절개부위나 VAD 환자, PCC 환자의 catheter 삽입부위 등 다양한 침습적 검사 및 시술에서 감염 예방과 평가는 필수적이다.

염증이나 감염 여부를 확인하는 검사

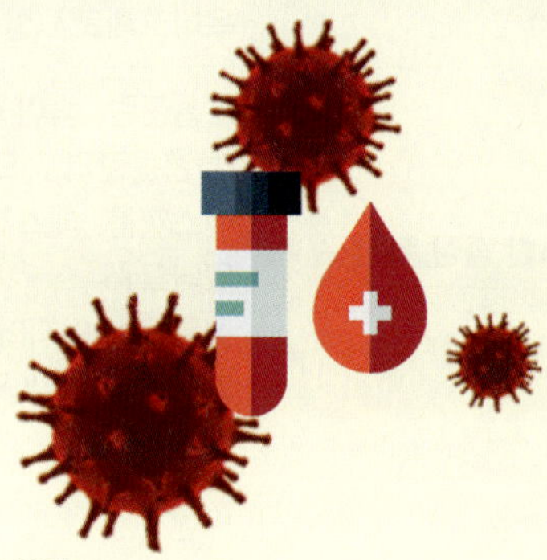

- **WBC(White Blood Cell, 백혈구)**
  백혈구는 감염에 대항하는 역할을 하며 면역 체계의 중요한 구성 요소다. 백혈구 수의 절대적인 상승은 체내에서 염증반응이 일어나고 있음을 시사한다.
- **CRP(C-reactive protein)**
  염증, 외상 상태일 때 이에 반응하여 간에서 생성되는 반응성 단백질이다. CRP 수치의 상승은 염증성 질환이나 외상, 악성종양, 면역질환 등을 시사한다. CRP의 정밀 측정수치 hs(high sensitivity)-CRP 또한 같은 임상적 의미를 가진다. 급성 염증을 빠르게 감지하는데 유용하다.
- **ESR(erythrocyte sedimentation rate)**
  염증반응이 일어나면 혈장단백질 중 글로불린(globulin)과 섬유소원(fibrinogen)이 많아지면서 적혈구의 침강속도가 증가한다. 따라서 ESR 수치의 상승은 염증성 질환이나 외상, 악성종양, 면역질환 등을 시사한다 CRP 검사만큼 민감하진 않으나 만성 염증을 감지하는데 유용하다.
- **Procalcitonin(PCT)**
  세균 감염 진단을 위한 중요한 검사 수치. 세균 감염에 걸리면 갑상선, 신장, 백혈구 등 다양한 조직에서 생성되어 혈액으로 방출된다. 바이러스나 염증성 질환에서도 PCT 수치는 증가할 수 있다.
- **ANC(Absolute Neutrophil count, 절대 호중구수)**
  전혈검사(CBC)에서 호중구의 백분율을 곱하여 계산한 수치. 호중구는 방어기전에서 탐식, 소화, 살균작용을 하는 가장 중요한 역할을 담당. 연령에 따라 정상수치의 범위가 달라질 수 있으나 정상수치보다 상승하면 염증, 감염을 시사한다. 감소한다면 면역력이 저하되었음을 의미하므로 감염 예방에 힘써야 한다.
- **배양 검사(Culture, Cx)**
  검체에서 병원균을 분리하고 증식시켜 염증이나 감염의 원인균과 항생제 감수성을 확인하는 검사. 결과 확인까지 시간이 다소 소요된다. 혈액(Blood), 소변(Urine), 객담(Sputum), 상처(Wound), 뇌척수액(CSF), 카테터 팁(Tip), 배액관(PCD, Drain) 등 종류가 다양하며, 기본적인 혈액, 소변, 객담 세 가지에 대한 배양검사를 수행하는 것을 Pan Cx라 한다.

* 그 외, 특정 바이러스나 박테리아에 대한 항체 검사를 수행할 수 있다.

심근표지자(Cardiac maker) = 심근효소(Cardiac enzyme)

심장 근육이 손상되었을 때 혈액으로 분비되는 물질. 특히 허혈성 심장질환의 평가에서 중요한 역할을 한다. 하지만 심근 허혈이 생긴 후 각각의 수치 값이 상승하는 시간대가 다르므로 조기에 발견한 심근경색이라면 심전도에 이상이 있어도 심근표지자는 상승하지 않을 수 있다. 따라서 단독으로 평가하기보다는 심전도, 환자의 증상, 활력징후 등 다양한 검사 결과와 함께 평가해야 한다.

심장 근육이 손상을 입었음을 나타내는 검사!

- **CK, CK-MB**

  CK는 근육 수축 시 에너지 대사에 관여하는 단백질. 전신 어느 근육이든 손상이 있다면 상승한다. 심장에는 CK-MB가 특히 많아 심근허혈 평가에서는 CK-MB가 중요하다. 하지만 CK-MB도 심장이 아닌 다른 골격근 손상에도 상승할 수 있다. 따라서 CK-MB는 항상 CK와 함께 검사하고 그 결과를 해석해야 한다. CK-MB/CK 비율이 2.5 ~ 3 이상이면 심근허혈을 의심해볼 수 있다. 심근경색 후 4~6시간에 상승하여 2~3일 후 저하.

- **Myoglobin**

  근육 안에 존재하는 단백질로 Hemoglobin에서 산소를 받아와 저장해두는 단백질. 골격근에도 존재하므로 엄밀히 말하면 심근표지자라 할 수 없으나, 심근경색 발생 후 2시간부터 상승하므로 초급성기 진단에 활용할 수 있다.

- **Troponin(Tn)**

  근육의 수축을 조절하는 단백질. 이 중 Troponin-T(TnT)와 Troponin-I(TnI)가 심근표지자로서 중요하다. 둘 다 심장에 특이적으로 신뢰성이 높지만 TnT는 골격근 손상에도 상승하는 경우가 있다. TnI는 다른 골격근 손상에 반응하지 않으므로 최근 더 선호되는 편. 심근경색 발생 후 3~4시간이면 상승, 7일째부터 저하.

- **BNP(Brain natriuretic peptide, 뇌나트륨이뇨펩티드)**

  심장에서 분비하는 호르몬으로 주로 심실에서 합성. 좌심실 확장기말압 또는 확장기말용량이 증가하거나 심박출률 저하로 상승하기 때문에 심부전 평가에 유용하다. 심근경색 환자에서는 예후를 예측하는 데 도움이 된다. proBNP에서 BNP와 NT-proBNP 두 물질이 분리되는데 모두 심부전의 진단 및 예후를 예측하는데 필수적이다. 하지만 연령, 기저질환, 약물 등에 의해 수치가 영향을 받으므로 단독으로 심부전을 평가하기에는 오류 발생 위험이 높다.

2 영상 및 기능검사

심전도(Electrocardiogram, ECG)

심전도는 심장근육세포의 활동전위로 발생한 전기신호가 심장조직을 흐르는 동안 우리 몸의 다양한 부위에서 생기는 전위 분포의 변화를 눈으로 볼 수 있도록 기록한 것. 흔히 우리가 심전도라 함은 피부에 부착하여 기록한 것만 생각하지만 식도, 심장 안과 같이 다양한 부위에서도 심전도를 기록할 수 있다. 일반적으로 우리가 생각하는 피부에서 측정하는 심전도는 표준 12유도 심전도를 가장 많이 사용하며 간단하고 비침습적이므로 유용하다.

심전도 검사는 부정맥과 심근경색을 평가하는데 유용하게 쓰이며 일반적인 12유도 심전도 뿐 아니라 홀터(Holter) 심전도, 이식형사건기록기(Inplantable loop recorder, ILR) 등 목적에 맞게 검사를 시행할 수 있다.

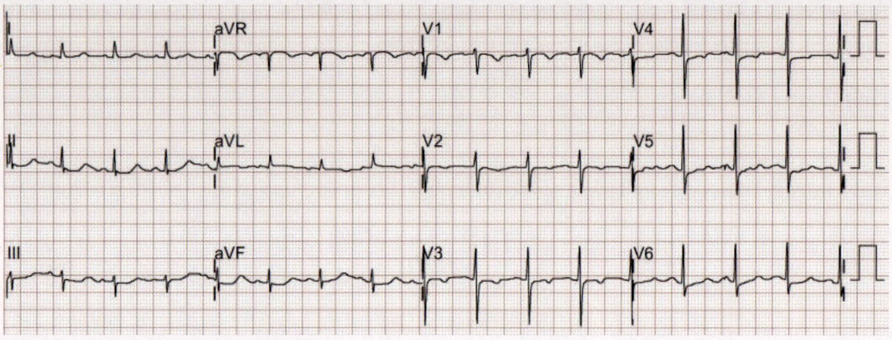

표준 12유도 심전도(12 Lead ECG)

✓ 검사 전, 후 특별한 준비는 필요하지 않다.
✓ 양 팔과 다리, 가슴에 전극을 부착하여 검사를 시행한다.
✓ 특별한 일이 없다면 5~10분 안에 검사는 끝난다.
✓ 누운 자세에서 시행하고 검사 중 말하거나 움직이지 않도록 한다.
✓ 가슴을 열고 전극을 부착해야 하므로 환자의 Privacy 보호를 위해 커튼을 치거나 검사실(또는 병실) 문을 닫는 등 주의를 요한다.

홀터(Holter) 검사

✓ 한 번의 심전도 검사로는 알기 어려운 부정맥, 심근 허혈 등 진단 목적으로 24~48시간 연속적으로 심전도를 기록하는 것.
✓ 장시간 전극을 부착해야 하므로 피부 각질이 있다면 제거하고 전극을 잘 고정해야 한다.
✓ 전극이 떨어질 만큼 과격한 활동은 피하되 부정맥을 발견해야 하므로 일상적인 생활은 그대로 진행하도록 설명한다.
✓ 시간대 별로 행동을 기록하게 하고 환자가 자각하는 증상이 있다면 시간, 상태(운동, 안정, 약물복용 등)를 기록하게 한다. 추후 기록한 심전도와 비교 평가하는데 사용.

이식형사건기록기(Implantable loop recorder, ILR)

✓ 발생 빈도가 낮고 지속시간이 짧은 부정맥, 심근허혈 등을 찾기 위해 홀터 검사보다 장시간 기록할 수 있는 장치.
✓ 뇌경색 환자에서 그 원인을 알 수 없을 때 부정맥(예 : 심방세동)을 발견하기 위해 삽입하기도 한다.
✓ 침습적인 처치로 흉골의 약간 왼쪽 부위 피부 아래 USB 메모리보다 작은 기계를 삽입한다.
✓ 국소마취로 진행하며 금식은 필요하지 않다. 조영제 사용 없이 X-ray로 삽입 전, 후 위치만 확인.
✓ 시술 후 시술 부위 감염 예방을 위해 목욕을 피하도록 하고 dressing 방법을 교육한다.
✓ 시술 부위 감염 증상이 있다면 즉시 병원을 내원하도록 교육한다.
✓ 부정맥과 같은 이벤트가 있다면 저절로 저장이 되며 환자가 증상을 자각하면 리모컨을 눌러 저장할 수 있다.
✓ 저장 횟수에 제한이 있으므로 주기적으로 외래 진료를 보며 기록을 확인해야 한다.
✓ 약 2년 정도 유지 후 제거한다. 그 전에 부정맥이 발견하면 제거한다.
✓ X-ray, CT, MRI 등 검사에 제한은 없으나 검사 결과에서 기계가 보이므로 미리 알리도록 한다.
✓ 공항검색대와 같이 보안시설 통과 시 기계 이식 환자 카드(기기 업체에서 제공)를 제출하여야 통과가 가능하다.

운동부하 심전도(Exercise electrocardiogram)

목적

- 협심증의 진단. 관상동맥 연축 유발로 변이형 협심증 진단. 심근경색 후 심근 허혈의 진단과 중증도 평가, 예후 예측, 중재 시술 필요성 확인. 운동유발 부정맥의 확인. 판막증 환자의 운동능력 평가 등.
- 운동부하 검사라고도 하며 트레드밀(런닝머신)으로 많이 시행하므로 트레드밀 테스트(Treadmill test, TMT)라고 부르기도 한다. 자전거로 검사하기도 한다.
- 일반적인 신체활동보다 강한 부하를 가하기 때문에 검사로 인한 심정지 상황을 예방하기 위해 금기사항과 중지해야 하는 상황을 파악해야 함.

금기

절대적 금기	상대적 금기
- 급성 심근경색 발생 초기나 불안정형 협심증 - 조절되지 않는 부정맥 - 고도의 대동맥판막 협착 - 급성 또는 중증의 심부전 - 급성 폐색전 - 급성 심근염이나 심막염 - 박리성 대동맥류 같은 중증의 혈관병변	- 좌심실 혈류의 주가 되는 관상동맥의 협착 - 중증도 판막증 - 고도의 전해질 이상 - 중증 고혈압 - 폐쇄성 비후성 심근증 - 고도의 방실차단 - 운동부하 검사가 불가능한 정신적, 신체적 장애

중지기준

- 강한 호흡곤란이나 피로, 중증도 이상의 통증, 환자의 중지 요청
- 휘청거림, 창백, 청색증, 운동실조 등
- SBP 250mmHg 또는 DBP 120mmHg 이상의 과도한 혈압 상승, SBP의 연속적인 하강
- 비정상적인 서맥, 연령별 예측 최대 심박수의 90% 이상 도달
- ST 분절 하강, ST 분절 상승, 심실빈맥, 계속되는 심실상성 빈맥이나 심방세동, 2도나 3도 방실차단, 기존에 없던 각차단
- 심전도 또는 혈압 모니터가 작동하지 않을 때

검사 간호

- 검사 전 특별한 준비는 필요하지 않으며 신체적, 정신적으로 검사가 가능한지 평가한다.
- 가슴과 양 팔, 다리에 전극을 부착하고 트레드밀에서 검사를 시작하며 순차적으로 속도와 경사도를 올리며 운동을 한다.
- 평균 검사시간은 20분 정도 소요.
- 중단 기준이 되는 상황을 미리 교육하고 증상을 자각하면 즉시 알리도록 한다.
- 최대 운동량까지 부하를 늘리며 심전도를 기록하고 운동 후 일정 시간 휴식을 취한 후 휴식 심전도까지 기록하여 비교한다.

흉부 X-ray

흉부 X-ray 검사는 단순하고 반복 촬영이 가능해 임상경과를 평가하는데 유용하다. 다른 검사(CT, MRI, 심초음파 등) 전 기본정보를 파악하는데 도움을 줄 수도 있다. 정면과 측면 X-ray 모두 유용하다.

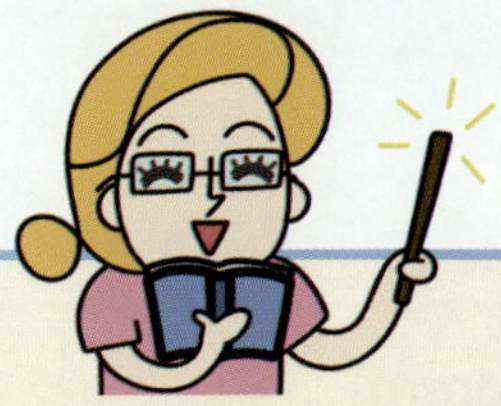

흉부 X-ray로 확인할 수 있는 심혈관계 정보

- 심장과 흉곽의 비율을 통해 울혈성 심부전, 심막염의 치료 효과를 평가.
- 심장 음영의 크기를 통해 심실 확장, 심근 비대, 심낭액 고임, 심장 종양 등을 예측.
- 심장과 흉곽 비에서 심장이 작다면 폐기종이나 만성 소모성 질환을 의심.
- 울혈성 심부전에 의해 폐 울혈이 있다면 폐 혈관 음영이 증강.
- 혈관, 판막, 심막, 심장 종양 등으로 석회화가 진행된 부위는 하얗게 보인다.

관상동맥 CT(Coronary CT angiography)

허혈성 심장질환 환자나 소아의 가와사키 병에 의한 관상동맥 병변 등 비교적 덜 침습적인 방법으로 관상동맥의 정보를 얻고자 할 때 시행한다. 반드시 조영제를 사용하는 검사이며 3D 영상까지 얻을 수 있다. 높은 음성 적중률을 보여 흉통을 호소하는 환자 중 관상동맥 질환 유무를 감별하는데 중요한 역할을 한다.

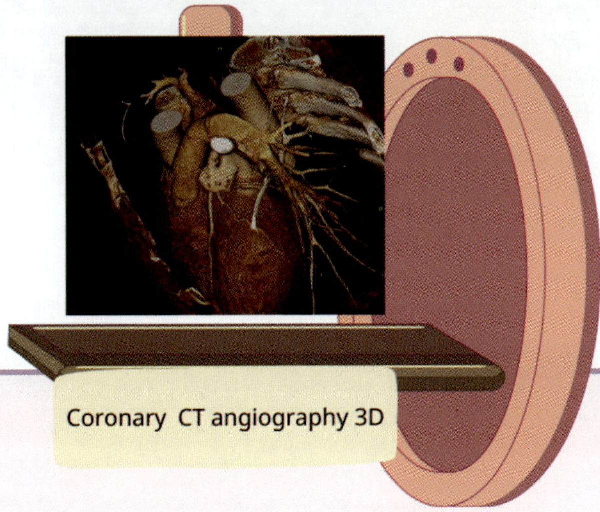

Coronary CT angiography 3D

관상동맥 CT 검사 전 체크사항

- ✓ X-ray와는 다른 별도의 검사이므로 환자가 필요성을 이해하도록 설명이 필요하다.
- ✓ 조영제 사용 시 요오드나 조개류 알러지가 있는지 또는 이전에 조영제 부작용을 경험한 적이 있는지 확인해야 한다. 만약 있다면 Notify 후 항히스타민제나 스테로이드와 같은 전 처치 약물을 처방받아 투약한다.
- ✓ 조영제 사용을 위해 최소 4~6시간 금식을 유지하고 정맥주입로 확보를 한다.
- ✓ 환자의 신장 기능을 확인하고 Acetylcysteine과 같은 전 처치 처방받아 투여할 수 있으며 검사 후 수분 섭취와 소변 배출을 격려해야 한다.
- ✓ 심방세동과 같은 부정맥이 있다면 정확한 영상 정보를 얻을 수 없다.
- ✓ 심박동수가 높다면(예: 70회 이상) 미리 베타차단제를 경구 또는 정맥 투약하여 심박동수를 낮춘 후 검사를 시행할 수 있다.
- ✓ 검사 중 움직여서는 안 되며 밀실에 있는 듯한 공포감을 느낄 수 있다고 설명해준다. 폐쇄공포증 환자는 sedation이 필요할 수 있다.

심장 MRI

MRI(Magnetic resonance imaging, 자기공명영상)는 강력한 자기장 속에 환자를 위치한 후 수소원자핵만을 공명시키는 고주파를 순산적으로 보냈다가 중단하여 수소원자핵에서 나오는 신호를 영상으로 구현하는 검사다.

고해상도의 영상을 얻을 수 있다. 객관적인 심근의 중량, 심벽의 두께, 심장을 통과하는 혈류의 유속, 심근경색과 심근증, 심근염 등 파악에 유리하다. 다른 검사에서 확인할 수 없는 심장근육의 자세한 정보를 얻는 데 유용하다.

심장 MRI 전 체크사항

✓ 검사 중간 심전도를 확인하고 호흡을 참아야 하는 순간도 많다. 검사 시간도 50분 정도로 길기 때문에 환자에게 미리 이를 설명하고 협조하도록 교육한다.

✓ 자기장 때문에 금속성분을 가지고 검사실로 들어갈 수 없기 때문에 생명유지 의료기기의 도움을 받고 있는 컨디션 악화 환자라면 검사가 불가능할 수 있다.

✓ 조영제 사용 시 요오드나 조개류 알러지가 있는지 또는 이전에 조영제 부작용을 경험한 적이 있는지 확인해야 한다. 만약 있다면 Notify 후 항히스타민제나 스테로이드와 같은 전 처치 약물을 처방받아 투약한다.

✓ 조영제 사용을 위해 최소 4~6시간 금식을 유지하고 정맥주입로 확보를 한다.

✓ 환자의 신장 기능을 확인하고 Acetylcysteine과 같은 전 처치 처방받아 투여할 수 있으며 검사 후 수분 섭취와 소변 배출을 격려해야 한다.

✓ 강한 자기장 때문에 금속성 장신구는 전부 제거해야 하며 보청기나 의치도 제거한다.

✓ 인공 심장박동기 이식 환자는 심장내과 협진을 통해 촬영이 가능한 모델인지 확인하고 필요시 인공심박기 설정변경을 통해 안전하게 촬영한다.

✓ 검사 중 움직여서는 안 되며 밀실에 있는 듯한 공포감을 느낄 수 있다고 설명해준다. 폐쇄공포증 환자는 sedation이 필요할 수 있다.

심장초음파

초음파 검사는 Probe(탐촉자)를 검사부위 피부에 밀착시켜 초음파를 보내고 되돌아오는 초음파를 영상화하는 검사다. 심장 초음파는 가슴 부위 피부에 초음파 probe를 대고 검사하는 경흉부 심장초음파(Transthoracic echocardiography, TTE)와 식도에 초음파 probe가 달려있는 내시경을 삽입하여 검사하는 경식도 심장초음파(Transesophageal echocardiography, TEE)가 있다. 그 외에 운동이나 약물로 심장에 스트레스를 준 상태에서 시행하는 부하 심장초음파 검사도 있다.

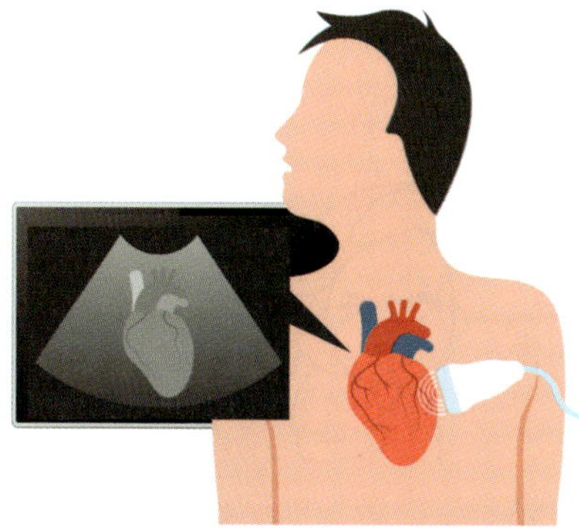

심장초음파를 통해 심장의 크기, 모양, 판막의 움직임, 혈류의 흐름과 역류, 심벽의 움직임, 좌심실구혈률(Ejection fraction) 등 다양한 정보를 알 수 있다. 판막질환, 허혈성 심질환, 심부전, 선천성 심질환, 심낭 삼출, 종양, 혈전 등의 질환에서 진단 및 치료 평가에 유용하다.

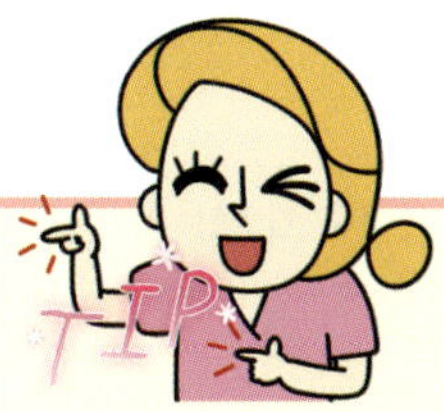

경흉부 심장초음파(Transthoracic echocardiography, TTE)

심장을 피부에서 볼 수 있는 부위에 probe를 대고 검사를 시행. 흉골의 좌연, 심첨부, 흉골의 위 오목, 심와부에서 초음파 영상을 확인한다. 각각의 단면에서 정확한 정보를 얻기 위해 좌위, 앙와위, 좌측위 등의 자세를 취하는 것이 좋다.

- 금식이나 약물 투여 같은 특별한 전 처치 없이 가능하다.
- 초음파 검사 시 바로 눕거나 왼쪽으로 돌아 눕는 자세, 앉은 자세 등 다양한 자세에서 검사를 진행하므로 환자에게 미리 설명하고 협조하도록 한다.
- 검사 시 움직이면 검사 결과가 왜곡될 수 있으므로 주의하도록 설명한다.
- 수용성 젤을 사용하는데 이로 인해 차갑고 불편감 있을 수 있음을 설명한다.
- 검사 시 probe로 누르면서 불편감, 통증이 있을 수 있음을 설명한다.
- 검사 후 젤을 잘 닦아준다.

경식도 심장초음파(Transesophageal echocardiography, TEE)

내시경 끝에 초음파 probe가 달려 있고 이것을 식도로 삽입하여 심장의 뒤쪽에서 초음파 검사를 시행한다. 경흉부 심장초음파에서 잘 보이지 않는 부위의 초음파 영상을 확인할 수 있다. 심내막염, 선천성 심장병, 심장 내 혈전, 종양, 판막질환 평가에서 유용하다. 특히 흉벽의 구조물에 영향을 받지 않으면서 상행대동맥의 상부를 제외한 흉부대동맥을 비교적 정확하게 평가할 수 있다. 내시경과 마찬가지로 구강에 국소마취를 하고 필요시 의식하진정(Conscious sedation)을 시행할 수 있다.

- 검사 전 최소 8시간 이상 금식 필요(물도 안됨).
- 상부위장관계 질환, 출혈 환자는 검사 금기임으로 사전에 확인한다.
- 위, 식도 질환을 앓고 있거나 치료 병력이 있다면 검사가 어려울 수 있으니 환자, 보호자에게 확인한다.
- 식도정맥류가 있거나 출혈경향이 높은 환자는 검사 금기임으로 확인한다.
- 마우스피스를 착용하고 검사를 진행하므로 틀니는 제거하고 흔들리는 치아가 있는지 확인한다. 필요시 검사를 미루고 치과 진료를 보도록 한다.
- 의식하진정이 필요하다면 반드시 보호자 동반하도록 하며 검사 후 운전, 강도 높은 운동은 금하도록 설명한다.
- 검사 중 코로 숨을 쉬로 침은 삼키지 말고 나오는 대로 흘리도록 설명한다.
- 검사 후 구강 마취가 풀리면 식사가 가능하다(최소 2시간).

부하 심장초음파(Stress echocardiography)

운동 또는 약물 부하를 통해 유발된 심근 허혈을 심장초음파를 통해 확인하는 검사. 허혈성 심장질환의 진단에 유용하다. 운동부하 심장초음파는 보통 자전거를 타면서 경흉부 심장초음파를 진행하는 방식이다. 운동부하 검사 금기 환자나 관절, 체력 문제 등으로 목표치까지 운동을 진행하지 못하는 환자는 약물부하 심장초음파를 시행한다.

약물부하 심장초음파는 약물을 정맥주입하여 심장을 부하 상태로 만들어 경흉부 심장초음파 검사를 진행하는 방식이다. 약물은 주로 도부타민, 아데노신, 에르고노빈을 사용한다.

심근 허혈이 발생하였을 때 심전도의 변화보다 심장근육 수축의 변화가 먼저 나타나므로 운동 부하검사 심전도에 비해 높은 특이도와 민감도를 보인다.

* Dobutamine(도부타민)

강심제로 심장의 수축력과 심박동수 상승을 유발하여 심장을 부하 상태로 만든다. 부하 상태에서 심근의 움직임을 초음파로 확인할 수 있다. 심한 대동맥판막 협착증(Severe AS) 환자에서 Anatomically severe AS와 Function severe AS 구분에 이용.

* Ergonovine(에르고노빈)

혈관수축제로 관상동맥 연축을 유발하여 심장에 부하를 주는 방법으로 심벽의 움직임을 초음파로 관찰. 흉통 환자의 변이형 협심증 진단에 쓰인다.

* Adenosine(아데노신)

심박동수의 감소와 관상동맥의 확장으로 심장 부하를 유발한다. 허혈이 있는 부위는 심장 근육의 수축력이 저하되어 운동이 약하거나 운동하지 못하는 모습을 초음파로 관찰할 수 있다.

- 협심증이 의심되거나 심근경색 과거력이 있는 환자에게서 시행.
- 인위적인 심장 부하를 유발하는 검사로 검사 중 발생할 수 있는 위험성에 대해 반드시 설명하고 동의서를 받아야 한다.
- 약물 투여를 위한 정맥주입로 확보가 필요하다.

Myocardial SPECT(Single photon emission computed tomography)
= 심근 단일광자전산화단층촬영

환자의 체내에 방사성 동위원소를 투여하고 심근에서 방출되는 감마선을 촬영하는 핵의학검사 기법. 구체적으로 심근을 관찰하여 허혈성 심장질환 평가에 유용하다. 심장 근육의 병소 부위를 확인할 수 있고 재관류 요법 후 치료 효과의 평가, 허혈성 심장질환의 예후 등을 예측할 수 있다. 심전도 함께 이용하면 확장기와 수축기의 영상을 분리하여 좌심실의 용적, 박출률(EF), 벽의 운동능력과 같은 구체적인 정보도 얻을 수 있다.

적응증

- 흉통을 호소하는 환자의 허혈성 심장질환 감별
- 오래된 경색과 새로 생긴 경색의 구별이 필요할 때
- 심전도 상 각차단이 있는 환자
- 관상동맥 우회수술(CABG) 전, 후 환자의 평가
- 심근증 환자의 심실 기능 평가

금기

- 협조가 어려운 환자
- 임산부
- 급성심근경색 환자
- 불안정형 협심증 환자에서 급성심근경색 위험이 뚜렷한 환자
- 천식 환자
- 심한 저혈압 환자
- 고도의 방실차단 환자

검사방법: 휴식촬영 먼저 진행 후 3시간 뒤 부하촬영을 한다.

휴식촬영(Rest SPECT)
- 방사선 동위원소 주사.
- 주사 30분 후 지방식 섭취.
- 주사 60분 후 촬영 시작.

부하촬영(Stress SPECT)
- 운동 또는 약제를 통한 부하 시작.
- 부하 30~40분 후 지방식 섭취.
- 부하 60분 후 촬영 시작.

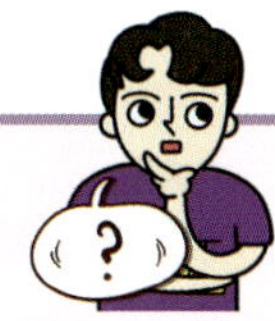

우유나 치즈 같은 지방식을 준비하라는데?

방사선 약품은 심근 관류에 비례하여 심근에 섭취된 후 심근세포의 미토콘드리아에 결합한다. 하지만 심근 외에 간세포에도 섭취되어 간, 담도계를 통해 장으로 배설되기도 한다. 이때 간에서 방출되는 방사성은 심근 SPECT 검사 결과에 영향을 줄 수 있다. 따라서 간, 담도계 배설을 촉진시키기 위해 지방식을 섭취하도록 하는 것이다.

심근 SPECT 체크 사항

- ✓ 검사 전 동의서 필요.
- ✓ 정맥주입로 확보.
- ✓ 검사 전일 저녁부터 금식.
- ✓ 카페인은 심박동수를 증가시켜 검사 결과에 영향을 줄 수 있으므로 검사 2일 전부터 섭취를 금하도록 교육한다.(예 : 커피, 콜라, 초콜릿, 녹차, 홍차, 바나나 등)
- ✓ 흡연은 관상동맥 연축을 유발해 검사 결과에 영향을 줄 수 있으므로 검사 1일 전부터 금연하도록 한다.
- ✓ Theophyline(기관지확장제), 베타차단제, Nitrate(질산염) 제제는 검사 결과에 영향을 미치므로 의사와 상의하여 미리 복용을 중단하도록 한다.
- ✓ 방사선 동위원소 주사 후 일정 시간(약제에 따라 다름. 약 3~4시간)이 지난 후 촬영이 있음을 미리 설명한다.
- ✓ 검사 후 방사선 동위원소 배출을 위해 수분 섭취를 격려한다.

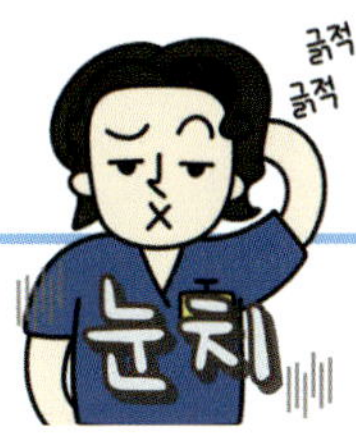

"MRI, CT, PET-CT… 검사 처방이 동시에 터져버리면 머리 아파요…"

MRI 검사와 핵의학과 검사(심근 SPECT, PET-CT 등) order가 같이 있는 경우.
→ MRI 검사를 먼저 시행한다. 만약 핵의학과 검사를 먼저 시행하였다면 MRI 검사는 같은 날 시행 불가능. 최소 다음 날 이후로 연기해야 한다.

MRI 검사와 CT 검사가 같이 있을 경우.
→ MRI 검사가 조영제를 사용하는 검사라면 CT보다 먼저 시행하야 한다. 조영제를 사용하지 않는다면 순서는 관계없이 검사 가능하다.

* 환자에게 하루 투여될 수 있는 조영제 양은 의료기관마다 다르게 설정하고 있다. 따라서 조영제를 사용해야 되는 검사들이 동시에 처방된다면 영상의학과에 문의하여 검사 가능 유무를 살펴야 한다!

심장내과 투약

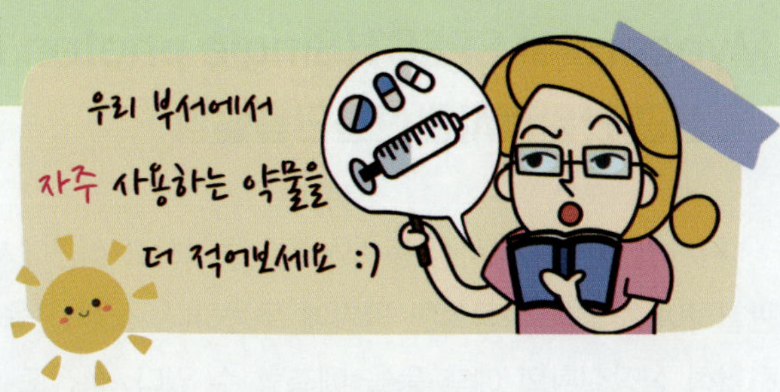
우리 부서에서
자주 사용하는 약물을
더 적어보세요 :)

1 Fluid(수액)

심장내과 환자에서 수액의 종류는 정해져 있는 것은 없다. 환자의 혈액검사 결과에 따라 적용한다.

0.9%NaCl (Normal Saline)	탈수, 전해질 불균형 교정. 고나트륨혈증 시 체액량 과부하를 일으킬 수 있으므로 제한.
5%DW (dextrose water)	에너지 공급, 탈수 교정. 포도당 주입으로 고혈당 환자에게 제한되며, 인슐린 분비 활성화로 저칼륨혈증 환자에게 제한.
0.45%NaCl (Half Saline)	저나트륨혈증 교정

심장 질환으로 순환의 가진 환자에서 많은 수액은 오히려 독이다. 꼭 필요한 수액만을 투여하는 것이 중요하다. 특히 심부전 환자는 수액 투여 최소화!

특히 전해질 불균형으로 인한 심장 부정맥 또는 이뇨제 사용으로 인한 전해질 불균형 환자는 혈액검사 결과에 따라 전해질 성분이 보충되어 있는 수액으로 교체하거나 직접 보충액을 mix하여 수액요법을 적용할 수 있다.

칼륨(K, potassium)	나트륨(Na, sodium)
- potassium chloride inj - NaK inj(Na 0.9g + K 1.5g) - K-contin tab	- Sodium chloride inj - 3% saline 수액

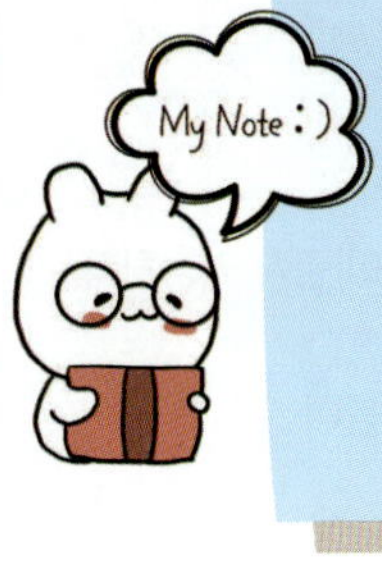
My Note :)

2 Antibiotics(항생제)

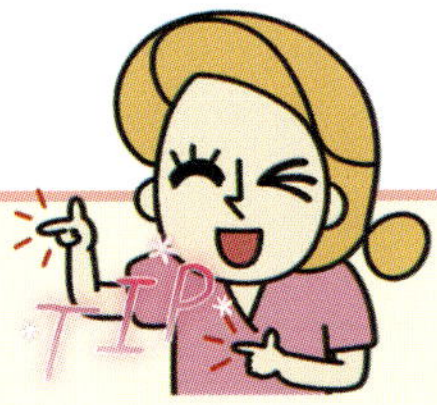

심장내과 감염 환자 항생제 관련 Flow

* 입원 시에는 보통 IV 투여
* 원인균을 알기 전까지 예방적, 경험적 항생제 사용.
* 상태 악화 시 Antibiotic Escalation(단계적 확대) 시행
* Culture(배양검사) 결과에 따라 적합한 항생제 변경
* Lab(혈액검사) & Culture 결과와 상태에 따라 항생제 단계적 조절 및 PO(경구약) 변경

"Anti Escalation하자" 라는 말은 더 강력한 항생제로 단계적 변경을 의미한다. 초기 투여된 항생제가 효과가 없을 때, 환자 상태가 악화될 때, 새로운 병원체가 발견될 때 자주 사용한다.

심장막염(Pericarditis)

- 통증과 염증 감소를 위해 NSAIDs 투약.
- NSAIDs에 반응이 없거나 악화된다면 스테로이드제제 투여.
- 혈액배양검사, 심낭막에 고인 삼출물 검사를 결과를 토대로 감염내과 협진 후 적절한 항생제, 항바이러스제 등 투약.
- 필요시 PCC catheter를 통해 심장막강에 직접적인 항생제 투여.

심내막염(Endocarditis)

- 통증과 염증 감소를 위해 NSAIDs 투약.
- NSAIDs에 반응이 없거나 악화된다면 스테로이드제제 투여.
- 혈액배양검사를 통해 원인균을 파악하고 감염내과 협진을 통한 적절한 항생제 사용이 필요.
- 심장초음파(TTE & TEE) 검사는 염증 부위, 침윤정도, 중증도 파악에 큰 도움이 될 수 있다.

3 항응고제

항응고제는 혈액의 응고 능력 감소를 통해 혈전을 예방하기 위한 목적으로 투약.

헤파린(Heparin)

- 동물의 조직에서 추출. 혈전 예방을 위한 주사제
- 트롬빈(Thrombin)과 피브린(Fibrin) 생성을 억제하여 새로운 혈전 생성을 막음.
- 응고인자 합성에 영향을 주는 것이 아니므로 이미 생긴 혈전을 용해할 수는 없다.
- aPTT 수치로 확인한다.
- 길항제는 프로타민(Protamine sulfate)

와파린(Wafarin)

- Coumadin. 경구용 항응고제.
- 프로트롬빈(Prothrombin)과 비타민-K 의존성 응고인자를 합성하는 간의 능력을 방해.
- 혈류에 이미 존재하는 응고인자의 응고는 막을 수 없어 복용 후 약물의 효과를 보이기까지 시간이 걸린다.
- 길항제는 비타민-K

항혈소판제(Antiplatelet drugs)

- 동맥경화 환자의 동맥혈전색전증(Trombo-embolism)을 예방하는데 효과적이다.
- 허혈성 심장질환, 뇌졸중 등
- 혈소판 활동을 방해하여 혈전 형성 억제.
- aspirin, clopidogrel(Plavix), ticagrelor(Brilinta), ticlopidine 등

혈소판응집억제(Abciximab)

- 혈소판 표변에 있는 당단백질 수용체에 결합하여 혈소판 응집을 억제.
- 경피적 관상동맥 중재술 중 혈전성 병변이 있을 때 관상동맥으로 직접 주사.

경구용 항응고제(NOAC)

- Dabigatran(프라닥사)
- Rivaroxaban(자렐토)
- Apixaban(엘리퀴스)
- Edoxaban(릭시아나)
  → 혈액응고인자를 억제하여 혈전 생성을 예방

4 항부정맥제

항부정맥제는 빈맥성 부정맥 환자의 리듬과 박동수를 정상으로 돌리기 위한 약제. 항부정맥제의 투약은 다른 부정맥을 악화시키거나 유발할 위험성이 있음. 투약으로 얻는 이득이 위험성보다 커야 함.

Class I 항부정맥제(Na+ 채널 억제제)	
Class I A	- 박동조율세포(Pacemaker cells)에 대한 자율신경 작용을 방해하여 부정맥을 치료. - 심실빈맥, 심방세동, 심방조동, 발작성 심실상성 빈맥에서 사용. - disopyramide, procainamide, quinidine sulfate, quinidine gluconate - 천식 환자 사용 주의.
Class I B	- 푸르킨예(purkinje) 섬유와 심실근육세포에 영향. 탈분극 단계에서 나트륨 이온이 급속히 유입되는 것을 차단하여 부정맥 발생 위험을 감소. - 심실성 부정맥(심실빈맥, 심실세동)에서만 사용. - lidocaine, mexiletine - 저혈압, 서맥 발생에 주의.
Class I C	- 나트륨 이온의 세포내 유입을 감소, 심장의 전도 체계에서 전도 속도를 낮춤. - 치료에 반응하지 않는 중증의 심실성 부정맥에서 사용. - 심실빈맥, 심실세동, 심실상성 빈맥에서 사용. - flecainide, propafen-one - 투여 전 전해질 불균형 조절이 필요.

Class II 항부정맥제(Beta-adrenergic antagonists, Beta-adrenergic blockers)

- 심장의 전도 시스템에서 베타 아드레날린 수용체를 차단. 동방결절의 자발적인 자극 속도를 낮추고 방실결절의 자극 수용과 전도 능력을 낮춤.
- 심장의 수축 강도를 낮춰 심근의 산소 요구도 또한 낮추는 효과가 있다.
- 심방세동, 심방조동, 발작성 심실상성 빈맥, 심실빈맥에서 사용.
- acebutolol, esmolol, propranolol
- 저혈압에 주의.
- 약을 갑자기 중단하면 협심증이 악화되거나 급성심근경색이 발생할 수 있음.

Class III 항부정맥제

- 정확한 기전은 알려져 있지 않으나 일방향 차단을 양방향 차단으로 전환하여 부정맥을 억제한다고 추측. 탈분극에는 거의 영향을 미치지 않는다.
- 다른 부정맥제 투약에 효과가 없는 생명에 위협을 미치는 부정맥에서 사용.
- amiodarone(Cordarone)이 가장 많이 사용.
- 디곡신 복용 환자의 디곡신 독성을 악화시킬 수 있음.
- 갑상선, 폐 독성 증상 확인(갑상선 수치 이상, 호흡곤란, 마른기침, 늑막성 흉통 등)

Class IV 항부정맥제(Calcium channel blockers)

- 칼슘 채널 차단제로 전도를 늦춰 부정맥을 치료하는데 이용.
- 심실상성 부정맥에 사용.
- verapamil(Isoptin), diltiazem(Herben)
- 서맥과 저혈압에 주의. 첫 복용 또는 용량 증가 시 활력징후 모니터링은 필수.

기타 항부정맥제(아데노신, Adenosine)

- SA node의 pacemaker cells의 활동을 억제하여 심박동수를 줄이고 방실결절의 전도 능력을 저하시킨다.
- 발작성 심실상성 부정맥에서 사용.
- 투여 중 활력징후 모니터링 필요.
- 반감기가 매우 짧다(10초 이내).

5 항협심증제

심근의 허혈로 생기는 통증을 완화하기 위해 심장의 산소요구량을 줄이거나 산소공급량을 늘려주는 역할.

질산염(Nitrates)

- 정맥의 평활근을 이완시켜 전부하를 줄여 심장의 산소요구량을 감소.
- 관상동맥을 확장시켜 심장 근육에 산소공급이 원활해짐.
- 세동맥 확장을 통해 후부하를 감소시켜 심장의 산소요구량을 감소.
- nitroglycerin, isosorbide dinitrate, isosorbide mononitrate
- 저혈압에 주의(특히 발기부전 치료제 복용 환자는 저혈압 위험이 높으므로 투여 금지).

베타 교감신경 차단제(Beta-adrenergic blockers)

- 혈압을 낮추고 아드레날린 수용체 부위를 차단해 심장박동수와 심장의 수축력을 낮춰 산소요구량을 줄임.
- atenolol, carvedilol, metoprolol, propranolol
- 저혈압, 호흡부전 주의

칼슘 채널 차단제(Calcium channel blockers)

- 다른 약물에 반응하지 않는 협심증에서 사용.
- 칼슘 이온의 통과를 막아 관상동맥과 말초동맥을 이완하여 심장의 산소요구량 감소.
- 동방결절과 방실결절의 전도를 느리게 해 심박동수를 낮춰 산소요구량 감소.
- amlodipine, diltiazem, nifedipine, verapamil
- 서맥과 저혈압에 주의. 첫 복용 또는 용량 증가 시 활력징후 모니터링은 필수.

6 항고혈압제

고혈압 치료는 일차적으로 베타 교감신경 차단제와 이뇨제를 사용한다. 만약 효과가 없다면 아래 약제를 사용해 치료한다.

교감신경 차단제(Sympatholytic drugs)

- 교감신경을 억제하거나 차단. 말초혈관을 확장하거나 심박출량을 감소시켜 혈압을 낮춘다.
- 중추 작용 교감신경 차단제 : donidine, guanabenz, guanfacine, methyldopa
- 알파 차단제 : doxazosin, phentolamine, prazosin & terazosin
- 알파 베타 혼합차단제 : labetalol
- 노르에피네프린 억제제 : guanadrel
- 저혈압, 현훈(빙빙 도는 느낌의 어지러움, Vertigo), 부정맥 등 부작용 주의.
- 투여 전, 후 혈압과 맥박 측정 필요.

혈관확장제(Vasodilating drugs)

- 직접적으로 혈관을 확장시켜 혈압을 감소시킨다.
- 중증도 이상의 고혈압 치료를 위해 다른 약제와 병용투여 한다.
- hydralazine, minoxidil, nitroprusside
- 투여 전, 후 혈압과 맥박을 확인한다.

안지오텐신 전환효소 억제제(Angiotensin-converting enzyme inhibitors, ACE inhibitors)

- 레닌 안지오텐신 시스템을 방해하여 혈압을 감소시키는 약제.
- 안지오텐신 I이 안지오텐신 II로 전환되는 것을 막아 세동맥 확장과 말초혈관 저항 감소.
- 알도스테론 분비를 줄여 나트륨과 수분 배설 촉진을 통해 혈압 감소.
- benazepril, captopril, enalapril, lisinopril, quinapril, ramipril
- 저혈압, 신장기능 부전에 주의한다.

안지오텐신 II 수용체 차단제(Angiotensin II receptor blockers, ARBs)

- 안지오텐신 II 수용체 부위에 부착하여 안지오텐신 II의 작용을 억제한다.
- 혈관 확장을 통한 혈압 감소.
- candesartan, irbesartan, losartan, olmesartan, valsartan
- 저혈압, 신장기능 부전에 주의한다.

7 고지혈증 치료제

혈중 지질은 콜레스테롤, 중성지방(Triglycerides), 인지질(phospholipids)가 있다. 고지혈증 치료제는 높은 혈중 지질 농도를 정상범위로 낮추는 약물.

담즙제거 수지(Bile-sequestering drug)

- 저밀도 지단백(LDL)을 낮추기 위한 약물.
- 담즙산과 결합하여 불용성 화합물을 형성하고 대변으로 배설되도록 하여 간에서 부족한 답즙산을 더 만들도록 유도. 담즙산을 만들기 위해 콜레스테롤을 소모하여 혈중농도를 낮춤.
- cholestyramine, colesevelam, colestipol hydrochloride
- 식전에 물과 함께 복용하도록 한다.
- 다른 약물은 시간 간격을 두고 복용하도록 한다(복용 1시간 전 또는 복용 3~4시간 후)
- 변비, 오심, 속 쓰림 등 소화기계 부작용이 있을 수 있다.

피브린산 유도체(Fibric acid derivatives)

- 정확한 약리작용은 알 수 없으나 콜레스테롤 생성을 감소하고 배설을 증가시키며 중성지방 합성을 감소시킨다.
- fenofibrate, gemfibrozil
- 식사와 함께 복용하도록 한다.
- 오심, 구토, 설사, 복통 등의 부작용.

HMG-CoA 환원효소 억제제(HMG-CoA reductase inhibitors)

- 콜레스테롤의 생성 과정에서 HMG-CoA를 mevalonate로 전환시키는 효소를 억제. 즉, 콜레스테롤 합성을 방해하여 지질 수치를 낮춤.
- 흔히 스타틴(statin)이라 부르는 약물.
- atorvastatin(Lipitor), fluvastatin, lovastatin, pravastatin, simvastatin, rosuvastatin(Crestor)
- 간독성이 있을 수 있으므로 주기적인 간수치 검사가 필요.
- 식사와 상관 없이 투약 가능. 매일 같은 시간에 투약하도록 교육.

콜레스테롤 흡수 억제제(Cholesterol absorption inhibitors)

- 소장에서 콜레스테롤 흡수를 억제하여 혈중 콜레스테롤 농도를 감소.
- Ezetimibe(Zetia)
- 스타틴(HMG-CoA 환원효소 억제제)를 복용 중인 환자라면 두 약물을 함께 복용하도록 교육한다(효과 증대).

8

심부전 치료제

심장 근육의 수축력을 증가시키는 효과로 심부전 치료에 사용하는 약물.

강심제(Cardiac glycosides)

- 심장의 수축력을 증가시키는 반면 심박동수는 낮춘다.
- digoxin
- 심실상성 부정맥, 심부전 환자에서 사용.
- 투여 전 1분 동안의 심박동수 확인. 투여 후 1분 동안 심박동수 재 확인(60회 미만이라면 notify 필요).
- 디곡신 독성(오심, 복통 두통, 과민, 우울, 불안, 불면증, 시력장애, 부정맥)에 주의.

PDE 차단제(Phosphodiesterase inhibitors)

- 칼슘 이온을 심장세포로 이동하거나 저장량을 늘리는데 도움을 주어 심박출량 향상.
- 혈관 평활근을 이완시켜 후부하(말초 저항)와 전부하(심장으로 회기하는 혈액량)을 감소시켜 심부전 완화.
- inamrinone, milrinone
- 디곡신과 이뇨제, 혈관확장제에 반응이 없는 심부전 환자의 단기치료 또는 심장이식을 기다리는 환자의 장기치료의 목적으로 사용.
- 저칼륨혈증을 유발할 수 있어 약물 복용 동안 칼륨 수치를 확인하고 정상 농도 유지 필요.
- 심근경색 환자는 투여 금기.

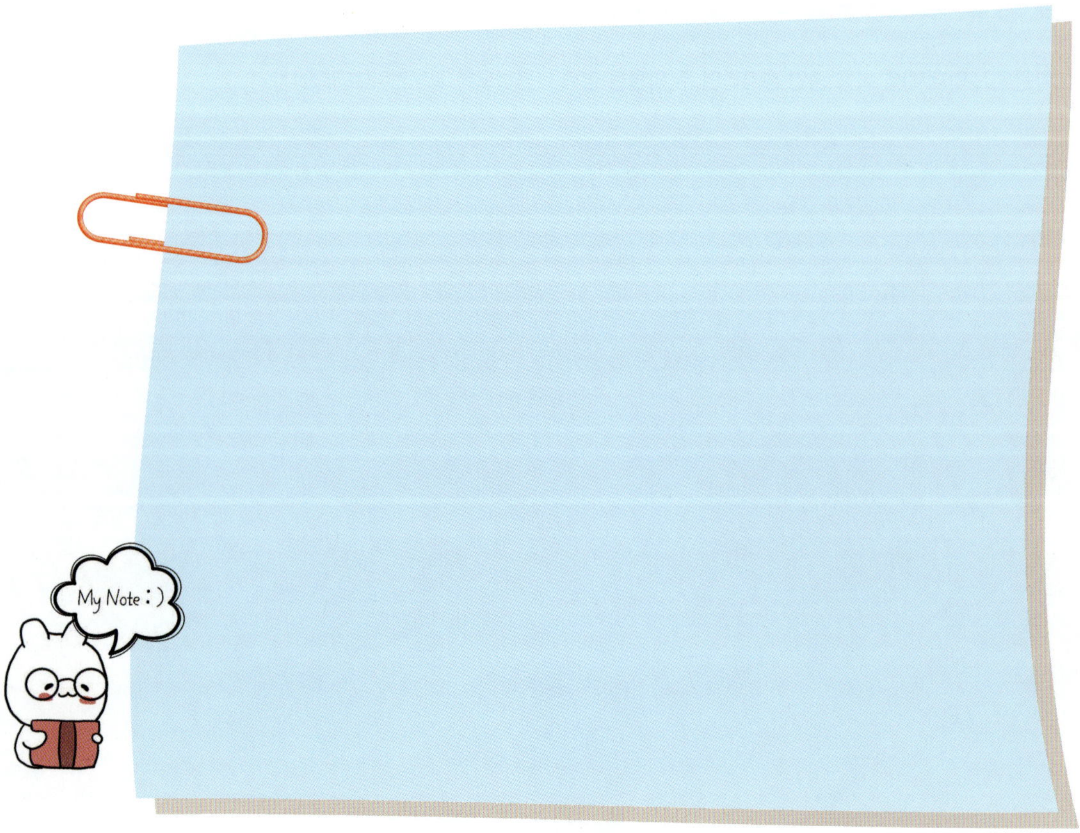

*

심장내과 주요 진단 및 시술, 간호 정리

STEMI

<table>
<tr><td>진단명</td><td colspan="2">ST Elevation Myocardial Infarction(STEMI)</td></tr>
<tr><td>정의</td><td colspan="2">ST 분절 상승 심근경색</td></tr>
<tr><td>진단
방법</td><td colspan="2">Cardiac Marker, EKG
1. Lab : Cardiac Marker(심장 표지자)
- CK-MB / Troponin I(TNI) 상승

2. EKG(심전도)
- 12Lead EKG 상 STEMI 판독될 경우 STEMI로 판단할 수 있음

* 추가적인 검사를 시행하여 정확하게 파악해야 하지만 STEMI의 경우 촉각을 다투는 상황이 발생할 수 있으므로 위 2가지 상황일 경우 STEMI로 판단하고 시술 진행</td></tr>
<tr><td>시술</td><td colspan="2">- CAG(관상동맥 조영술)
- PTCA & PCI(경피적 관상동맥 성형술 및 경피적 스텐트 삽입술)
- 시술이 불가능한 경우 CABG(Coronary Artery Bypass Graft, 관상동맥우회술) 고려</td></tr>
<tr><td rowspan="2">간호</td><td>대상자
관련</td><td>1. 증상 지속 여부
- Chest Pain(흉통)
- Dyspnea(호흡곤란)
- V/S Check
- EKG Monitoring

2. 시술 부위 확인
- Puncture Site Compression
- Puncture Site Bleeding, Hematoma, Infection 여부 확인
- Puncture Site Leg Circulation</td></tr>
<tr><td>투약
관련</td><td>원인 제거 및 재관류 목적을 위해 투약
1. Antiplatelet Agents(항혈소판제)
- 혈소판 활성화를 억제하여 혈전의 생성을 예방
DAPT(Dual Aspirin & Plavix Tab)
: 아스피린과 플라빅스를 같이 투약한다는 의미
2. Beta-Blocker(베타차단제)
- 교감신경계를 억제시켜 심근의 산소소모량 감소 및 항부정맥 효과가 있음
3. Angiotensin Converting Enzyme Inhibitor
(ACE-I, 안지오텐신 전환효소 억제제)
- 심장의 후부하를 감소시켜 심장의 기능을 개선 시킴
4. 콜레스테롤 합성저해제(Statins)
- 동맥경화반을 안정화시켜 심근 경색증의 재발을 감소</td></tr>
</table>

NSTEMI

<table>
<tr><td colspan="2">진단명</td><td>Non ST Elevation Myocardial Infarction(NSTEMI)</td></tr>
<tr><td colspan="2">정의</td><td>ST 분절 상승되지 않은 심근경색</td></tr>
<tr><td colspan="2">진단 방법</td><td>Cardiac Marker, EKG
1. Lab : Cardiac Marker(심장 표지자)
- CK-MB / Troponin I(TNI) 상승

2. EKG(심전도)
- 12Lead EKG 상 NSTEMI 판독되거나 그 외 결과가 나올 수 있음

* 추가적인 검사를 시행하여 정확하게 파악해야 하며 TTE(심장초음파) 등의 검사 필요</td></tr>
<tr><td colspan="2">시술</td><td>1. CAG(관상동맥 조영술)
2. PTCA & PCI(경피적 관상동맥 성형술 및 경피적 스텐트 삽입술)
3. 시술이 불가능한 경우 CABG(Coronary Artery Bypass Graft, 관상동맥우회술) 고려</td></tr>
<tr><td rowspan="2">간호</td><td>대상자 관련</td><td>1. 증상 지속 여부
- Chest Pain(흉통)
- Dyspnea(호흡곤란)
- V/S Check
- EKG Monitoring

2. 시술 부위 확인
- Puncture Site Compression
- Puncture Site Bleeding, Hematoma, Infection 여부 확인
- Puncture Site Leg Circulation</td></tr>
<tr><td>투약 관련</td><td>원인 제거 및 재관류 목적을 위해 투약
1. Antiplatelet Agents(항혈소판제)
- 혈소판 활성화를 억제하여 혈전의 생성을 예방
DAPT(Dual Aspirin & Plavix Tab)
: 아스피린과 플라빅스를 같이 투약한다는 의미
2. Beta-Blocker(베타차단제)
- 교감신경계를 억제시켜 심근의 산소소모량 감소 및 항부정맥 효과가 있음
3. Angiotensin Converting Enzyme Inhibitor
(ACE-I, 안지오텐신 전환효소 억제제)
- 심장의 후부하를 감소시켜 심장의 기능을 개선 시킴
4. 콜레스테롤 합성저해제(Statins)
- 동맥경화반을 안정화시켜 심근 경색증의 재발을 감소</td></tr>
</table>

Angina Pectoris

<table>
<tr><td>진단명</td><td colspan="2">Angina Pectoris</td></tr>
<tr><td>정의</td><td colspan="2">협심증
- 관상동맥 질환에 의한 흉부의 통증이나 불편감이 있는 것으로 심근의 허혈에 의해 발생하는 증상임</td></tr>
<tr><td>진단
방법</td><td colspan="2">Cardiac Marker, EKG
1. Lab : Cardiac Marker(심장 표지자)
- CK-MB / Troponin I(TNI) 상승 또는 정상

2. EKG(심전도)
- 12Lead EKG상 공통적인 특징은 없으며 안정형 협심증의 경우에는 정상적인 심전도를 보이기도 함

* 추가적인 검사를 시행하여 정확하게 파악해야 하며 TTE(심장초음파), TMT(운동부하검사), SPECT(부하심근검사) 등이 필요할 수 있음</td></tr>
<tr><td>시술</td><td colspan="2">1. CAG(관상동맥 조영술)
2. PTCA & PCI(경피적 관상동맥 성형술 및 경피적 스텐트 삽입술)</td></tr>
<tr><td rowspan="2">간호</td><td>대상자
관련</td><td>1. 증상 지속 여부
- Chest Pain(흉통)
- Dyspnea(호흡곤란)
- V/S Check
- EKG Monitoring

2. 시술 부위 확인
- Puncture Site Compression
- Puncture Site Bleeding, Hematoma, Infection 여부 확인
- Puncture Site Leg Circulation</td></tr>
<tr><td>투약
관련</td><td>1. 기본적으로
- Antiplatelet Agents(항혈소판제)
- Beta-Blocker(베타차단제)
- Statins(콜레스테롤 합성저해제)
- 약물이 사용되나 대상자 개개인의 특성을 고려하여 약제 선택이 이루어짐

2. Variant Angina(변이형 협심증)의 경우
- 혈관 경련으로 인해 증상이 야기되는 경우가 많으므로 대표적인 혈관 확장제인 Calcium Channel Blocker(CCB, 칼슘채널차단제), Nitroglycerin(NTG, 니트로글리세린) 등의 약제 사용(두통이 유발될 수 있으므로 주의 깊게 관찰해야 함)</td></tr>
</table>

Arrhythmia

<table>
<tr><td>진단명</td><td colspan="2">Arrhythmia</td></tr>
<tr><td>정의</td><td colspan="2">부정맥
- 심장의 기능부전, 심장질환, 그 외 심장 문제로 심장의 전기전달체계가 문제가 생겨 발생하는 불규칙한 심박동</td></tr>
<tr><td>진단 방법</td><td colspan="2">EKG, Holter
1. EKG
- 12Lead EKG 상 A-Fib, PSVT 등의 부정맥 관련 결과

2. 24hrs or 48hrs Holter

TTE(심장초음파) 등을 통해 정확한 진단이 필요함
또한 부정맥과 더불어 증상이 동반되는지 확인 필요</td></tr>
<tr><td>시술</td><td colspan="2">1. RFCA(전극도자절제술)
2. Cardioversion(동율동전환술)
3. Pacemaker(인공심박동기) or ICD Insertion(삽입형 제세동기 삽입술)</td></tr>
<tr><td>간호</td><td>대상자 관련</td><td>1. 증상 지속 여부
- Chest Pain(흉통)
- Dyspnea(호흡곤란)
- Palpitation(심계항진) 유무
- Dizziness(어지러움) 확인
- V/S Check
- EKG Monitoring

2. 시술 부위 확인
- Puncture Site Compression
- Puncture Site Bleeding, Hematoma, Infection 여부 확인</td></tr>
<tr><td>간호</td><td>투약 관련</td><td>작용기전에 따라 분류
I. 나트륨(Na+) 유입 차단제
- Quinidine(퀴니딘), Lidocaine(리도카인), Flecainide (플레카이니드)
심장에서 세포 내로 나트륨의 유입을 억제함으로써 세포막을 안정시키고 심전도를 느리게 함
II. Beta-Blocker(베타차단제)
- Propranolol(프로프라놀롤), Metoprolol(메토프로롤)
심장의 β(베타) 교감신경수용체를 차단함으로써 심근 수축력과 심장 박동수를 감소
III. 칼륨(K+) 유출 차단제
- Amiodarone(아미오다론), Sotalol(소타롤)
심근 수축에 필요한 전기신호를 생성하는 칼륨 채널과 나트륨 채널을 차단하여 심장의 수축 간격을 연장
IV. Calcium Channel Blocker(칼슘채널 차단제)
- Verapamil(베라파밀), Diltiazem(딜티아젬)
심근의 세포막에 존재하는 칼슘채널을 차단함으로써 근육 수축에 요한 칼슘의 심근 내 유입을 억제 → 심근의 수축을 억제하고, 심장 박동수를 감소시킴
V. Digitalis(디기탈리스) 제제
- Digoxin(디곡신)
심장이 혈액을 내보내는 심박출량을 증가시키며 심장박동 수를 조절</td></tr>
</table>

Heart Failure

진단명 Heart Failure

정의

심부전

- 심장의 구조적 또는 기능적 이상으로 인해 심장이 혈액순환을 위한 수축/이완 기능이 감소하여 신체 조직에 필요한 혈액을 제대로 공급하지 못해 발생하는 질환

진단 방법

1. Pro B-Type Natriuretic Peptide(Pro-BNP)
   단독 진단 도구가 아닌 심부전의 보조 진단법으로 사용
   BNP는 활성화된 호르몬(B-type natriuretic peptide: 나트륨 배설촉진 펩티드)로써 주로 좌심실의 부하에 의해 분비가 항진되므로 좌심실 이완기말 압력을 잘 반영하며 심실의 혈역학적 변화 및 스트레스에 반응하여 심실 기능이상을 잘 나타냄
2. EKG(심전도 검사)
   심부전의 원인이 될 수 있는 과거 심근경색 여부, 고혈압으로 인한 심장 비대 여부, 부정맥 여부 등을 알 수 있는 기본적 검사
   경과 도중 부정맥의 발생을 보기 위한 목적으로 주기적으로 검사하기도 함
3. Chest X-ray(흉부 방사선 촬영)
   흉부 X선 촬영에서 심장 비대 소견이 있으면 심부전을 의심해 볼 수 있고 흉막 삼출도 심부전의 징후일 수 있음
   심전도와 마찬가지로 심부전 대상자의 초기 검사뿐 아니라 경과를 모니터링하는 검사로 사용
4. TTE(심장초음파)
   심부전을 확인하고 치료계획을 세우기 위한 필수적인 검사
   구조적 이상, 좌심실 비대 또는 좌심방 비대, 또는 이완기 기능 장애의 징후를 찾아야 하는 박출률이 보존된 심부전 진단
   심장 초음파 검사는 또한 수반되는 판막 질환 및 우심실 기능을 감지 및 평가할 수 있으며 수축기 폐동맥 압력을 추정할 수 있는데 이들 모두 예후에 영향을 미침

심부전 분류		박출률 감소 심부전	경계형 박출률 심부전	박출률 보존 심부전
진단 기준	1	증상과 징후	증상과 징후	증상과 징후
	2	EF < 40%	EF 40-49%	EF ≥ 50%
	3		1. BNP 혹은 NT-ProBNP 상승 2. 한 가지 이상의 추가소견 - 구조적 심장 질환 (좌심실비대, 좌심방 확대) - 이완기 장애	1. BNP 혹은 NT-ProBNP 상승 2. 한 가지 이상의 추가소견 - 구조적 심장 질환 (좌심실비대, 좌심방 확대) - 이완기 장애

진단 방법

* EF (LV Ejection Fraction: 좌심실 박출률)
→ 검사를 통한 원인 파악 후 그에 따른 치료시행
주된 원인 요소: 관상동맥 질환(심근경색, 협심증), 심장근육질환
심장판막질환, 고혈압/당뇨대상자 등.

시술

- 심장의 구조적인 문제(관상동맥 질환, 판막질환)가 원인이 되는 경우는 그에 따른 시술 또는 수술이 필요

간호

대상자 관련

1. 증상 지속 여부
   - Dyspnea(호흡곤란)
   - Whole Body Edema(전신부종) 확인
   - V/S, I/O Check

투약 관련

단기적인 증상 완화 뿐만 아니라 장기적으로 원인 질병 치료가 목표
- Diuretics(이뇨제)
  과량으로 체류된 체액을 감소시켜 부종, 호흡곤란 완화
- Vasodilator(혈관확장제)
  혈관을 이완시켜 심장의 부담을 감소
- Digitalis(강심제)
  심장의 수축력을 증가시켜 심박출량을 증가
- Angiotensin Converting Enzyme Inhibitor(ACE-I, 안지오텐신 전환효소 억제제)
  Angiotensin Receptor Antagonist(ARB, 안지오텐신 수용체 길항제)
  혈압을 낮출 뿐 아니라 심장에 대한 부담감 감소
- Beta-Blocker(베타차단제)
  심근 수축력과 심장 박동수를 감소시켜 심장의 부담 감소

* 참고 사항

EKG 개념

1. EKG Wave

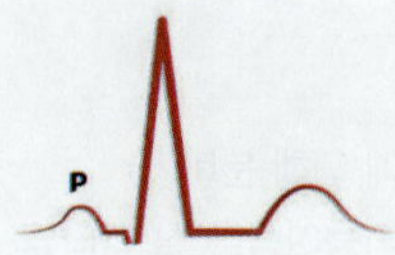	P wave	- P파 - 심방의 전기적 활성 - 심방 수축을 의미
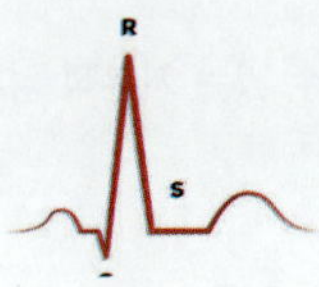	QRS Complex	- QRS파 - 심실 근육의 전기적 활성 - 심실 수축을 의미
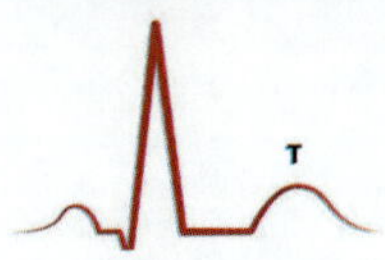	T wave	- T파 - 심실근의 재분극 - 심실 이완을 의미
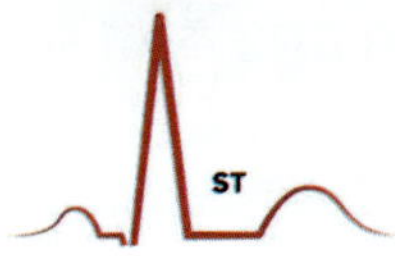	ST Segment	- ST분절 - 좌심실의 탈분극 및 재분극 사이의 시간 - 수축과 이완 시간을 의미

2. Lead

- 심장에서 발생하는 전기적 신호를 각각의 방향에서 나타낸 EKG 리듬을 의미
- 표준 12유도 심전도는 6개의 사지유도와 6개의 흉부 유도로 이루어짐

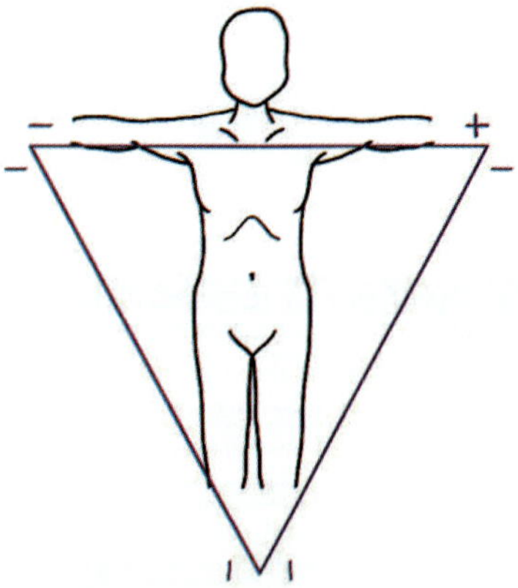

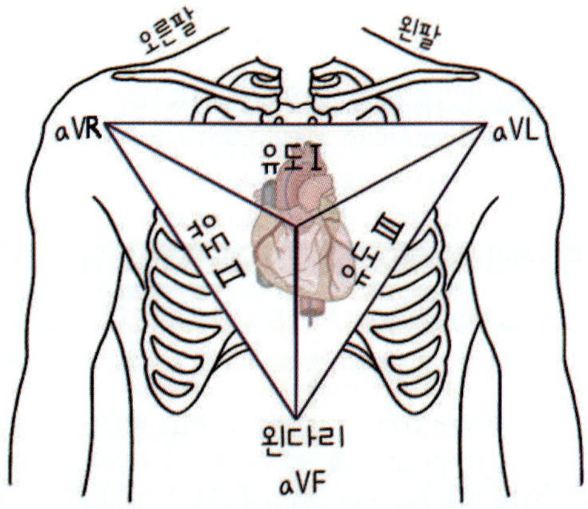

❶ 사지유도

- 양극사지유도 (표준사지유도)
  보통 파형이 큰 Lead Ⅱ 를 기준으로 심전도를 판독

종류	내용
Lead Ⅰ	오른쪽 팔(음극)과 왼쪽 팔(양극)의 전위차
Lead Ⅱ	오른쪽 팔(음극)과 왼쪽 다리(양극)의 전위차
Lead Ⅲ	왼쪽 팔(음극)과 왼쪽 다리(양극)의 전위차

– 단극사지유도(증폭사지유도)

활동 전극의 위치에 따라 왼쪽 팔(aVL), 오른쪽 팔(aVR), 왼쪽 발 (aVF)로 구분

종류	내용
a	augmented, 증폭
V	Voltage, 전압
L	Left, 왼쪽
R	Right, 오른쪽
F	Foot, 발

❷ 흉부유도

- 심장을 횡단면에서 바라보는 수평유도이며 V1~V6까지의 6개의 Lead를 포함

종류	내용
Lead I, aVL, V5, V6	좌심실 측면 유도 반영
Lead II, Lead III, aVF	심장의 하부 유도 반영
aVR	심실의 Cavity(내강) 유도 반영
V1, V2	심실 중격 유도 반영
V3, V4	우심실과 좌심실 전면 유도 반영

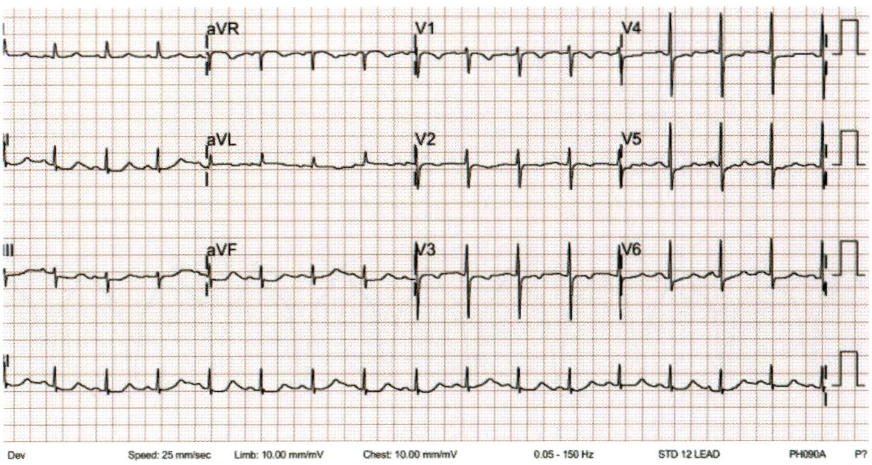

<12-Lead EKG 예시>

3. 부정맥

❶ 심방부정맥

- Atrial Fibrillation(A-Fib, 심방세동)

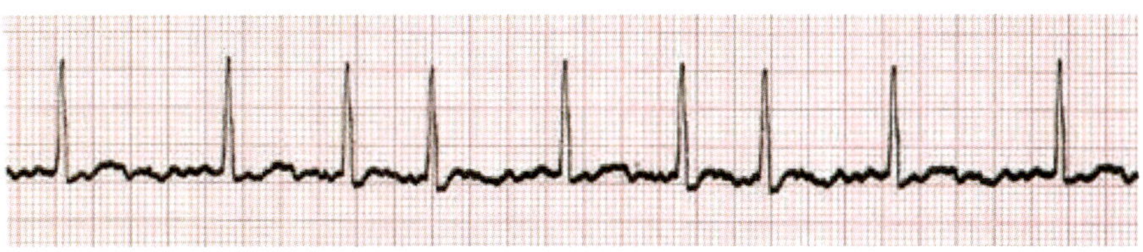

- Paroxysmal Supraventricular Tachycardia(PSVT, 발작성 심실상성 빈맥)

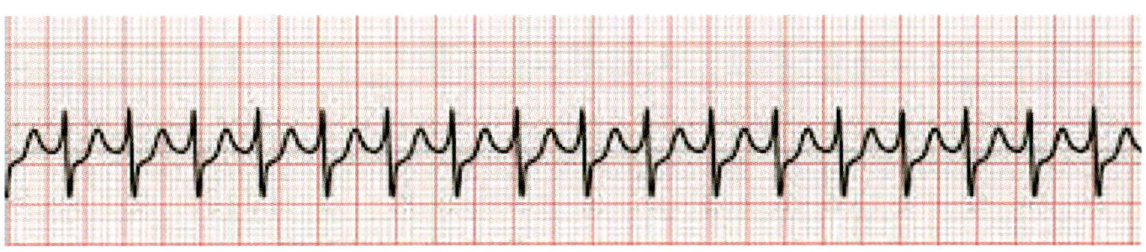

❷ 심실부정맥

- Ventricular Premature Contraction(VPC, 심실조기수축)

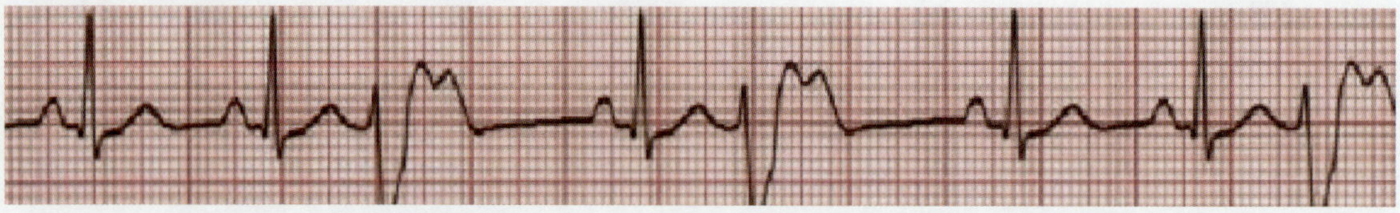

설명	이론	- 폭이 넓고 큰 QRS가 예정시점보다 조기에 출현하고 선행된 P파가 보이지 않음
	임상 노하우	- 정상적인 전도계를 통해서 오는 전기적 신호가 아닌 심실에서 발생한 불특정 전기 적 신호가 작용, 수축하지 않아야 될 타이밍이 심실이 수축하면서 나타남 - 연속 3개 이상이 나타는 VPC의 경우에는 Ventricular Tachycardia (심실빈맥)으로 전환될 확률이 높기 때문에 주의 깊게 관찰하고 모니터링 해야 함
약물	이론	- Beta-Blocker : Concor(콘코), Dilatrend(딜라트렌드), Indenol(인데놀) 우선적 고려
	임상 노하우	- 일반적으로 증상이 나타나지 않을 경우에는 경과 관찰함 - Lab, EKG 등 시행, 원인이 있을 경우 협진을 통해 치료 방향을 결정함
시술		RFCA(전극도자절제술)

- Ventricular Tachycardia(VT, 심실빈맥)

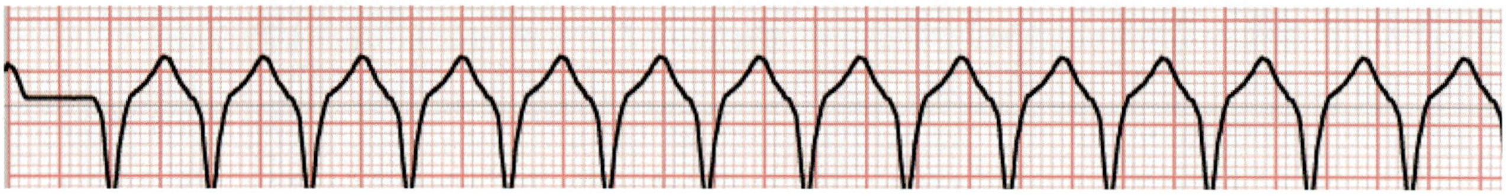

설명	이론	- 심실에서 발생하는 전기적 신호로 인해 비정상적으로 빠르게 심장이 뛰는 상황
	임상 노하우	- 심실에서 발생하는 신호가 지속적으로 심실을 수축시켜 빈맥을 만듦 - Sinus Tachycardia와 헷갈릴 수 있지만 가장 쉽게 구별하는 방법은 혈압을 측정하는 것이 좋음(V-Tach일 경우에는 혈압이 떨어짐) - Sinus Tachycardia와는 다르게 심실에 혈액이 채워지기 전에 수축을 하게 되므로 충분한 혈액공급을 할 수 없기 때문에 V/S에 영향을 주게 되며 맥을 짚었을 때 느껴지지 않는 경우도 있음. VT → VF(심실세동)으로 전환될 확률이 높기 때문에 맥박이 느껴지지 않을 경우 CPR을 시작하는 것이 좋음
약물	이론	- Beta-Blocker, Calcium Channel Blocker 사용
	임상 노하우	- 맥박 조절을 위해 Cordarone(코다론), Lidocaine(리도카인)을 많이 사용함 - QT Prolong이 있을 경우에는 Cordarone(코다론)은 사용하지 않음 : 재분극, 즉 수축과 이완을 지연시킬 수 있기 때문 - Electrolyte(전해질 검사)를 통해 K, Ca, Mg 등 필요 시 교정
시술		- Cardioversion(동율동전환술), ICD Insert(삽입형 제세동기 삽입술)

- Ventricular Fibrillation(VF, 심실세동)

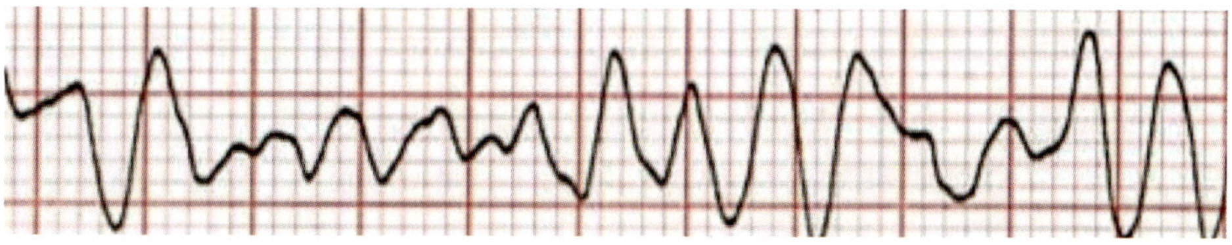

설명	이론	- 심실의 무질서한 경련 - 불규칙한 리듬이며 P, QRS, ST, T, PR Interval 모두 관찰되지 않음
	임상 노하우	- 심실에서의 불특정 전기적 신호로 인해 심실이 수축하지만 효과가 없고 마치 심장이 떨고 있는 상태, 심실에서 혈액을 순환시키지 못하므로 순환부전으로 인해 수초 이내에 심정지가 오고, 사망할 수 있음 - 리듬에 규칙성이 없고 임상에서는 " 파도친다 ", " 물결친다 " 라는 표현을 씀 - 발견하는 즉시 CPR을 시작하고 응급상황에 대비해야 함
약물	이론	- Amiodarone(아미오다론) 사용
	임상 노하우	- 특별한 약물이 있다기 보다는 발견 즉시 CPR을 시작하기 때문에 상황에 따라 필요한 약물(강심제, 항부정맥제 등)을 선택하여 사용할 수 있음
시술		- Cardioversion(동율동전환술), ICD Insert(삽입형 제세동기 삽입술)

③ 방실차단

- First Degree AV Block(1도 방실차단)

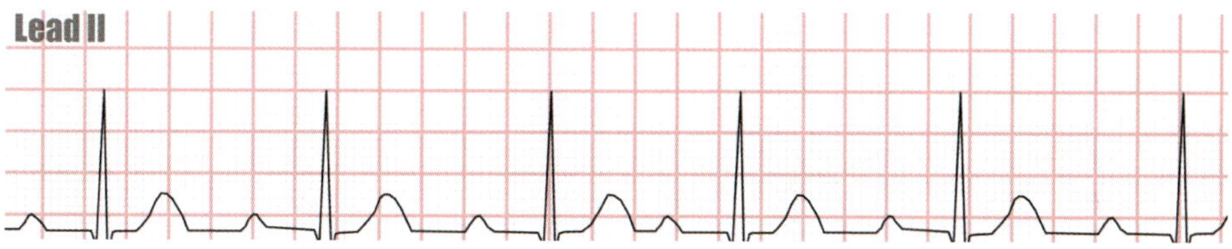

설명	이론	- 심전도 상 PR 간격이 0.2초를 초과하는 경우
	임상 노하우	- 대개 증상이 없으며 2도, 3도 방실차단, 동기능부전 등이 동반되지 않을 경우에는 치료가 필요하지 않음

- Second Degree AV Block(2도 방실차단)

Mobitz I 형

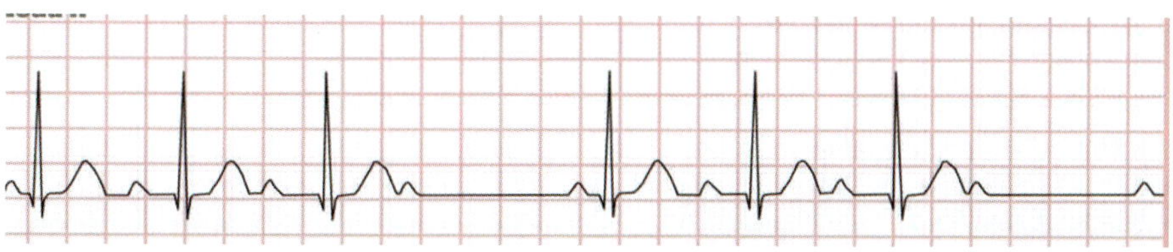

설명	이론	- PR 간격이 점차 길어지다가 QRS파가 나타나지 않는 경우 Wenckebach형 방실차단이라고도 함
	임상 노하우	- PR 간격이 길어지면서 SA Node의 전기적 신호가 갑자기 심실로 전달이 되지 않아 QRS파가 나타나지 않는 것을 말함 - 기질적 이상보다는 운동선수, 고연령자, 약물로 인해 발생할 수 있음

Mobitz II 형

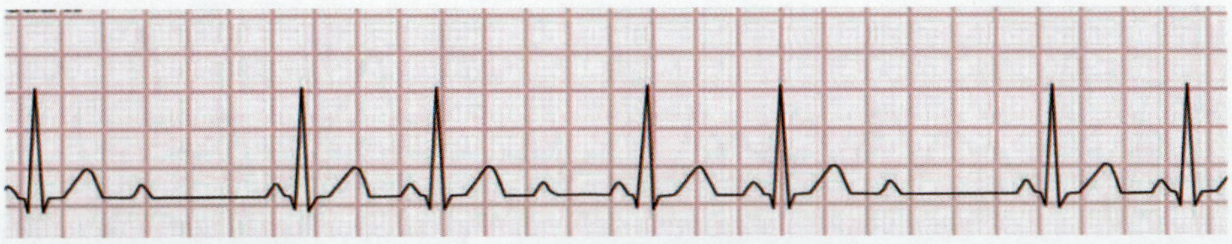

설명		
설명	이론	- PR 간격 연장 없이 갑자기 QRS파가 나타나지 않는 경우
	임상 노하우	- SA Node 전기적 신호가 갑자기 심실로 전달이 되지 않는 것으로 증상이 동반할 경우에는 Pacemaker가 필요함

Third Degree AV Block or Complete AV Block(3도 방실차단)

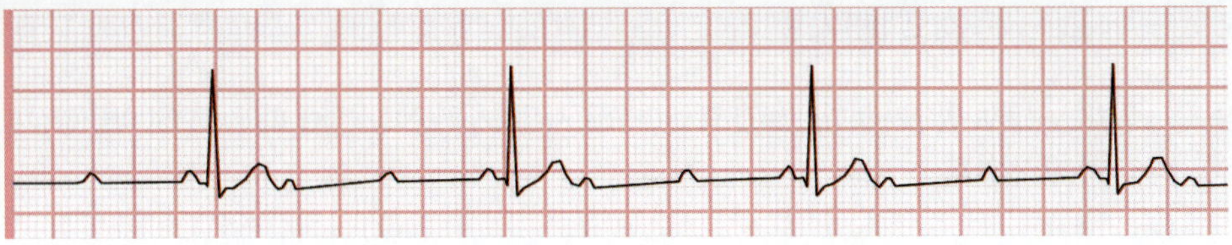

설명		
설명	이론	- 심방의 어떠한 신호도 심실에 전달이 되지 않는 경우
	임상 노하우	- P파가 하나도 심실에 전달되지 못하는 것으로 증상을 동반할 경우에는 Pacemaker가 필요함

❹ Sick Sinus Syndrome(SSS, 동기능부전증후군)

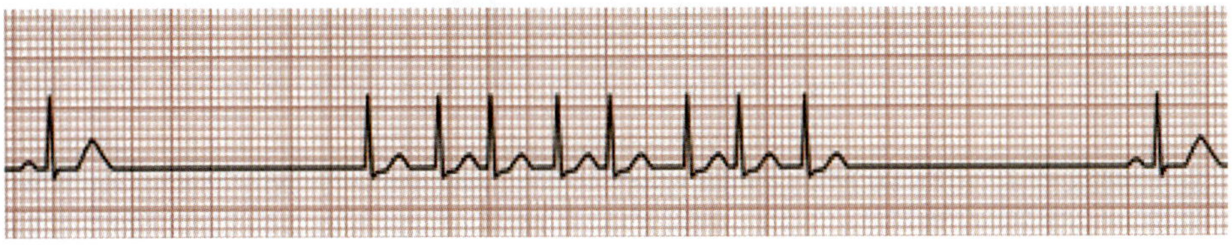

설명		
설명	이론	- 동기능부전은 동서맥과 동정지가 반복되는 상태
	임상 노하우	- 증상을 동반할 경우 동기능부전증후군이라고 하며 Pacemaker가 필요함 - 앞뒤 리듬변화 없이 중간에 Pause 구간이 발생함

❺ Tachy-Brady Syndrome(빈맥서맥 증후군)

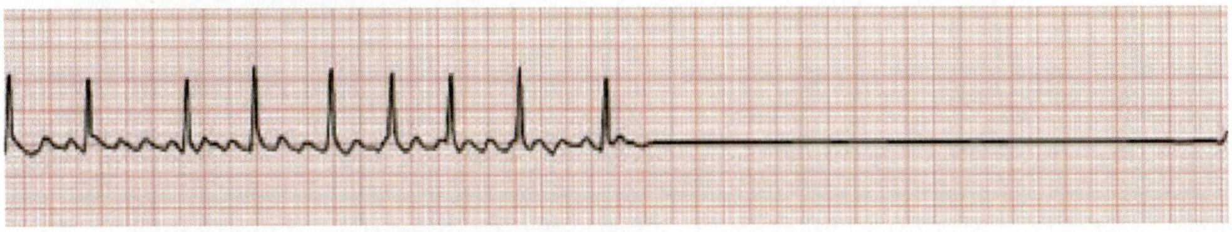

설명		
설명	이론	- 빈맥 다음 서맥이 바로 이어지는 상태
	임상 노하우	- 서맥을 Pacemaker로 조절하고 빈맥을 항부정맥 약물로 조절 - Tachycardia 다음에 Bradycardia로 전환되면서 그 사이에 Pause 구간이 발생함

*

심장내과 간호사's 노하우

대상자 사정

식사량과 소변량을 체크하는 이유는 무엇인가요?	- 심장내과에서는 I/O 측정을 중요시하며 특히 심부전, 폐부종 대상자들의 경우에는 더욱 중요한 자료임 - Input과 Output의 기록을 참고로 하여 이뇨제 및 약물조절이 이루어지는 경우가 많음

대상자 교육

왜 중염식이를 먹어야 하나요?	- 과한 염분 섭취는 부종을 야기시키고 그와 더불어 혈압상승을 유발하므로 심장에 부담을 주게 됨
우유, 치즈를 왜 먹어야 하나요?	- 방사능 의약품을 통해 심장 검사를 해야 하는데 방사능의 경우 다른 장기(간, 담도 등)에도 흡수되어 나타날 수 있어 배설을 촉진하기 위해 지방식이를 해야 하는데 지방식이에 해당하는 음식이 우유, 치즈라고 설명함
왜 침상안정, 활동제한을 해야 되는거죠?	- 모든 경우가 그렇지는 않지만 시술 당일 또는 V/S이 불안정한 경우 심근효소 수치 상승 및 담당의 판단 하에 침상 안정이 필요한 경우가 있음 - 이러한 경우에는 불필요한 활동을 제한함으로써 심장의 부담을 줄이게 되고 안정적인 상태를 유지할 수 있음
질환, 검사결과, 상태에 대해서 설명할 때는 어떻게 해야 되나요?	- 대상자에게 설명을 할때는 최대한 알기 쉬운 단어들로 풀어서 의학용어를 최대한 쓰지 않고 설명을 하는 것이 대상자와 보호자의 이해를 도울 수 있음

기타

퇴원 후 주의사항	- 무리한 운동은 제한하나 가벼운 운동은 권장 - 고염식, 고지방 등의 자극적인 음식 및 고카페인 제한 - 꾸준한 약 복용 - 주기적인 외래 f/u 및 관찰
시술 후 주의사항	- CAG, PTCA 및 RFCA의 경우에는 일상적인 생활에 크게 제한이 없으며 Puncture Site Dressing F/U이 필요 없음 하지만 Pacemaker, ICD 삽입의 경우에는 Stich Out(S/O)이 끝나고 상처가 아물기 전까지는 주기적인 Wound Care가 필요하며 퇴원 후 일상생활 시 주의사항도 있음 - Pacemaker, ICD 삽입한 쪽 팔을 무리하게 사용하거나 들어 올리지 않도록 함 - 절개 부위를 항상 관찰하며 열감, 염증 등의 증상이 있을 경우 즉시 병원 내원 - 봉합 제거 후 샤워는 가능하나 사우나는 한달 정도 자제 - 주기적인 외래 F/U 및 심박동기 분석검사가 필요함 - MRI의 경우 심박동기가 손상될 수 있으므로 반드시 의사와 상의
의료진 간의 의사소통	- 의사와 대상자의 약물에 관해서 이야기를 할 때는 분류군(항혈소판제, 베타차단제 등)으로 이야기하는 것보다는 약물명을 통해서 소통하는 것이 효율적임 - 그 외에 소통에서는 대부분 의학용어를 사용하기 때문에 용어에 대한 숙지가 필요함

EKG TIP

맥박수 확인	- 심박동수 계산(빈맥 or 서맥 분류) - QRS파의 위쪽 꼭대기인 R을 기준으로 큰 한 칸씩 움직일 때마다 맥박수 300-150-100-75-60-50으로 계산하여 측정 (단, QRS의 간격이 불규칙한 경우에는 제한이 있음) 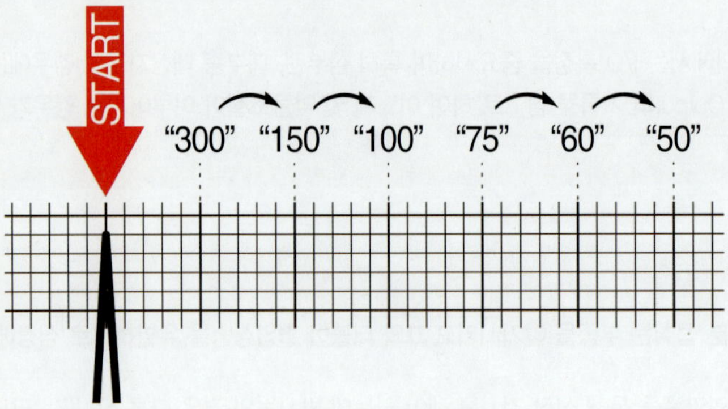
	- 심전도는 10초간의 기록이므로 Lead II의 QRS 복합체 수를 세어 6을 곱함(QRS 복합체 수 X 6 = HR) ⎍과 ⎍사이가 10초에 해당하므로 ⎍과 ⎍사이에 있는 QRS파의 개수 X 6을 하면 맥박수가 됨 → QRS파가 11개 이므로 11 x 6 = 66, 따라서 맥박수는 66회/min이 됨 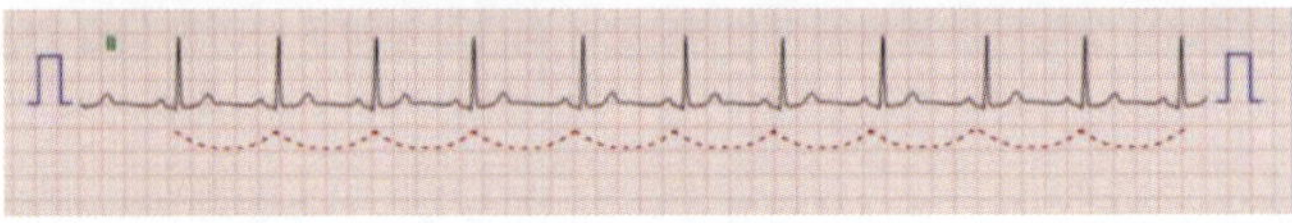
규칙성 확인	- P파와 QRS파가 1 : 1로 대응하는지 확인 즉, P파 하나당 QRS파가 하나인지 확인
QRS 넓이 확인	- Wide QRS파 : Q~S의 간격이 넓은 경우 정상 심박수 또는 서맥일 경우 : LBBB, RBBB 정상 심박수 또는 빈맥일 경우 : WPW Syndrome, VT - Narrow QRS파 : Q~S의 간격이 좁은 경우 PSVT, A-Fib, A-Flutter
PR 간격 확인	정상 PR 간격 : 〈 200msec(=0.2sec) PR 간격이 길어져 있는 경우 AV block(방실차단)을 고려
QT 간격 확인	정상 QT 간격 : 남성 〈 430ms, 여성 〈 450ms QT간격은 RR의 1/2을 넘지 않으며 Prolonged QT은 심실성 부정맥 발생하여 위험도 상승을 의미
ST 분절 형태 확인	ST 분절 상승은 MI(심근경색)을 의미

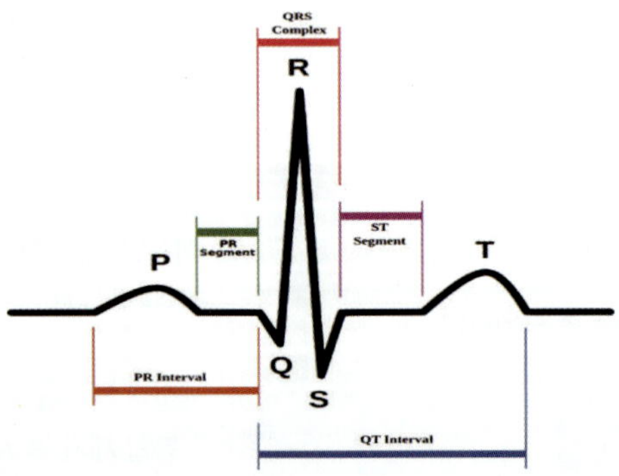

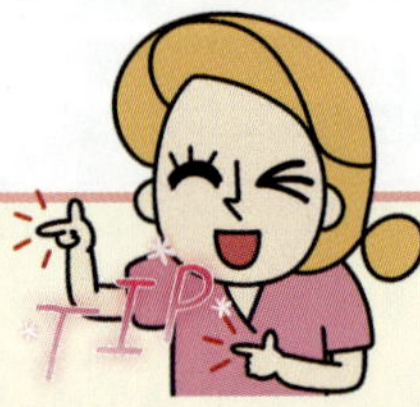

특징적인 심전도는 암기

자주 볼수 있는 EKG 리듬의 경우에는 리듬의 모양을 외우는 것이 효과적임: A-Fib, A-Flutter, VT, V-Fib 등

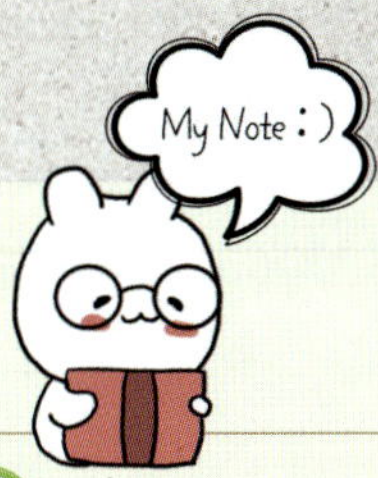
My Note :)

활력징후

혈압

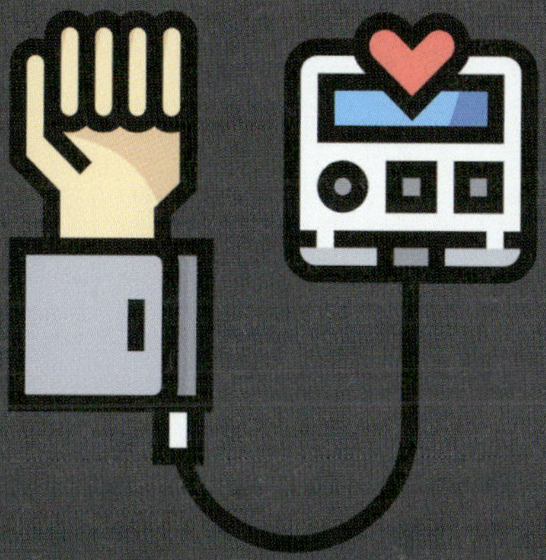

고혈압 - Why Algorithm 알고리즘 사고력 기르기

1. 고혈압 간호 사정

혈압이 높게 측정되었을 때 간호사는 "혈압이 높구나"에서 끝나는 것이 아니라 "혈압이 높아서 무슨 증상이 있을까? 왜 혈압이 높아졌을까?"라는 접근 방법이 필요하다.

- **두통**: 고혈압으로 뇌혈관에 가해지는 압력을 증가시켜 두통을 유발할 수 있다. 심하면 매스꺼움, 구토를 동반하기도 한다.
- **가슴 답답함**: 고혈압으로 심장이 무리가 가해질 수 있기에 가슴이 답답하거나 숨이 차는 증상을 느낄 수 있다. 심각한 경우 협심증이나 심장 마비로 이어질 수 있다.
- **몸이 붓는 것 같은 증상**: 혈관벽에 가해지는 압력이 증가하면 혈액 내의 수분이 조직으로 스며들어 손, 발, 얼굴 등이 부어 오를 수 있다. 특히 아침에 일어나면서 가장 흔하다.
- **운동**: 운동 시 근육 활동이 증가하면서 심장 박동수와 혈압이 상승한다. 운동 후 점차 정상으로 돌아온다.
- **카페인 섭취**: 카페인은 혈관을 수축시켜 혈압을 일시적으로 상승시킬 수 있다.
- **흡연**: 흡연은 혈관을 손상시키고 혈압을 상승시킨다.

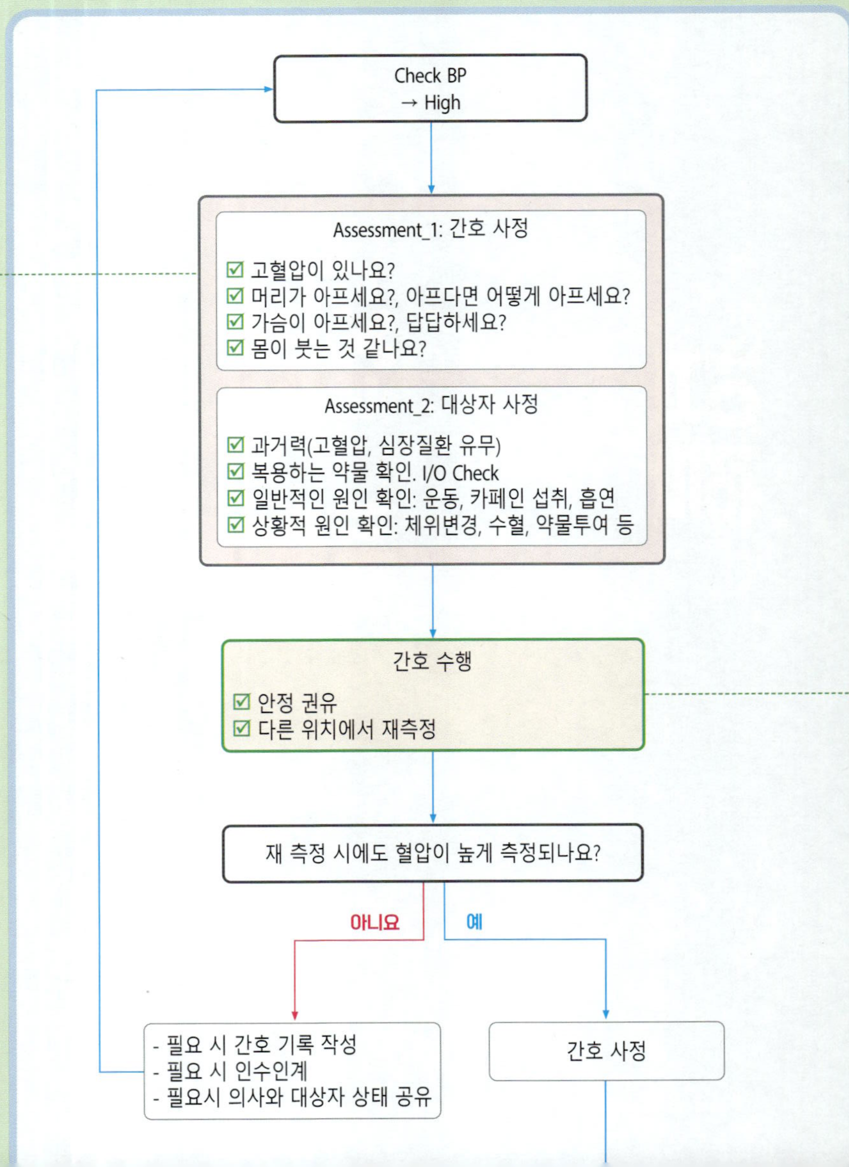

2. 고혈압 시 기본적인 간호 수행

혈압을 상승시키는 일반적인 원인들을 교정하기 위해서는 안정 상태를 유지해야 한다. 일상적으로 체크하는 비침습적 방법의 혈압 측정은 결과에 영향을 주는 요인들이 많다. 따라서 혈압이 높을 때 다른 위치에서 혈압 재측정이 필요하다. 고혈압성 응급상황이 아닌 경우 안정을 취하는 약 5분 뒤 재측정을 하는 것이 좋다.

TIP 위치에 따라 달라지는 혈압

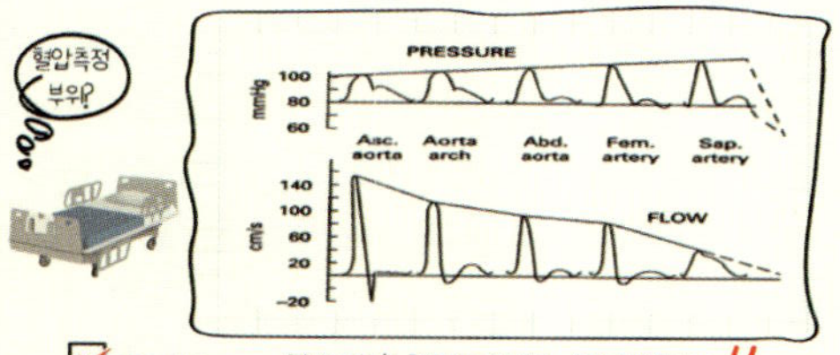

☑ 영향 요인 3가지 맥파의 상승, 혈관의 저항 증가, 혈액 점성도 증가!!

인체의 중심 심장으로부터 말초로 멀어짐에 따라 수축기압은 점점 증가한다. BP cuff를 상지가 아닌 다리로 측정하면 수축기압이 더 높아진다는 뜻.

혈압은 주로 팔(상지)에서 측정하게 되는데, 혈압 재측정의 기본은 처음 측정한 팔과 다른 팔에서 측정하는 것이다. 만약 다른쪽 팔을 측정할 수 없는 상황이라면 하지에서도 측정은 가능하지만 수축기압이 높아질 수 있기에, 같은 팔에서 재측정 하는 것이 낫다.

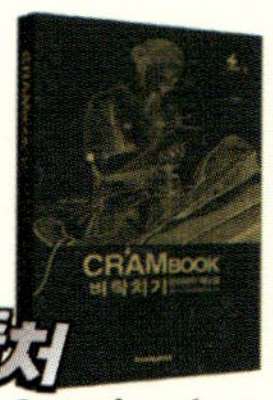

출처 Crambook 2 벼락치기 환자파악 매뉴얼

Assessment_1: 간호 사정

- ☑ 고혈압이 있나요?
- ☑ 머리가 아프세요?, 아프다면 어떻게 아프세요?
- ☑ 가슴이 아프세요?, 답답하세요?
- ☑ 몸이 붓는 것 같나요?

Assessment_2: 대상자 사정

- ☑ 과거력(고혈압, 심장질환 유무)
- ☑ 복용하는 약물 확인. I/O Check
- ☑ 일반적인 원인 확인: 운동, 카페인 섭취, 흡연
- ☑ 상황적 원인 확인: 체위변경, 수혈, 약물투여 등

혈압을 높일 만한 상황이 있나요?

아니요 →
- 필요 시 간호 기록 작성
- 필요 시 인수인계
- 필요시 의사와 대상자 상태 공유

예 → 의사 Notify → 예상되는 처방
- 혈압강하제 투여(PO, IV)
- 필요 시 이뇨제 투여
- 필요 시 Lab F/U
- 증상 반복 시 관련 과 협진 의뢰
- 원인으로 추정되는 관련 약물 조절 및 중단

간호 수행 →

간호 평가
혈압이 변화 없거나 더 높아졌나요?

아니요 → (필요 시 간호 기록 작성 / 인수인계 / 상태 공유)

예, 관련 상황 간호 기록 작성 → (Assessment로 돌아감)

3. 재측정 후 간호 사정 고혈압 시

고혈압 상황이 반복될 경우 의사와 상의하여 다음 두 가지 경로를 거친다

- **증상 조절**: 혈압을 낮추는 혈압강하제 투약. 일반적으로 경구제, 응급상황에서는 빠른 혈압 강하를 위한 정맥투여. I/O 조절을 위해 이뇨제 투약
- **원인 교정**: 원인을 찾기 위한 혈액검사, 관련 과 협진의뢰, 약물 요인이 예측된다면 용량 조절 및 투약 중단

4. 간호 평가

의사 처방에 따른 간호 수행의 평가 과정. 고혈압이 호전되었다면 상황에 대한 간호 기록과 인수인계 과정으로 마무리하고, 호전되지 않았다면 이전 알고리즘 과정을 반복하며 환자의 혈압을 정상으로 유지시키기 위한 노력을 하게 된다.

저혈압 - Why Algorithm 알고리즘 사고력 기르기

1. 저혈압 간호 사정

혈압이 낮게 측정되었을 때 동반되는 증상이 있는지 확인하는 과정이 필요하다. 동시에 혈압 저하를 일으킬 수 있는 원인에 대한 대상자 사정도 잊지 말아야 한다.

- **평소혈압**: 환자마다 기저질환 등으로 정상적으로 유지되던 혈압범위가 다르다. 환자에 따라 수축기압 80대 정도도 정상혈압으로 여기기도 하므로 환자의 평소 혈압을 확인하는 것이 필요하다.
- **어지러움**: 혈압이 낮으면 뇌로 가는 혈액량이 감소하여 어지러움, 현기증, 시력 흐림 등의 증상이 나타날 수 있다. 심한 경우 실신으로 이어질 수 있다.
- **창백함**: 혈액 순환이 불량해져 피부가 창백해지고 차갑게 느껴질 수 있다.
- **갈증호소**: 순환혈액량이 저하된 탈수 상태에서 갈증호소를 느끼고, 신장 기능이 저하된 경우에도 갈증을 느낄 수 있다.
- **출혈 증상**: 혈소판 기능 저하나 혈관 손상 등으로 잇몸 출혈, 코피, 자상, 혈변, 객혈 등의 출혈증상이 있을 수 있다. 혈압 저하의 원인으로 출혈은 응급상황이므로 환자가 출혈 위험이 있는 환자인지 체크하도록 하자
- **대상자 사정**: 심장질환이나 패혈성 쇼크 등 환자의 기저질환과 현병력과 연관된 혈압저하가 발생했을 수 있다. 기립성 저혈압과 같이 자세 변경과 연관된 저혈압일 수 있고, 이뇨제나 고혈압 약제의 용량으로 저혈압이 나타났을 수 있다. 특히 순환혈액량과 혈압저하는 연관되므로 환자의 I/O balance를 확인하는 것도 잊지말자.

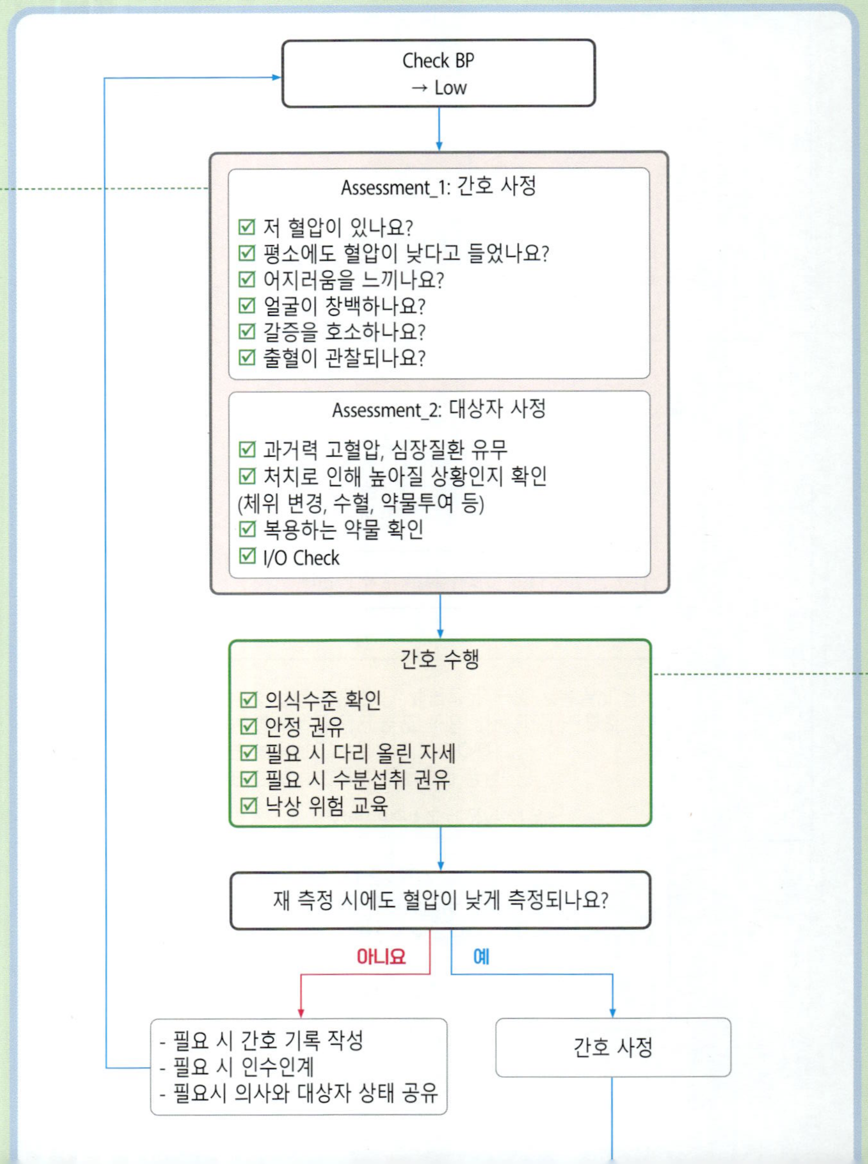

2. 저혈압 시 기본적인 간호 수행

혈압을 저하시키는 일반적인 원인들을 교정하기 위해서는 안정 상태를 유지해야 한다. 그 외 기본적인 간호 수행 방법으로 응급 상황 점검을 위해 의식수준 저하가 있는지 확인하고, 저혈압으로 동반되는 힘빠짐 등으로 낙상이 발생할 수 있어 이를 대비해야 한다.

혈압 저하는 특히 순환혈액량 저하와 연관될 수 있으므로 측정되는 I/O에 따라 수분 섭취를 권장하거나 누워있는 상태에서 다리를 심장보다 위로 올리는 Shock position을 취해줄 수 있다.

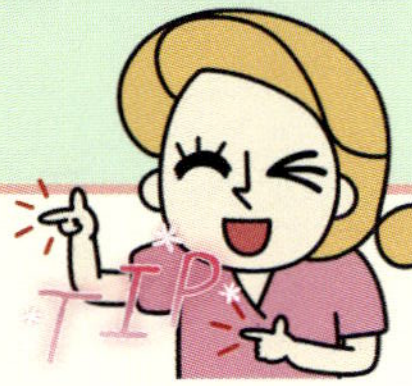

하지 거상으로 알 수 있는 순환혈액량!

환자의 혈압 저하에서 가장 흔하게 처방되는 것은 바로 수액 주입(hydration)이다. 이는 순환혈액량 저하가 혈압 저하의 가장 큰 요인으로 여겨지기 때문이다. 하지만 우리가 눈여겨 봐야할 것은 수액을 주입하는 용적소생법(Fluid resuscitation)에 대한 반응성이다. "수액을 주입했을 때 혈압이 상승했다"라는 것은 환자의 혈압 저하 원인은 순환혈액량 저하를 암시하는 것이다. 하지만 수액 주입에 대한 평가는 의사의 처방이 있어야 하므로 즉각적이지 못하다. 때문에 수액 주입 보다 선행될 수 있는 간호 수행이 바로 하지 거상이다.

* 하지거상: 환자를 눕힌 뒤 양 다리를 심장보다 높이 거상시키는 자세. 중력에 의해 하지의 정맥환류량을 증가시켜 혈압을 상승시키는 원리. 만약, 하지거상으로 혈압이 상승하였다면, 용적소생술 평가와 마찬가지로 환자의 혈압 저하가 순환혈액량 저하임을 암시한다. 만약 하지거상으로도 혈압이 상승하지 않았다면? 환자의 심장기능 저하나 패혈성 쇼크와 같은 기질적 원인이므로 이를 종합하여 의사에게 알린다.

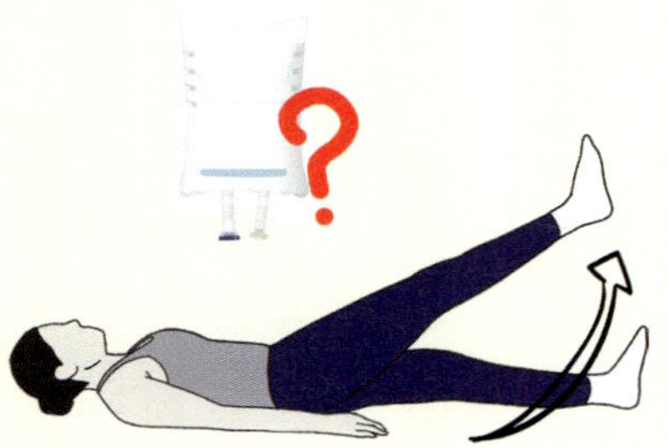

"환자 저혈압 발생하여 Shock position 취했지만 효과 없습니다. 어떡할까요?"

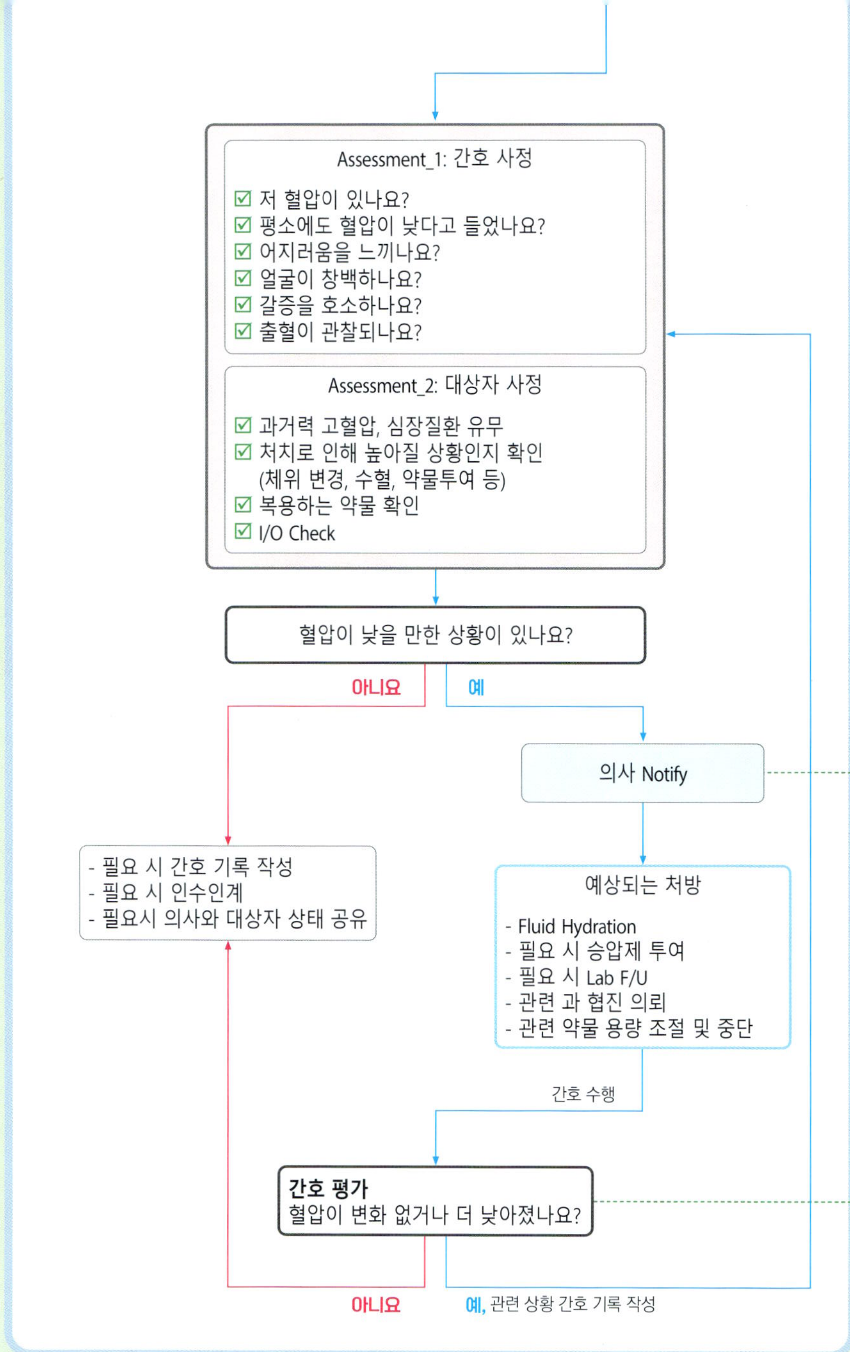

3. 재측정 후 간호 사정 저혈압 시

저혈압 상황이 반복될 경우 의사와 상의하여 다음 두 가지 경로를 거친다

- **증상 조절**: 혈압을 올리는 수액요법, 혈압상승제 투약이 있다. 혈압 상승제는 경구제도 있지만 저혈압은 전신 관류 저하로 장기 손상 가능성이 있으므로 즉각적으로 혈압을 올리기 위한 정맥주입용 약물을 투약.
- **원인 교정**: 원인을 찾기 위한 혈액검사, 관련 과 협진의뢰, 약물 요인이 예측된다면 용량 조절 및 투약 중단

4. 간호 평가

의사 처방에 따른 간호 수행의 평가 과정. 저혈압이 호전되었다면 상황에 대한 간호 기록과 인수인계 과정으로 마무리하고, 호전되지 않았다면 이전 알고리즘 과정을 반복하며 환자의 혈압을 정상으로 유지시키기 위한 노력을 하게 된다.

혈압(Blood Pressure, BP)

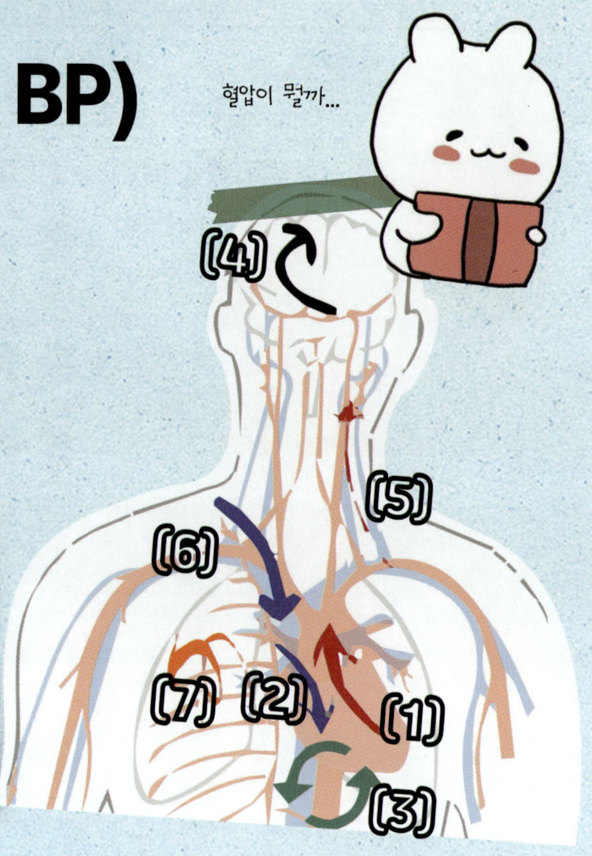

임상 Story

"중요한 것을 쉽게 이해시키기? 이게 은근 어렵네"

"혈압 정상 범위 120/80"

의료인이 아니더라도 이 정도는 제법 기억하고 있는 일반 분들이 많다. 하지만 그들이 이제 1년 정도 간호사로 근무한 나에게 *"120은 뭐고 80은 무엇을 의미하는거죠?"*라고 물어본다면... 그들에게 수축기나 이완기를 이해시키는 것은 어려운 문제이다.

"혈액이.. 아니 심장이.. 펌프... 하..."

병원 임상에서 간호사로 근무하다 보면 120/80으로 단순히 정리되는 혈압 뿐만 아니라 매우 다양한 혈압들을 마주하게 된다. 가볍게 여길 수 있지만... 각종 혈압을 이해한다면, 그만큼 환자에 대해 잘 이해할 수 있고, 나아가 올바른 대처를 빠르게 할 수 있다. 생각만해도 멋지지 않은가? 생각하며 행동하는 간호사!

혈압(Blood Pressure)

: 심장이 수축하여 혈액을 분출해 낼 때, 동맥벽에 미치는 혈액의 압력을 말합니다. 분출되는 혈액의 힘이라고 생각하셔도 됩니다.

1. 수축기압(systolic blood pressure)

: 좌심실이 수축할 때 혈액 분출로 동맥에 가해지는 최대 압력.
정상 범위는 90~120mmHg

2. 이완기압(diastolic blood pressure, 확장기압)

: 좌심실이 혈액으로 채워질 때, 즉 심장의 수축 이후 이완기 동안 혈액이 충전되면서 심장에 가해지는 압력.
정상 범위는 60~80mmHg

높은 이완기압 - 뇌졸중과 관련
낮은 이완기압 - 낮은 관상동맥압, 심장에 혈액과 산소가 부족한 허혈 상태

3. 맥압(pulse pressure)

: 수축기압과 이완기압의 차이. 맥압이 클수록 혈관의 탄력성이 낮다는 것을 의미합니다. 혈관이 탄성을 잃고 딱딱한 상태임을 추측해 볼 수 있어요.
정상 범위는 40mmHg

4. 두개내압(intracranial pressure, ICP)

: 두개골의 내강을 채우고 있는 뇌척수액의 압력. ICP가 높으면 머리로 향하는 혈액의 관류가 저하되어 뇌 산소 부족 현상이 발생할 수 있어요.
정상 범위는 1~15mmHg

5. 뇌관류압(cerebral perfusion pressure, CPP)

: 뇌로 가는 혈류를 원활하게 하는 압력. 뇌 속 관류를 평가할 수 있는 지표가 되며, "CPP=MBP-ICP"로 계산됩니다.
정상 범위는 50~100mmHg

6. 중심정맥압(central venous pressure, CVP)

: 중심정맥압은 우심방에서 측정한 정맥압으로, 정맥 환류나 혈액량을 간접 평가할 수 있는 지표에요. 동맥을 통해 분출된 혈액이 체순환을 거치고 다시 심장(우심방)으로 향하는 상대정맥에 중심 정맥 도관을 삽입하여 측정할 수 있어요.
정상 범위는 0~10cmH2O

7. 폐모세혈관쐐기압 (pulmonary capillary wedge pressure, PCWP)

: 폐동맥 원위부에 Swan Ganz 카테터를 삽입 후 측정한 압력으로 폐모세혈관의 압력과 좌심실 기능을 평가할 수 있어요. 주로 중환자실에서 폐고혈압 등을 관찰하기 위해 측정할 수 있습니다.
정상 범위는 4~12mmHg

평균혈압(mean blood pressure, MBP)

: 1회의 심장주기 동안의 평균 체순환압력.
수축기압과 확장기압을 통해 알 수 있으며 평균 수치를 나타내므로 환자의 순환 상태 평가를 위한 지표로 사용됩니다.

"평균혈압(MBP)"=(수축기압 + 이완기압 X 2) / 3"

Hypertension

: 수축기혈압 140 mmHg 이상
또는 이완기혈압(확장기혈압) 90 mmHg 이상인 경우를 말해요.

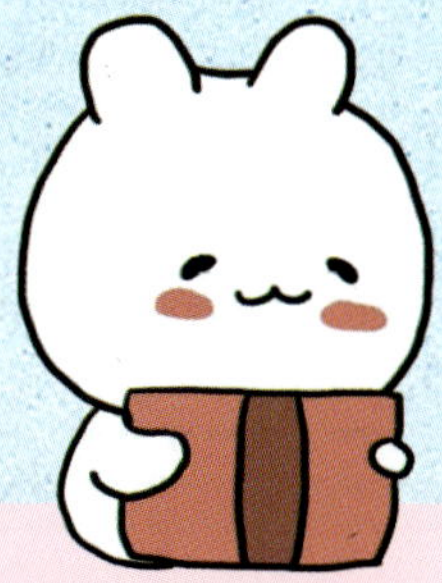

혈압은 왜 높아질까?

01. 교감 신경계 활성화

α수용체 자극 : 혈관 수축

α_1 receptor
혈관수축(vasoconstriction),
방광 괄약근 수축 → 전신혈관 저항 상승

α2 receptor
혈압 상승 방지

02. 2차성 고혈압

β수용체 자극 : 심장박동수, 수축력, 전도 속도 상승

β수용체 자극 : 심장박동수, 수축력, 전도 속도 상승
주로 심장에 분포하여 심박수 증가,
심수축력 증가, 신장의 레닌 분비 증가

β_2 receptor
기관지 확장, 평활근 이완,
말초 혈관-폐, 신장, 혈관 상피에 분포

etc. 발열, 대동맥판막부전, 갑상선 항진증, 패혈증, 빈혈시 나타나는 "High output failure" 등에 의한 맥압(pulse pressure) 증가, 심장 기능 상실이나 정맥 울혈 시 CVP 상승

임상 Story

"나쁘다는 것은 알지만... 구체적으로는..?"

"환자 혈압 높은데 아무것도 안했어?"
챠지 선생님께서 담당간호사였던 나에게 묻던 질문이었다. 순간 내가 무슨 잘못이라도 한 것처럼 겁에 질려했고, 몇 초의 시간이 흐른 뒤 "그 환자분은 수축기압 160대까지는 obs해도 되는 분입니다" 라고 대답할 수 있었다.
집에 와서 문득 오늘 일을 떠올리다보니, 문득 간호사인 나에게 묻고 싶었다.
(혈압이 높으면 나쁘다는 것은 알겠는데...
구체적으로 어떤 것이 안좋아지는 거지?)
부끄럽지만, 평소 생각치 못했던 질문이었다.

Tip!
비정상적으로 높은 혈압은 무엇보다 출혈(Bleeding)이나 조직에 산소 공급이 안되는 허혈(ischemia) 위험이 높아져 응급상황으로 이어질 수 있어요.

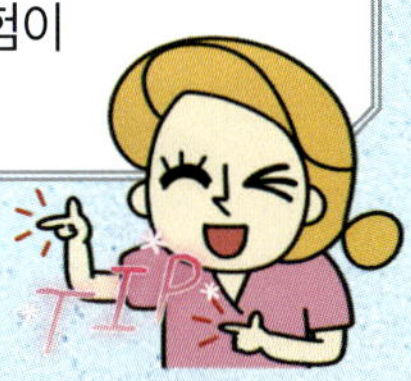

혈압이 높으면 무슨 문제가?

01. 심장

: 좌심 비대, 심부전, 협심증, 심근경색심근 산소 소모량 증가

02. 뇌

: 뇌출혈, 뇌경색, 뇌압 상승으로 인한 뇌혈류 감소 CPP가 100mmHg 이상 증가하면 두개내압(ICP)이 상승하며, ICP가 높아지면 뇌를 압박하기 때문에 뇌혈류 감소, 뇌 조직 압박으로 인한 허혈 및 저산소증이 발생하여 두통, 현기증, 의식 소실 등의 장애 발생

03. 신장

: 사구체여과율 저하, 신경화증(Nephrosclerosis), 신부전

etc. 사구체여과율 저하, 신경화증(Nephrosclerosis), 신부전

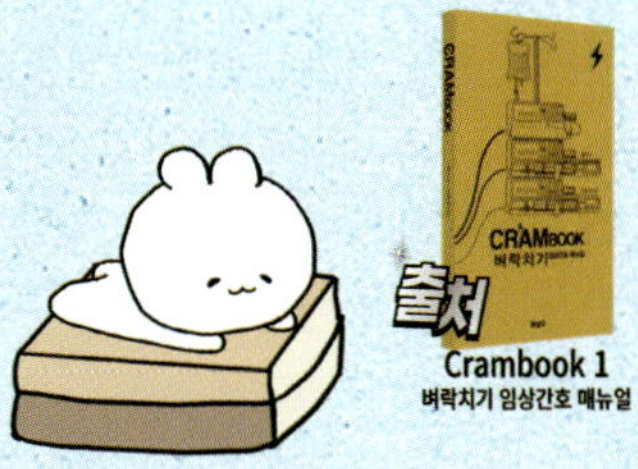

"흥분 좀 가라앉혀요, 혈압 높아져요!"
고혈압은 흔히 교감 신경계가 활성화 되었을 때(흥분) 발생하므로 이완이나 진정 방법이 익숙하실 거에요.
하지만 혈압을 낮추는 작용 기전에 따라 약 종류가 너무 다양해 임상에서 상황에 맞게 대처하시려면 종류별로
*공부하셔야 합니다! "성분명(약품명)" 으로 되어있고, ___ : 공란에는 각자 약제를 적어서 기억하시면 되겠습니다 ^^*

심장 관련 약물

✔ 교감 신경 수용체 차단(α or β blockers)

* α_1 Blockers : α 수용체는 혈관에 더 많이 존재하므로, 고혈압 치료제보다는 전립선 비대증 치료에 주로 사용됩니다.
  - Terazosin(Hytrin), Tamsulosin(Harnal-D), ________

* β_1 & β_2 Blockers : 혈관 확장 작용으로 혈압을 낮춥니다.
  - Labetalol(Betasin), Carvedilol(Dilatrend), Propranolol(Indenol), ________

* β_1 Blockers : 심수축력을 증가시키는 β_1 receptor를 선택적 차단합니다. 심장 선택성이 있어 심근경색, 심부전, 협심증, 빈맥성 부정맥에 효과적입니다.
  - Bisoprolol(Concor), Esmolol(Brevibloc), ________

✔ 혈관확장제(Calcium Channel Blockers, CCB) Type 1

* 심근의 calcium 이온 유입을 차단하여 심수축력과 심박수를 저하시킵니다.
  심박수 감소와 AV node에서 전도 속도를 크게 줄이는 효과를 가져오므로
  심방세동(A.fib)이나 조동(flutter)의 빈맥을 교정하기 위해 자주 사용됩니다.
  관상동맥 확장 작용이 있어 안정성 협심증에 효과적입니다.
  - Verapamil(Isoptin), Diltiazem(Herben), ________`

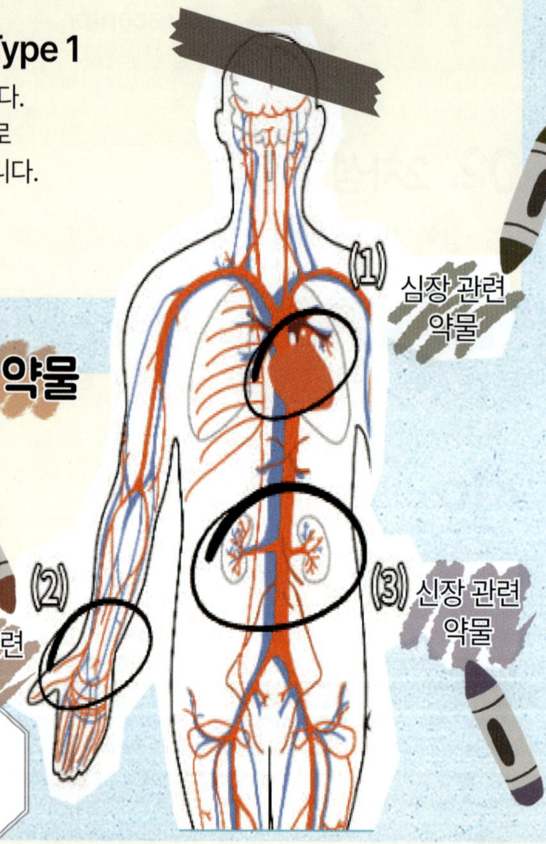

혈관 관련 약물

✔ 혈관확장제(Calcium Channel Blockers, CCB) Type 2

* 혈관 내 calcium유입을 차단해 혈관을 확장시킵니다.
  - Nifedipine(Adalat), Nicardipine(Perdipine), Amlodipine(Novasc), Felodipine(Munobal),________

Tip!
Nicardipine(Perdipine)은 강력한 혈압 강하제로,
너무 농축해서 mix 할 경우 삼투압이 높아져 말초 정맥관
투여가 어려울 수 있어요!

✔ 레닌 - 안지오텐신1 - 안지오텐신2 - 알도스테론 기전(RAAS) 차단제

* Angiotensin receptor blockers(ARB)
  - Candesartan(Atacand), Valsartan(Diovan), ________

* Angiotensin converting enzyme inhibitors(ACEI)
: 심박수에 거의 영향을 주지 않으면서 전신 혈관저항을 줄여주는 효과를 가져옵니다.
좌심실 기능 저하 환자가 고혈압을 보이는 경우 사용이 적합합니다.
ACEI의 경우 신부전의 진행을 억제하는데 특별히 효과적이나 신혈관 협착시 투여하면
신 기능 장애를 악화시킬 수 있습니다.
  - Ramipril(Tritace), Enalapril(Lenipril), Alacepril(cetapril), ________

* 이뇨제(Diuretic)
: 신장에서 Na와 수분의 재흡수를 억제하여 혈류를 감소시켜 혈압을 낮춥니다.
  - Ramipril(Tritace), Enalapril(Lenipril), Alacepril(cetapril), ________

신장 관련 약물

고혈압성 응급상황 약물

Labetalol

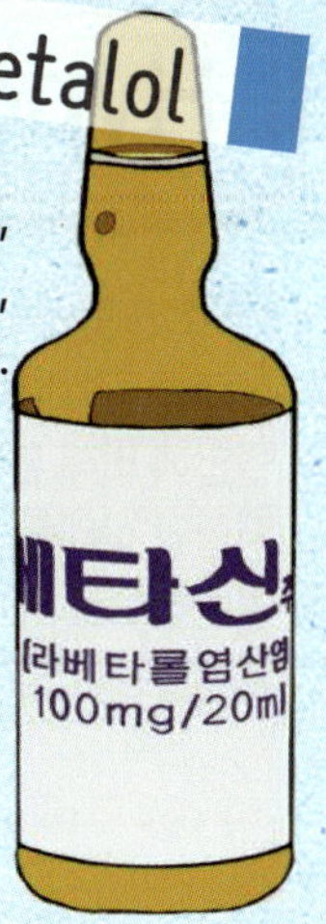

Labetalol은 intravenous 안정성이 입증된 약제로,
최대 2mg/min까지 continuous infusion이 가능하며,
20mg, 40mg 등 간헐적 주입 역시 최대 300mg까지 권장됩니다.

Perdipine

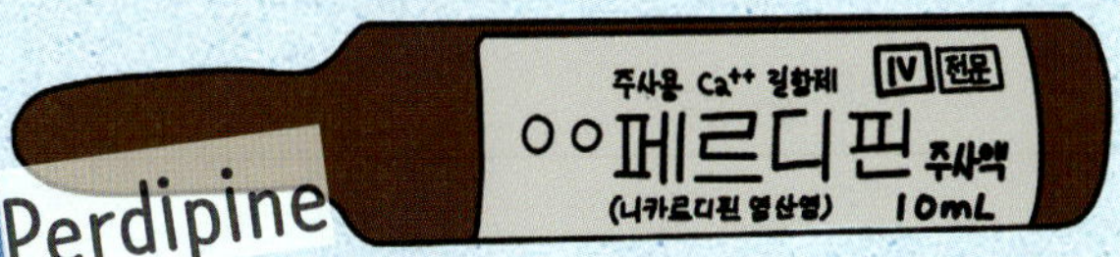

Nicardipine의 경우 보통 2~5mg를 bolus iv할 수 있고, 계속적으로 혈압을 안정시키기 위해 1-5mg/hr의 속도로 continuous infusion할 수 있다. 30분 후 측정된 효과에 따라 0.5~1mg/hr씩 증감량 하는 것이 권장됩니다.

Nitroglycerin

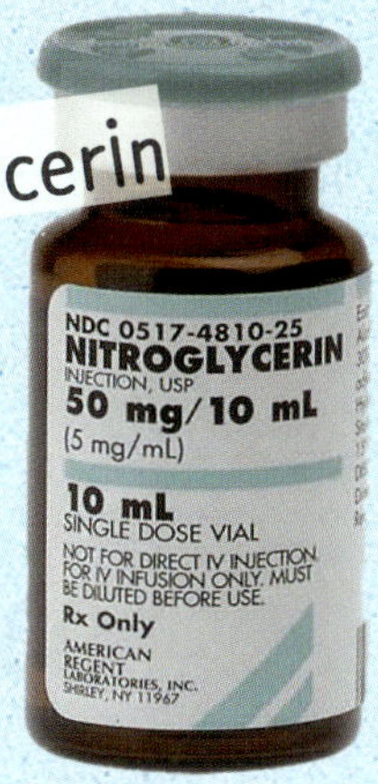

후부하 감소에 효과적입니다.
작용 시간이 2-5분으로 빠르고 중단 시 효과도 3-5분이면 소실됩니다. continuous iv의 경우 5mcg/min으로 시작 후 20mcg/min까지 증량 가능합니다.

우리 병원에서 사용하는 약물들 마구마구 필기하는 페이지 >_<

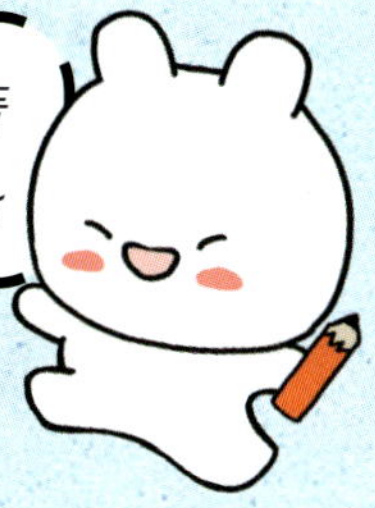

빠른 효과, 강한 강압 효과

Nitroprusside

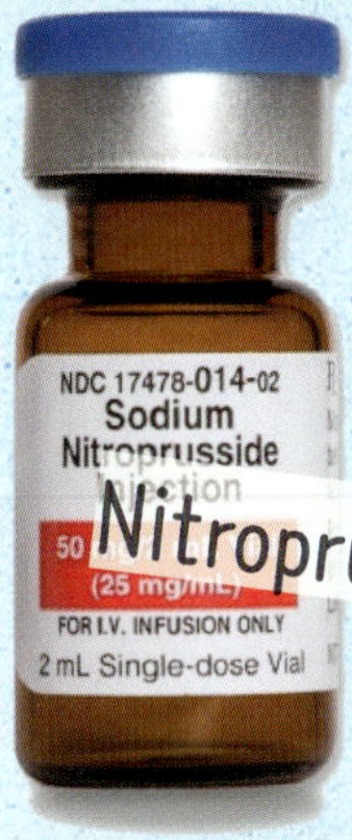

강압 효과가 급격하므로 주의해야 하며, 혈압 감소에 따른 심근 혈류 감소로 심근 손상을 초래할 수 있기에 주의해야 합니다.
또한 신부전의 경우 사용을 조심해야 합니다. 0.2-10mcg/kg/min의 용량으로 continuous iv 주입할 수 있어요

Tip!

각 의료기관, 그리고 의사마다 약물 주입 방법이 다릅니다. 따라서 혈압을 상승시키는 약물 종류에 대해 알고 계시면 되고,
주입 방법에 관해서는 오더에 따르거나 부서 내 표준화된 주입 용량 표에 따라 공부하셔야 해요.

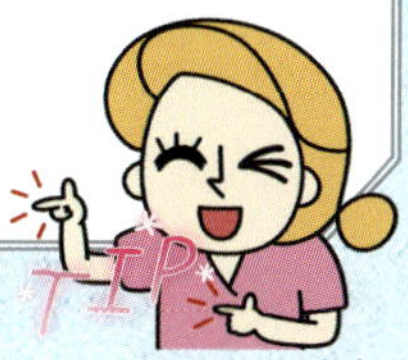

Fentanyl / Morphine

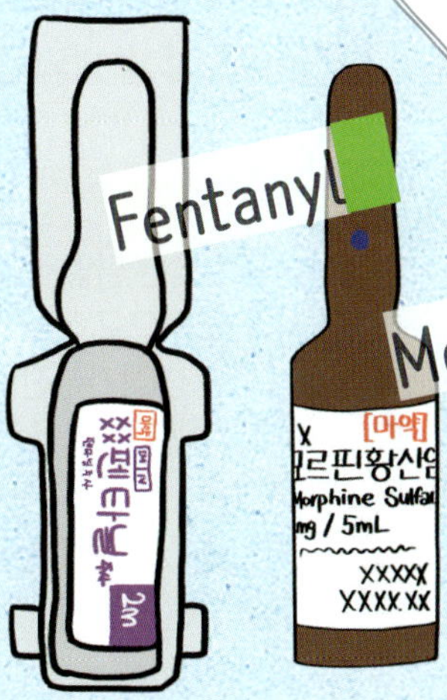

진통제나 안정제는 혈관 확장(vasodilatation)을 통한 후부하 감소,
그리고 중추신경계 억제에 따른 교감신경계 활동 저하 등의 이유로
혈압이 감소해요

Hypotension

: 수축기 혈압이 90mmHg보다 낮은 상태를 말합니다. 이완기 혈압은 수축기 혈압에 비해 환자의 기능 장애를 동반하는 저혈압 상태를 잘 반영하지는 않지만, 일반적으로 60mmHg 미만을 저혈압으로 정의합니다.

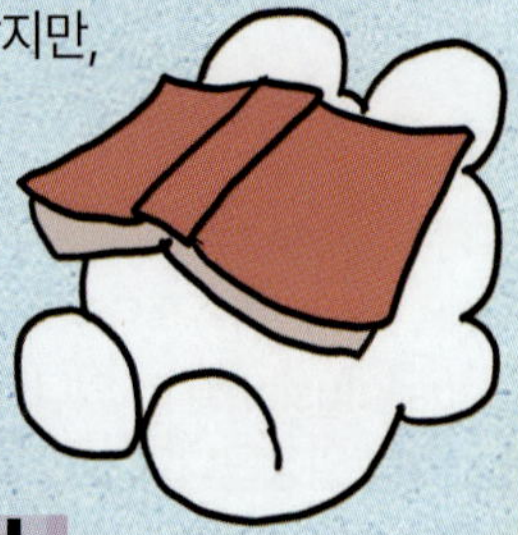

임상 Story

"역시 짬(?)은 무시 못하는구나..."

"선생님! 환자분 혈압이 뚝뚝 떨어져요!"
환자분의 의식도 이상하고, 측정한 혈압은 처음에 80/50이 측정되었으나, recheck 값은 68/45였다. 순간 섬뜩한 기분이 들며 주변 간호사 선생님들에게 도움을 청했다. 다행히 챠지 간호사 선생님은 Fluid를 가지고 오며 순식간에 Leg elevation과 환자의 의식을 깨우는 조치를 취하며 나에게 지시했다.
"주치의에게 바로 전화해서 혈압 저하와 의식저하 있다고 말하세요. Normal Saline은 준비됐고, 환자분 Septic Shock에 빠지는 것일 수 있으니 Norepinephrine도 투여할지 확인 받아주시구요. 빨리요!"
챠지 간호사 선생님은 이미 답을 알고 계시는 것처럼 상황을 진두지휘하였고, 이내 환자의 상태는 정상으로 유지되었으며, 도착한 주치의는 빠른 대처에 감탄하면서 간호사들에게 고마워하였다.

(나는 이렇게 빨리는 못하겠다... 이걸 어떻게 다 알지?!)

혈압이 낮으면 무슨 문제가?

01. 심혈관계

: 맥박수 증가, 약한 맥박, 맥압의 감소, 중심정맥압 감소

02. 호흡

: 호흡수 증가, 얕은 호흡, PO2 감소, PaCO2 증가

03. 신장

: 소변량 감소, BUN & Cr 증가되며 신부전 초래

04. 뇌

: 사구체여과율 저하, 신경화증(Nephrosclerosis), 신부전

etc.

Hyperlactatemia(lactic acidosis), 사지청색증(pale extremities), 혈액 순환 감소로 피부가 차갑고 축축함.

혈압은 왜 낮아질까?

- 저혈량증, 출혈 등으로 인한 혈액 양 감소
  → 저혈량증과 후부하 감소시 PCWP 감소
- 심장수축력 감소, 심수축증, 심압전증, 빈맥
- 패혈성 쇼크, 아나필락시스, 신경성 쇼크
- 혈관확장성 증후군(vascular collapse syndrome)
  : 전신 혈관 저항이 급격히 낮아지며 발생되는 일련의 증세

이해하기 어려운 내용들.. JUDY 와 함께 유튜브로 먼저 공부해볼까요?

@rn_theboy

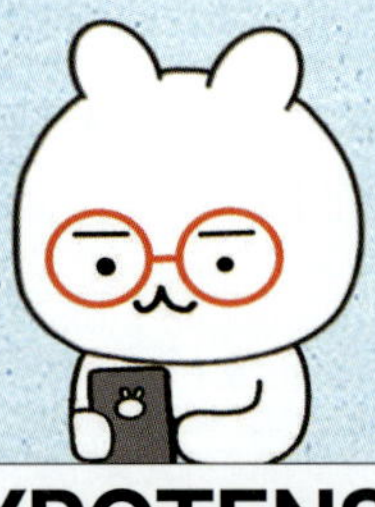

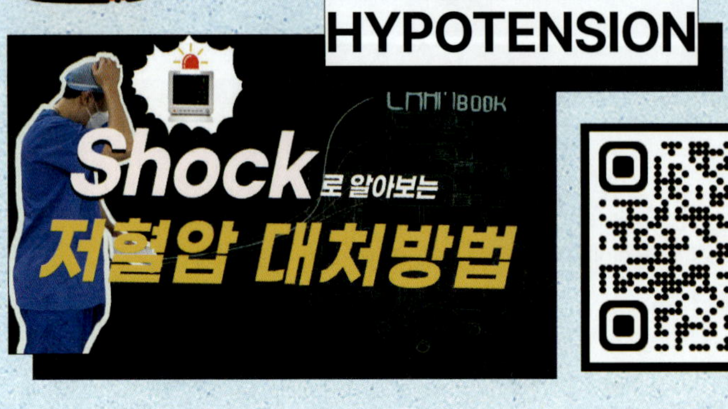

Tip!

비정상적으로 낮은 혈압은 조직관류 저하로 이어집니다. 조직으로 산소 전달이 제대로 되지 않아 다발성 장기부전(Multiple Organ Failure)이 초래될 수 있어 즉각적인 교정이 필요해요!

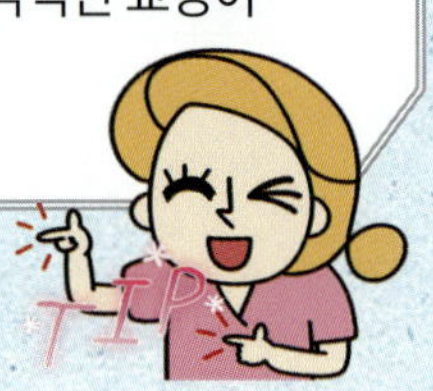

Shock 종류	MAP	CO	SVR	CVP
Hypovolemic	low or =	low	high	low
Obstructive	low	low	high or =	high
Cardiogenic	low or =	low	high	high
Distributive	low	high	low	low

$$MAP = (CO \times SVR) + CVP$$

심장 기능 저하
- 강심제 (Inotropes), VA ECMO

Afterload감소
- 혈관수축제 (vasopressor)

Preload의 감소
: 순환 혈액량 자체가 감소
- 수액, 혈액(Fluid)

SV=CO X 1,000/HR
정상치는 60~130ml/beat

✔ **1회박출량(stroke volume, SV)**

: 1회 수축시 심실에서 분출되는 혈액의 양

✔ **박출량지수(stroke volume index, SVI)**

: SV의 절대치라고 볼 수 있어요.

SVI = 1회 박출량(SV) / 체표면적(body surface area, BSA)
정상치는 36~48 mL/beat/m²

✔ **심박출량 (cardiac output, CO)**

: Arterial-wave의 systolic period에서 area under curve를 적분하여 계산할 수 있어요.

CO(L/min) = SV X HR

✔ **심장박출계수 (cardiac index, CI)**

: CO의 절대치라고 볼 수 있어요.

CI = 심박출량(CO) / 체표면적(BSA)
정상치는 2~4 L/min ^{2}

✔ **전신 혈관 저항 (systemic vascular resistance, SVR)**

✔ **중심정맥압 (central venous pressure, CVP)**

Tip!
혈역학적으로 불안정하다는 상태는 수축기압이 80~90 이하 또는 평균동맥압이 65~75mmHg 이하!! 관류 유지를 위해 이 수치는 기억해주세요!

저혈압에서의 수액 치료

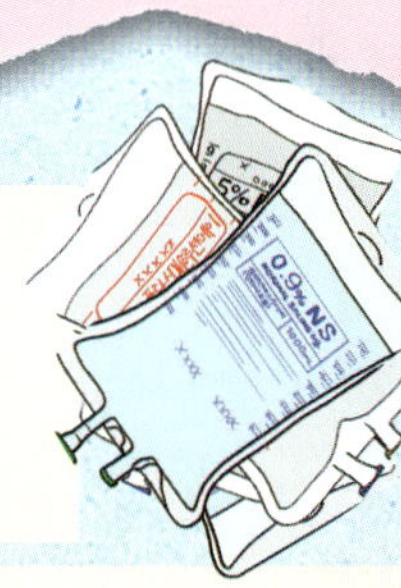

혈역학적으로 불안정하다는 상태는 수축기압이 80~90 이하 또는 평균동맥압이 65~75mmHg 이하!! 관류 유지를 위해 이 수치는 기억해주세요!

혈관 수축제

Norepinephrine

일차적인 혈관 수축제로 사용합니다. 말초 정맥 투여 시 정맥염 발생에 주의해야 합니다! β1을 자극하지만, α1자극도 큽니다.

Phenylephrine

순수한 혈관 수축제로 사용합니다.
α1만 자극하기 때문에 SVR 만을 증가시킵니다.

Epinephrine

Norepinephrine, Dopamine 보다 강력하게 작용하며 α1과 β1 자극이 강력하게 작용합니다.

Vasopressin

V1 수용체에 작용하여 SVR 을 증가시킵니다.
이차적인 혈관 수축제로 고려하며 후부하나 심박출량 증가의 효과는 없다.

Dopamine

Norepinephrine 에 비해 β1 자극이 강하여 심박수가 빨라지는 등의 부정맥 발생률이 높습니다.
약물 농도에 따라 혈관 수축제, 강심제로 다양하게 사용 가능합니다.

강심제

Dobutamine

β1 자극이 Epinephrine과 맞먹고, Dopamine보다 강합니다. 하지만 말초 혈관 저항(SVR)을 감소시켜 오히려 혈압이 감소할 수 있으므로 주의해야 하며, Dopamine과 마찬가지로 HR가 빨라지는 등 부정맥 발생률이 높으므로 주의해야 합니다.

Milrinone

phosphodiesterase inhibitor로, β blocker를 사용하고 있는 경우에도 심박출량을 증가시킬 수 있고, 폐동맥 저항을 낮출 수 있다는 장점이 있습니다. CO을 증가시키는데는 효과적이지만 SVR이 낮아지며 전신혈압저하가 발생할 수도 있습니다.

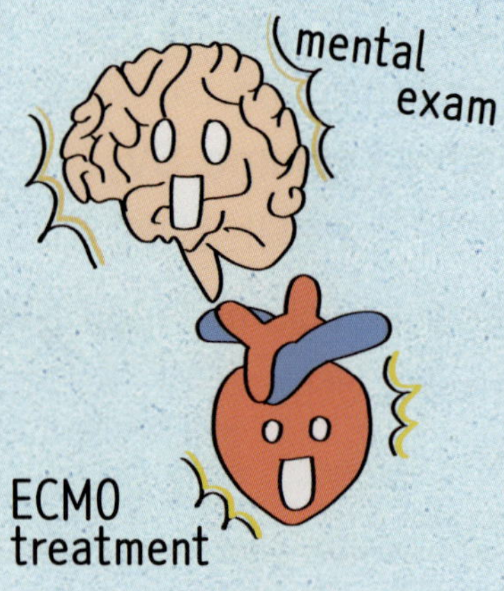

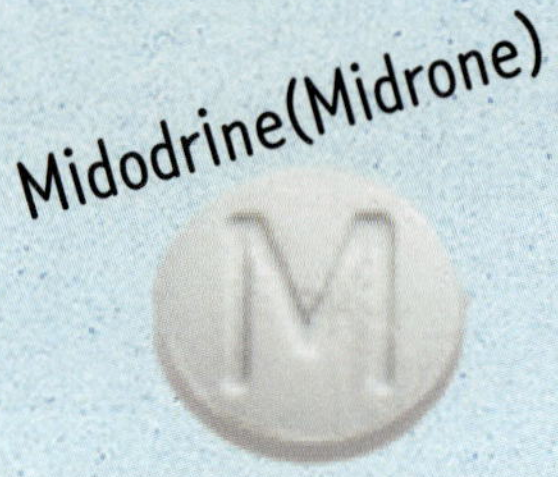

그 외 저혈압 대처 방법

* 진정제를 사용하고 있는 환자의 경우 의식 상태를 사정하여 진정으로 인한 혈압 저하 여부를 평가하여 진정제 용량을 감소시킬 수 있어요.
* 순환 보조를 위해 쇼크체위(modified Trendelen Burg's position)을 취해주거나, 항쇼크바지 적용, 그리고 체온을 정상 범위로 보온할 수 있습니다
* SaO2 90% 이상으로 산소화를 증진시키거나 수혈을 통해 Hb를 상승시킵니다.
* 감염으로 인한 패혈 쇼크 시 항생제 치료를 시작합니다
* 척수 손상으로 인한 신경성 쇼크 시 척수 부종 감소를 위해 Steroid를 투약합니다
* 심장기능 손상 시 Calcium을 투약할 수 있고, 해결되지 않는 심인성 쇼크와 관련하여 ECMO(ExtraCorporeal Membrane Oxygenation) 치료를 시행할 수 있습니다
* α_1 receptor 활성화에 따른 말초 혈관 저항 상승으로 복부 정맥의 혈류를 줄임에 따라 혈압을 유지하는 Midodrine(Midrone)을 경구(PO)로 복용시킬 수 있습니다.
  주로 기립성저혈압에 자주 사용됩니다.

Tip!

강심제는 장기간 사용시 합병증이 발생하게 되므로 혈류역학적으로 불안정되지 않도록 사전에 weaning을 시작해야 합니다. 강심제의 weaning 순서는 합병증이 많은 약제부터 용량을 줄이는 것이 권장됩니다.

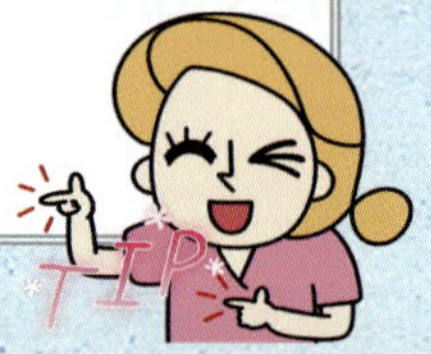

α_1 자극이 큰 Norepinephrine, Phenylephrine을 시작으로 Epinephrine, Dopamine으로 줄여주세요!

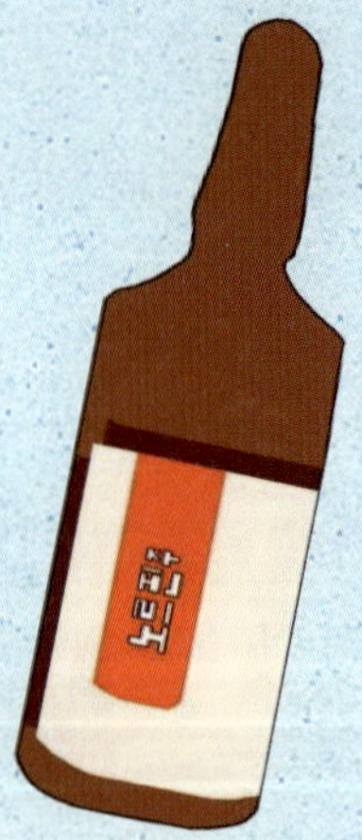

α1 자극이 강한 Norepinephrine은 혈압을 상승시키기 위한 1차 약제로 많이 사용됩니다. 하지만 단점을 꼭 알고 계셔야 합니다. Norepinephrine은 침윤에 따른 조직 허혈을 유발할 가능성이 있으므로 중심정맥관 투여가 권장됩니다만, 말초정맥관 이용도 가능합니다.
하지만 최소 기간으로 사용하는 것이 좋고, 정맥주사 위치가 하지보다 상지가 안전합니다.
장 신경계에 대한 억제 효과 때문에 위장 운동성 및 소화물질 분비 감소가 일어나 영양 공급이 제한될 수 있습니다.

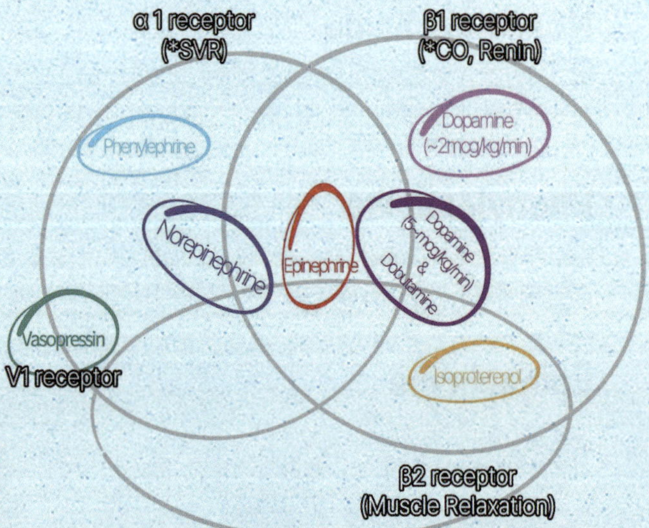

혈관&심장의 α, β receptor와 결합하는 방식에 따른 약제

참고:대한심장학회 심인성쇼크연구회(2021) 한국심인성쇼크 가이드북

잘 기억하기 힘드니 그림으로 그려서 기억하기!
자주 사용하는 승압제마다 α, β_1, β_2 receptor 의 효과가 다르다는 것이 중요해요!

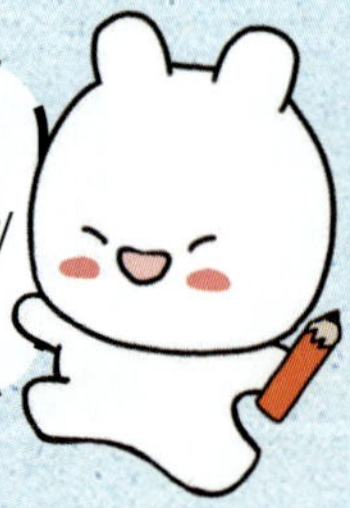

일상생활 중에도 Norepinephrine이 발생해요! 바로 긴장상태입니다. 긴장했을 때 자율신경계의 교감신경이 활성화되면서 신경말단에서 카테콜아민(catecholamine) 중 Norepinephrine이 유리돼요.
이 Norepinephrine 때문에 긴장을 하게 되면 심박수와 심근 수축력이 증가되어 맥박수가 증가하고 혈압도 상승하는 것입니다.

심박동수

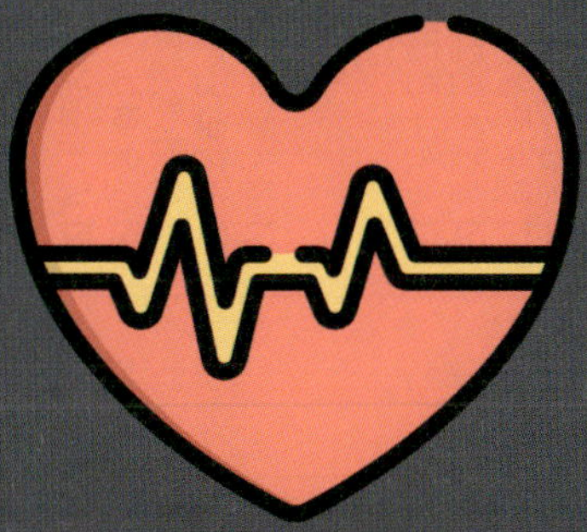

빈맥 - Why Algorithm 알고리즘 사고력 기르기

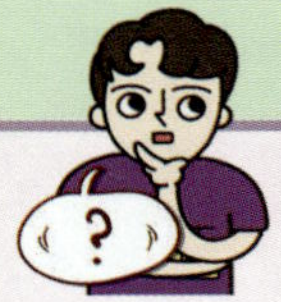

심박동수?? 맥박수?

* 심박동수(Heart rate)

심장이 1분 동안 박동하는 횟수를 의미한다. 환자감시장치의 심전도 감시를 통해 측정할 수 있다.

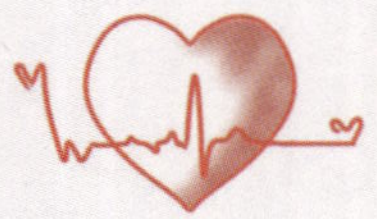

"심박동수"
ECG rhythm분석으로 측정

* 맥박수(Pulse rate)

맥박은 동맥에서 심장 박동으로 인해 일어나는 주기적인 파동을 말한다. 심장의 박동 수를 간접적으로 나타내는 지표로, 동맥의 상태에 따라 감지되는 정도가 다를 수 있다. 부정맥이 있는 경우 실제 심박동수와 맥박수가 차이가 나는 맥박 결손 증상이 나타날 수 있다.

맥박은 환자감시장치(patient monitor)를 부착하지 않은 채 심박동수를 추정할 수 있어 일반병동에서 흔하게 측정하지만, 중환자실에서는 환자의 혈액 순환 정도를 평가하기 위해 맥박을 이용한다. 동맥을 통한 검사(CAG, TFCA 등)를 할 때 동맥 촉지를 통해 박동세기를 평가하는 것도 같은 원리이다.

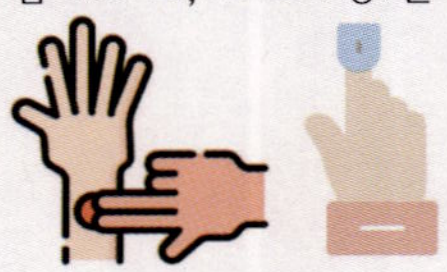

맥박
동맥 촉지 or 산소포화도 측정 장치로 측정

Check P → Tachycardia

Assessment_1: 간호 사정

- ☑ 감염 증상(상처 감염 , 배양검사 등)이 있나요?
- ☑ 부정맥이 관찰되나요?
- ☑ 고열이 있나요?
- ☑ 가슴 두근거림, 가슴답답함이 있나요?
- ☑ 호흡곤란이 있나요?
- ☑ 탈수 증상이 있나요?
- ☑ 출혈이 관찰되나요?
- ☑ 부종이 관찰되나요?

Assessment_2: 대상자 사정

- ☑ 과거력 부정맥, 심장질환 등
- ☑ 처치로 인해 빨라질 상황인지 확인 (수혈, 항생제, 승압제 투여 등)
- ☑ 운동 여부
- ☑ I/O Check
- ☑ 커피, 카페인 등 섭취 여부
- ☑ 흡연 여부

간호 수행

- ☑ 안정 권유
- ☑ 심호흡 권유
- ☑ 필요시 ECG monitoring
- ☑ 출혈 관찰 시 알리기 교육

재 측정 시에도 맥박이 빠르게 측정되나요?

아니요 →
- 필요 시 간호 기록 작성
- 필요 시 인수인계
- 필요시 의사와 대상자 상태 공유

예 → 간호 사정

1. 빈맥 간호 사정

빈맥은 심박수가 정상보다 빠른 상태를 말하며, 그 원인과 증상은 다양하다.

- 감염 증상: 감염은 빈맥의 일반적인 원인이 되며, 특히 심내막염(Endocarditis) 같이 심장과 관련된 감염은 더욱 위험할 수 있다. 감염 증상으로 발열, 오한, 근육통, 기침, 콧물 등이 있을 수 있다.
- 부정맥: 심장 박동이 불규칙하거나 빠르고 느린지 확인해야 한다. 심방세동, 심실빈맥 등의 부정맥은 심각한 합병증을 유발할 수 있으니 주의할 것. 필요시 ECG monitoring을 수행한다.
- 고열: 고열은 빈맥을 유발할 수 있으며, 감염이나 탈수, 갑상선 기능 항진증 등과 연관된다.
- 가슴 두근거림, 답답함: 심장마비, 심근경색, 울혈성 심부전 등 심각한 심장 질환의 징후일 수 있다.
- 탈수 증상: 탈수는 혈액량 감소로 빈맥을 유발할 수 있고, 구토나 설사, 소변량 감소 등의 증상이 있는지 확인하여 탈수 증상을 알아차릴 수 있다.
- 출혈 증상: 출혈은 혈액량 감소로 빈맥을 유발할 수 있다.
- 부종: 부종은 심장 기능 저하, 혈관 질환, 신장 질환 등의 징후일 수 있고 빈맥을 유발한다.
- 대상자 사정: 심장과 관련된 과거력, 통증이나 불안을 유발하는 처치를 하고 있지 않은지 확인한다. 카페인이나 흡연 역시 빈맥을 유발할 수 있으니 주의하자.

Assessment_1: 간호 사정

- ☑ 감염 증상(상처 감염 , 배양검사 등)이 있나요?
- ☑ 부정맥이 관찰되나요?
- ☑ 고열이 있나요?
- ☑ 가슴 두근거림, 가슴답답함이 있나요?
- ☑ 호흡곤란이 있나요?
- ☑ 탈수 증상이 있나요?
- ☑ 출혈이 관찰되나요?
- ☑ 부종이 관찰되나요?

Assessment_2: 대상자 사정

- ☑ 과거력 부정맥, 심장질환 등
- ☑ 처치로 인해 빨라질 상황인지 확인 (수혈, 항생제, 승압제 투여 등)
- ☑ 운동 여부
- ☑ I/O Check
- ☑ 커피, 카페인 등 섭취 여부
- ☑ 흡연 여부

맥박이 빠를 만한 상황이 있나요?

아니요

- 필요 시 간호 기록 작성
- 필요 시 인수인계
- 필요시 의사와 대상자 상태 공유

예

의사 Notify

예상되는 처방

- 해열제 투여
- Fluid Hydration
- 필요 시 Lab F/U
- 관련 과 협진 의뢰
- 관련 약물 용량 조절 및 중단

간호 수행

간호 평가
맥박이 변화 없거나 더 빨라졌나요?

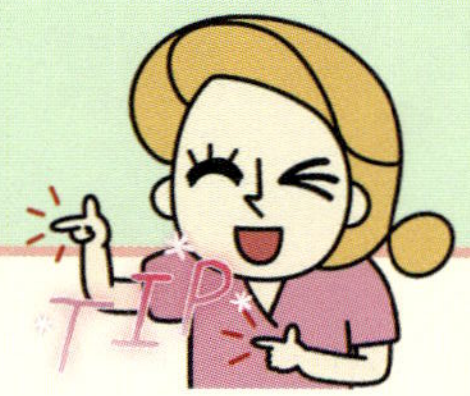

빈맥과 관련된 응급상황!

빈맥과 함께 저혈압이 동반되는 경우 응급상황으로 여겨야 한다.

빈맥은 심장 근육에 과도한 부담을 주고 심장 기능을 저하시킨다. 이 현상이 악화시 충분한 혈액을 순환시키지 못하여 혈압이 떨어진다. 혈압 저하는 중요 장기로 혈액 공급을 감소시켜 어지러움, 의식 저하를 초래할 수 있고, 사망에 이를 수 있다.

이를 즉각 교정해주기 위해서는 제세동기(Defibrillator)를 이용한 Cardioversion이

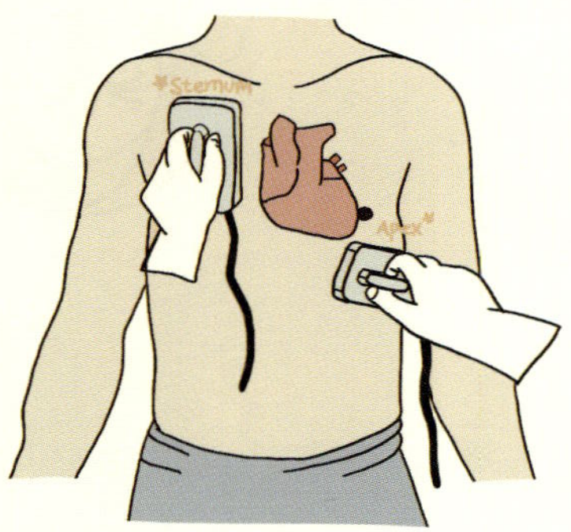

필요하다. 만약 빈맥과 함께 혈압저하 상태가 발생한다면 즉시 의사에게 알린 뒤 처치하도록 하자.

2. 빈맥 상황 기본적인 간호 수행

- **안정 & 심호흡 권유**: 빈맥은 불안감을 유발할 수 있고, 불안감은 빈맥을 더욱 악화시킬 수 있다. 따라서 불안감 해소 중재가 필요하다. 빈맥은 심장 근육에 부담을 줄 수 있는데, 이 때 안정과 심호흡이 부담을 줄이는 데 도움이 된다. 심장의 빠른 박동은 산소 공급을 감소시킬 수 있기에 심호흡을 통해 산소화를 증진할 수 있다.
- **ECG monitoring**: 빈맥의 정확한 측정과 심장 박동 규칙도를 파악하기 위해 ECG monitoring을 시행할 수 있다. 기본적인 3 Lead ECG를 통해 관찰하고, 필요시 의사에게 알린 뒤 12 Lead ECG 검사가 필요할 수 있다.

3. 재측정 후 빈맥 시 대처

빈맥 상황이 반복될 경우 의사와 상의하여 다음 처치를 수행할 수 있다.

- **증상 조절**: 항부정맥제 투여(강력한 항부정맥제는 amiodarone), 빈맥에 유용한 고혈압약제 투여(Beta Blocker, Type 1 CCB), 고열일 경우 해열제 투여, 통증이 원인일 경우 진통제 투약. 관련 약물 용량 조절 및 중단.
- **원인 교정**: ECG F/U이나 Lab(Cardiac marker), 관련 과 협진 의뢰를 통해 빈맥 원인을 찾을 수 있다.

4. 간호 평가

의사 처방에 따른 간호 수행의 평가 과정. 빈맥이 호전되었다면 상황에 대한 간호 기록과 인수인계 과정으로 마무리하고, 호전되지 않았다면 이전 알고리즘 과정을 반복하며 환자의 증상 조절을 위한 노력을 하게 된다.

서맥 - Why Algorithm 알고리즘 사고력 기르기

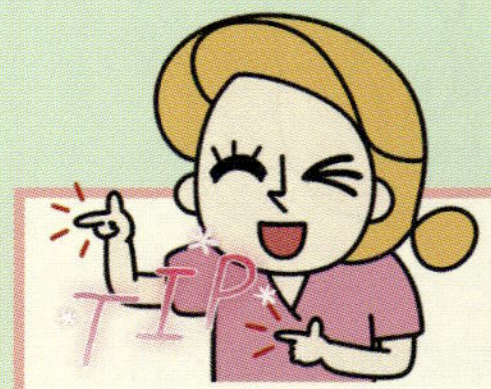

서맥은 증상이 있느냐 없느냐가 가장 중요!

미국심장협회 ACLS 알고리즘에도 서맥 상태에서 증상 유무로 대처방법이 달라진다. 50회 이하의 서맥 상태에서 증상이 없는 경우 특별한 치료가 필요하지 않다고 명시하고 있다. 하지만 앞서 학습한 어지러움이나 현기증, 무기력, 호흡곤란, 가슴 답답함 등 서맥에 동반되는 증상이 있다면 즉시 심박수를 증가시키는 약물(아트로핀, 도파민, 에피네프린) 투약이 고려되고, 의식저하와 함께 서맥 상태가 지속되다 맥박이 느껴지지 않고 호흡이 없다고 판단되면 심정지로 여겨 심폐소생술(CPR)을 수행할 수 있다.

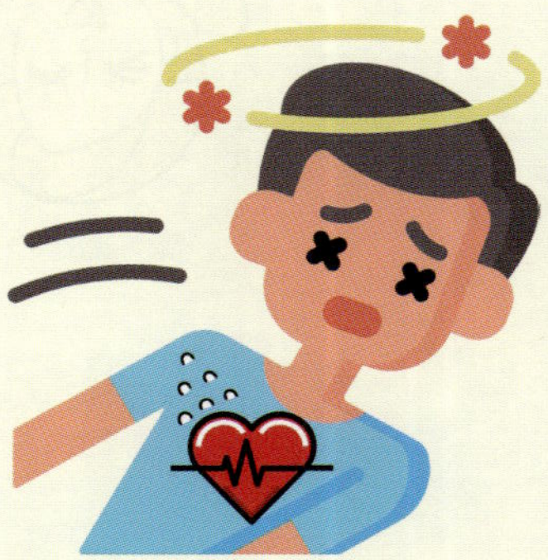

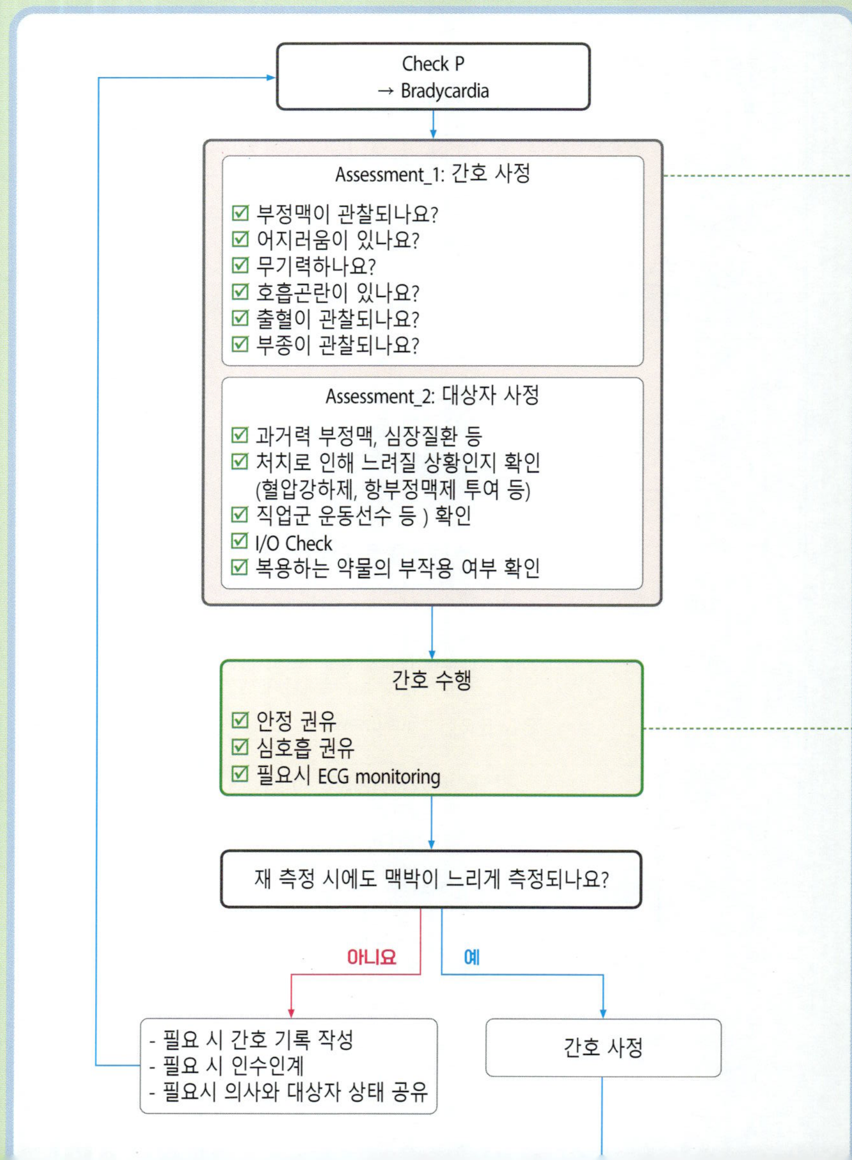

1. 서맥 간호 사정

서맥은 심박수가 정상보다 느린 상태를 말하며, 임상에서는 50회 미만의 경우를 유의미한 서맥으로 여긴다. 특히 서맥은 동반 증상이 있느냐 없느냐로 처치 필요 여부가 결정되므로, 증상에 대해 반드시 기억하도록 하자.

- **부정맥**: 심장 박동이 불규칙하거나 빠르고 느린지 확인해야 한다. 심방세동, 각차단 등의 부정맥은 심각한 합병증을 유발할 수 있으니 주의할 것. 필요시 ECG monitoring을 수행한다.
- **어지러움, 무기력, 호흡곤란**: 서맥은 혈액 공급 감소를 유발하여 뇌로 충분한 산소와 영양분 공급이 제대로 전달되지 못해 어지러움이나 현기증, 무기력, 의식저하가 발생할 수 있다. 마찬가지로 폐로 원활한 혈액 공급이 어려워 호흡곤란, 숨가쁨, 흉통 등의 증상이 유발될 수 있다.
- **대상자 사정**: 심장과 관련된 과거력 확인과 동시에 서맥에서는 특징적 대상자 사정이 포함된다. 운동선수들은 심장이 더 많은 혈액을 수용하고 근육이 두꺼워져 심비대와 함께 심박수가 감소하는 현상이 발생하는 경향이 있다. 따라서 본래 환자에게 서맥이 있었는지 확인하는 과정이 필요하다. 진정제가 투약되거나 수면제가 처방되어 수면을 이루는 환자들은 진정상태로 서맥 상태가 유지될 수 있다. 투약력 중 특히 beta blocker(상품명 딜라트렌드, 콩코르)를 복용하는 환자들의 경우 beta blocker투약이 서맥을 유발하는 부작용이 있다. 따라서 서맥 환자에게 beta blocker복용력을 필수적으로 확인해야 한다.

응급실에서 서맥 환자가 왔을 때 "아트로핀!" "TCP?!" 이렇게 막 소리치시는 것 같던데…

서맥 환자의 즉각적인 증상 조절을 위해 대표적인 약물과 처치이다.

Atropine sulfate: 심장 박동을 증가시키고 혈압을 상승시키는 효과가 있다. 응급 상황에서 정맥주사 뿐만 아니라 기도 내 투약도 가능하다. 현재 임상에서 사용하는 아트로핀은 1Ample (0.5mg/1ml) 조성으로, 2020년도 이후 ACLS 알고리즘에서 아트로핀 초기 투약 용량이 0.5mg에서 1mg로 변경되었으니 아트로핀 1mg가 처방되면 2ample을 챙기도록 하자.

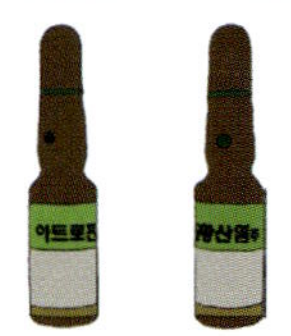

TCP(Transcutaneous Pacing): 경피적심장박동조율을 뜻하는 TCP는 환자의 흉부에 2개의 전극 패드를 부착해 전기 자극을 통해 심장 박동 수를 증가시키는 것이다. 전기 자극의 강도와 속도를 조절하여 심박수를 원하는 수준으로 조절한다. 임상에서 제세동기가 TCP기능을 수행할 수 있게 제작되므로 TCP를 적용한다고 하면 제세동기를 준비하면 된다.

TCP는 치명적인 단점으로 극심한 통증이 있다. 따라서 서맥으로 인한 초응급상황에 단시간 적용하고, 이후 상태에 따라 Pacemaker 등의 시술로 전환할 수 있다.

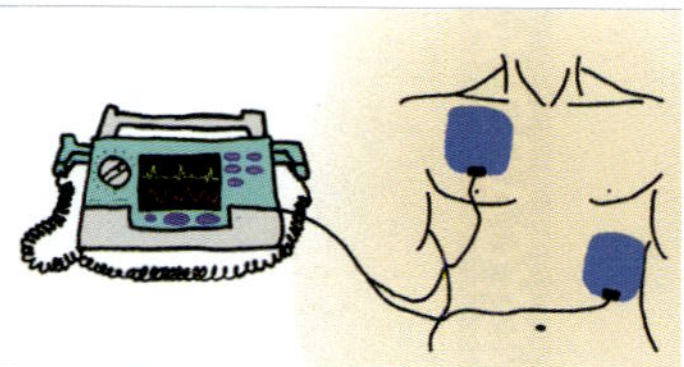

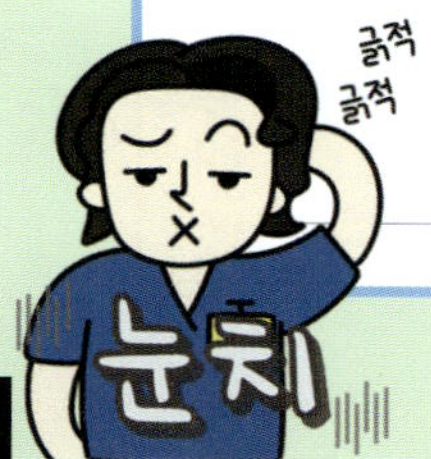

Assessment_1: 간호 사정
- ☑ 부정맥이 관찰되나요?
- ☑ 어지러움이 있나요?
- ☑ 무기력하나요?
- ☑ 호흡곤란이 있나요?
- ☑ 출혈이 관찰되나요?
- ☑ 부종이 관찰되나요?

Assessment_2: 대상자 사정
- ☑ 과거력 부정맥, 심장질환 등
- ☑ 처치로 인해 느려질 상황인지 확인 (혈압강하제, 항부정맥제 투여 등)
- ☑ 직업군 운동선수 등) 확인
- ☑ I/O Check
- ☑ 복용하는 약물의 부작용 여부 확인

맥박이 느려질 만한 상황이 있나요?

아니요 →
- 필요 시 간호 기록 작성
- 필요 시 인수인계
- 필요시 의사와 대상자 상태 공유

예 → 의사 Notify

예상되는 처방
- Atropine 투여
- 지혈제 투여(출혈이 심할 경우)
- Fluid Hydration
- 필요 시 수혈
- 필요 시 Lab, EKG F/U
- 관련 과 협진 의뢰
- 관련 약물 용량 조절 및 중단

간호 수행

간호 평가
맥박이 변화 없거나 더 느려졌나요?

아니요 → 필요 시 간호 기록 작성 / 인수인계 / 상태 공유

예, 관련 상황 간호 기록 작성 → Assessment_2

2. 서맥 상황 기본적인 간호 수행

- 안정 & 심호흡 권유: 어떠한 문제 상황에서 안정과 심호흡은 복합적인 부작용들을 방지하는 훌륭한 간호중재이다. 불안이나 근육 부담, 혈액 순환 개선, 산소 공급 증가, 의식의 명확성 유지 등 다양한 효과까지 있을 수 있으니 활력징후가 불안정한 상태의 환자에게 안정과 심호흡 권유를 잊지 말자
- ECG monitoring: 서맥의 정확한 측정과 심장 박동 규칙도를 파악하기 위해 ECG monitoring을 시행할 수 있다. 기본적인 3 Lead ECG를 통해 관찰하고, 필요시 의사에게 알린 뒤 12 Lead ECG 검사가 필요할 수 있다.

3. 재측정 후 서맥 시 대처

서맥 상황과 동반되는 증상이 반복되는 경우 의사와 상의하여 다음 처치를 수행할 수 있다.

- 증상 조절: Atropine 투여, 출혈 증상으로 인한 서맥의 경우 지혈제 투여, 필요시 수혈, 저혈량성 쇼크나 발열의 경우 Fluid Hydration.
- 원인 교정: 12 Lead ECG F/U이나 Lab(Cardiac marker), 관련 과 협진 의뢰를 통해 서맥 원인을 찾을 수 있다.

4. 간호 평가

의사 처방에 따른 간호 수행의 평가 과정. 서맥이 호전되었다면 상황에 대한 간호 기록과 인수인계 과정으로 마무리하고, 호전되지 않았다면 이전 알고리즘 과정을 반복하며 환자의 증상 조절을 위한 노력을 하게 된다.

심박동수(Heart Rate, HR)

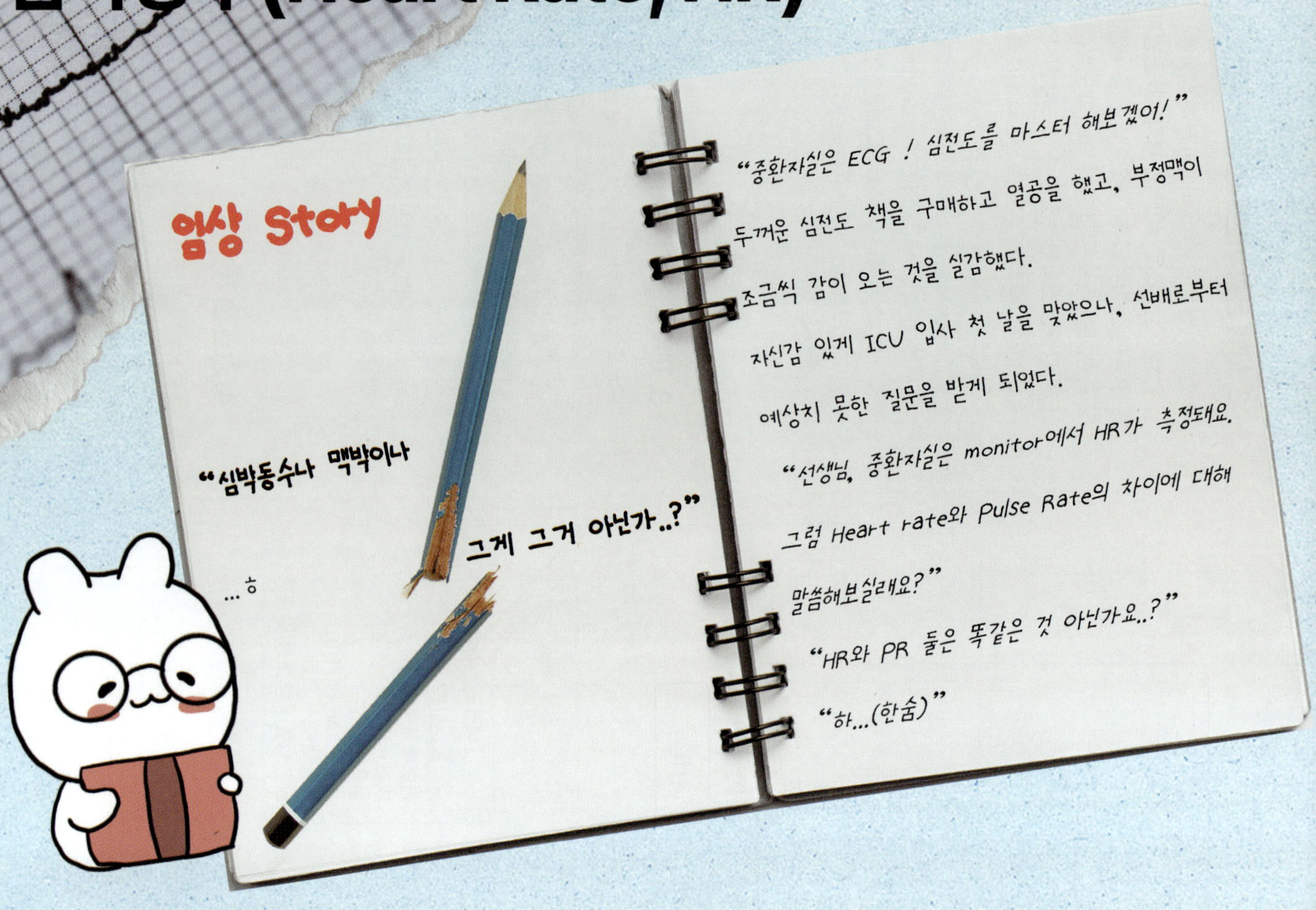

심박동수(Heart Rate, HR)

HR는 심장의 좌심실이 수축 할 때 동맥을 팽창시키고 반동시키는 압력파의 횟수를 말합니다. patient monitor가 심장의 전기적 활동을 파장 형태로 기록한 심전도(Electrocardiogram, ECG)를 분석하여 HR를 측정합니다. 더불어 청진이나 초음파를 통해 심박동수를 측정할 수 있으며, 주로 신생아의 심박동수 측정에 활용합니다.

	신생아	유아	학령기	성인
회수 (회/분)	100~160	80~140	70~100	60~100

불규칙적인 맥박이 나타나는 경우를 부정맥(arrhythmia)이라고 합니다.

BRADYCARDIA 분당 50회 미만

Heart Rate (성인 기준)

TACHYCARDIA 분당 100회 이상

HR가 정상 수치에서 벗어났다면 박동수, 리듬, 진폭과 같은 ECG와 함께 심혈관계 사정이 동시에 이루어져야 합니다. patient monitor는 심전도 파형에서 R파형을 읽어 HR를 측정하는데, ECG상 tall T(상승된 T wave)가 나타나면 monitor가 T wave를 R wave로 인식하여 HR가 비약적으로 상승해버립니다. 이를 double check현상이라 하며, 중환자실 간호사라면 심전도를 볼 줄 알아야 monitor가 HR를 잘못 측정했음을 알아차릴 수 있습니다.

맥박(Pulse Rate, PR)

PR는 심장으로부터 뻗어 나가는 동맥을 촉지하여 파동을 느끼며 횟수(min)를 측정한 것입니다.
그렇다면 결국 같은 것 아니냐구요? 아닙니다.
예를 들어, 심방세동과 같은 부정맥이 있을 경우 맥박결손이 발생하기 때문에 실제 HR 보다 PR는 그 횟수가 줄어듭니다.

Tip!

주로 carotid pulse와 radial pulse를 이용하나 femoral artery, dorsalis pedis artery, brachial artery 등 사지 동맥을 촉진하는 습관을 갖는 것이 중요합니다.

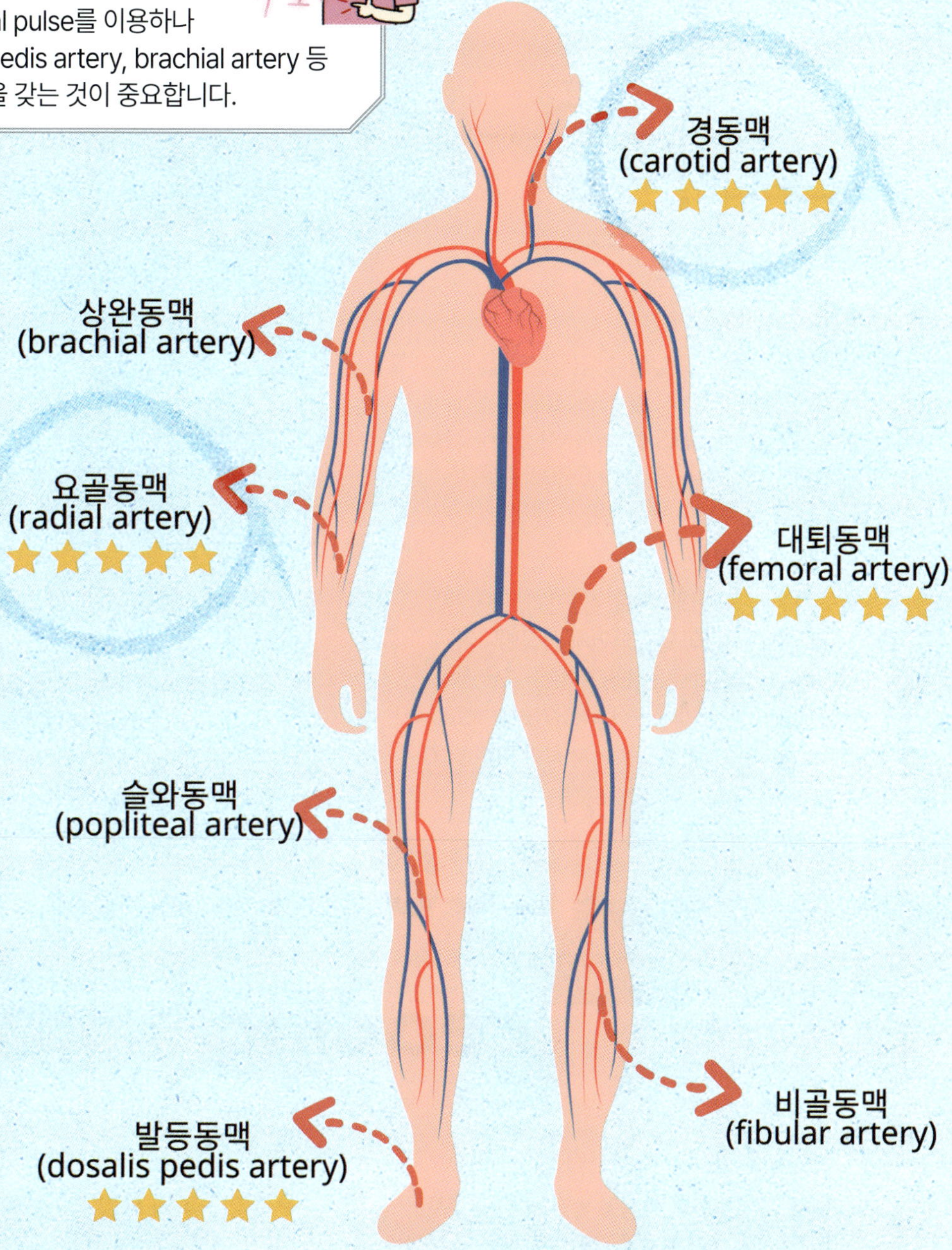

Tip!

Pulse는 심장이 박동하는 횟수를 측정하는 것뿐만 아니라 각 부위에 따라 pulse 촉지가 잘 되는지, 잘 안되는지를 통해 **전신 순환 상태**를 평가할 수 있습니다. Pulse 촉지가 잘 되면 순환 상태가 좋은 것이고, 촉지가 잘되지 않으면 순환 상태가 좋지 않음을 의미합니다.

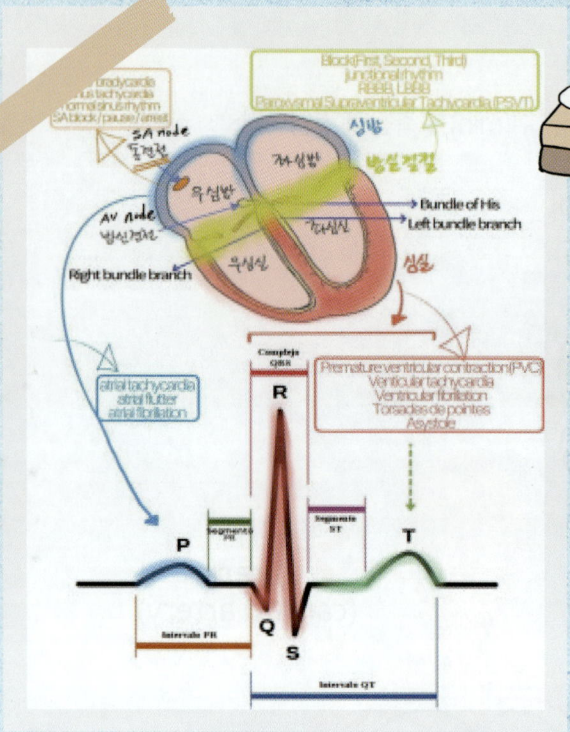

QRS complex(QRS파)

: 심실 근육의 전기적 활성으로 심실 수축(탈분극)을 의미해요. 좌심실에서 혈액이 분출되는 시점이므로 QRS 파형의 수가 HR측정의 기준이 됩니다. QRS complex는 0.06-0.1sec (두 칸 반)으로 시간이 길어지면 wide QRS라 부르며 심실빈맥이 발생할 수 있으니 주의해야 합니다.

interval QT(QT 간격)

: 심실의 탈분극과 재분극을 의미해요. QT간격이 증가할 경우 심실의 활동전위기간이 연장되면서 심실빈맥이 발생할 수 있어요. QT interval은 HR가 빠를 경우 정확한 평가가 어렵습니다. 따라서 QT 간격 교정값(corrected QT interval, QTc)이 더 중요해요. 임상에서 성인 기준 500 이상 일 때 Prolongation으로 여깁니다.

"ECG를 읽을 줄은 알아야겠다" 임상 Story

"딩딩딩딩"

내 담당환자 Patient monitor에서 HR가 160회가 측정되어 알람이 거세게 울리고 있다. 어쩔 줄 몰라 당황하던 찰나, 지나가던 선배 간호사가 걸음을 멈추고 한 마디 했다.

"환자분 tall T가 있어서 monitor가 double checking하고 있네요. 실제 HR는 80회 정도니까 안심하세요"

"네..? 아아.. 그렇군요...!"

P wave(P파)

: 심방의 전기적 활동으로 심방 수축을 의미합니다.

T wave(T파)

: 심실근의 재분극(이완)을 의미해요. Hyperkalemia상황에서 T wave가 상승하는 Tall T wave가 발생하며 심실빈맥이나 심실세동으로 악화될 수 있어요.

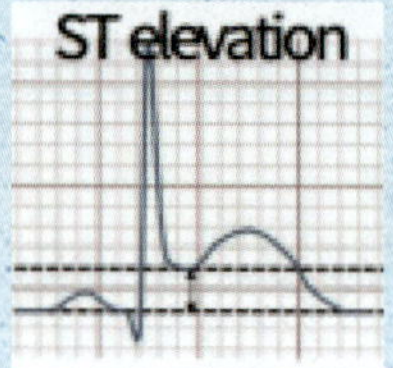

ST 분절 상승(elevation)은 급성 심근경색(acute Myocardial Infarction, MI)을 나타냅니다.

ST분절 상승이 있는 MI를 STEMI(스테미), ST분절 상승이 없는 MI를 NSTEMI(넌스테미)라고 부릅니다.

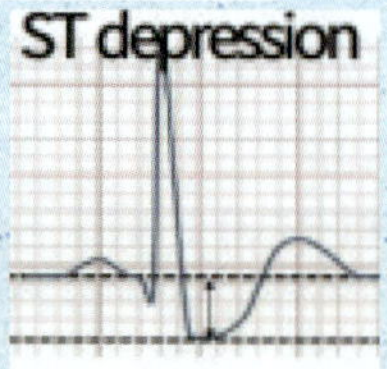

ST segment(ST 분절)

: 좌심실의 탈분극(수축)과 재분극(이완) 사이의 시간을 반영하며 방향이 중요합니다.

Tip!

심장의 자극 전도는 SA node(동방결절, 심장의 활동 전위 시작) → AV node(방실결절, 전기신호를 심실로 나누어 주는 지점) → His bundle(히스번들, 전기전도를 확산) → Bundle branch → Purkinje fibers(푸르킨예섬유)로 흘러 좌심실에서 혈액이 분출됩니다.

심장 흐름에 맞추어 발생할 수 있는 부정맥에 관한 내용은 CramBook에 정리되어 있어요. 좀 더 심층적으로 공부해보고 싶으신 선생님들은 CramBook을 참고해주세요!

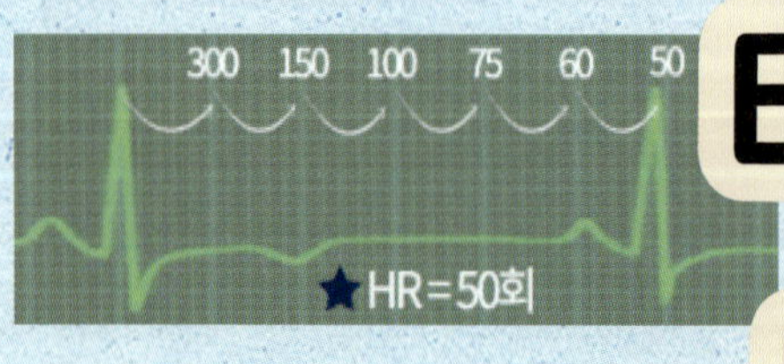

ECG reading

소년이의 Tip!

ECG에서 가장 중요한 것은 횟수와 규칙성입니다. 부정맥만 공부하시면 중요한 요점을 놓칠 수 있으니 꼭 기억해주세요! 더해서 임상에서 즉각적으로 써먹을 수 있는 "300,150,100,75,60,50 법칙"을 알아두세요! 유용하게 사용하실 수 있을 거에요:)

- ✔ 심박수: Heart rate가 정상범위에 속하는가? (NSR vs Tachycardia vs Bradycardia)
- ✔ 규칙성: P-QRS-T파의 순서대로 규칙적으로 나타나는가? P파 하나당 QRS complex 하나씩(1:1) 잘 연결되는가? (NSR vs Block)
- ✔ P파: P파의 모양, 폭, 높이는 어떠한가? (위로 볼록한 곡선 모양-Normal vs 여러개-Tachy vs 톱니모양-Flutter vs 떨림-Fibrillation)
- ✔ QRS complex: QRS군의 모양, 폭, 높이는 어떠한가? (wide QRS vs narrow QRS)
- ✔ ST segment: ST segment의 상승이나 하강이 보이는가? (ST elevation vs ST depression)
- ✔ T파: T파의 모양과 높이는 어떠한가? (tall T vs T wave inversion)

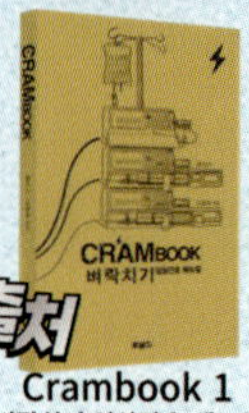

출처 Crambook 1 벼락치기 임상간호 매뉴얼

임상 Story "환자가 가슴이 두근거린다고 한다. 어쩌지, 내 가슴도 두근거린다"

"가슴이 두근거려요..."

코로나19로 입원하신 75세 할아버지께서 갑자기 나에게 말씀하셨다. 침착하게 요골동맥을 통해 맥박을 측정했고, 측정된 PR는 150회로 굉장히 빠르게 측정됐다. 잠시만 기다려 달라고 환자에게 말한 뒤 챠지선생님께 달려갔다.

"선생님! 환자분 가슴 두근거린다고 하셔서 PR측정했더니 150회입니다! 어떻게 하죠?"

"혈압은 어때요?"

"아..."

"뭐에요? 혈압 측정 안 했어요? 환자는 두근거리는 것 말고 의식 변화나 어지러움은 없었나요?"

"죄송합니다... 다시 갔다올게요!"

(~~잘 모르면 몸이 힘들다는 말이 있었지...?~~) 이 말이 갑자기 머릿속에 아른거린다ㅠㅠ

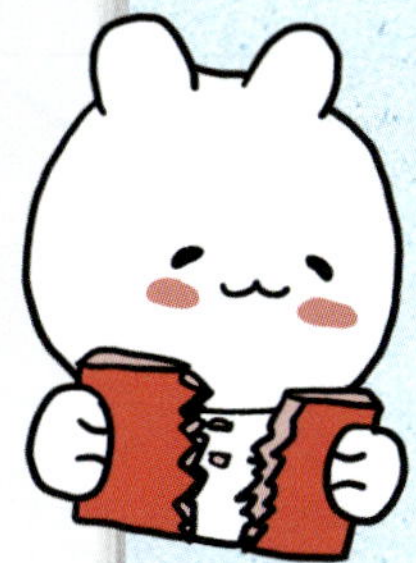

Tip!

심장은 기본적으로 교감신경이 항진되면(운동) 빨라지고, 부교감신경이 항진되면(수면) 느려집니다. 이 상황은 지극히 자연스러울 수 있어요. 하지만 과도한 빈맥이나 서맥, 증상을 동반할 경우 부정맥 발생 원인과 혈역학적 상태를 신속하게 파악한 뒤 심박동수를 정상으로 교정하는 것이 필요합니다.

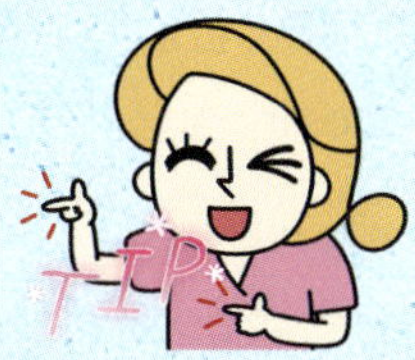

비정상적인 심박동수의 원인 및 증상

심계항진: 알코올, 카페인, 니코틴 등 기타 자극제, 전해질 불균형

어지러움, 심한 피로, 탈진, 현기증, 실신: 심부전, 심방세동, 심방조기수축, 심실빈맥, 체위성 혈압 변화 등

흉통이나 흉부 불편감: 협심증, 급성관상동맥 증후군, 부정맥, 심장판막질환

숨 가쁨, 호흡곤란: 심부전, 심장판막질환, 급성 출혈, 빈혈, 쇼크, 통증, 불안, 열, 혈량 저하 또는 과다, 지나친 비만, 폐 기능 또는 갑상선 기능 저하

저혈압, 의식수준 변화(뇌 관류 저하): 부정맥, 쇼크, 협심증, 감염, 수술

말초 부종과 체중 증가: 간 비대에 기인한 복부 팽만

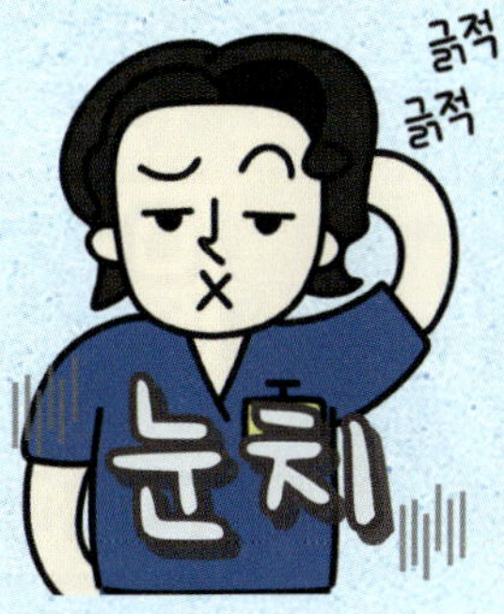

노티하면 Symptom있냐고 물어봐요..

"Symptom있나요?"

심박동수가 비정상일 경우 단순히 심박동수만 의사에게 notify할 때 항상 돌아오는 질문이에요. 비정상적 심박동수는 꼭 환자에게 나타나는 증상(symptom)을 같이 평가해야 합니다.

심박동수가 비정상일 때 할 수 있는 검사

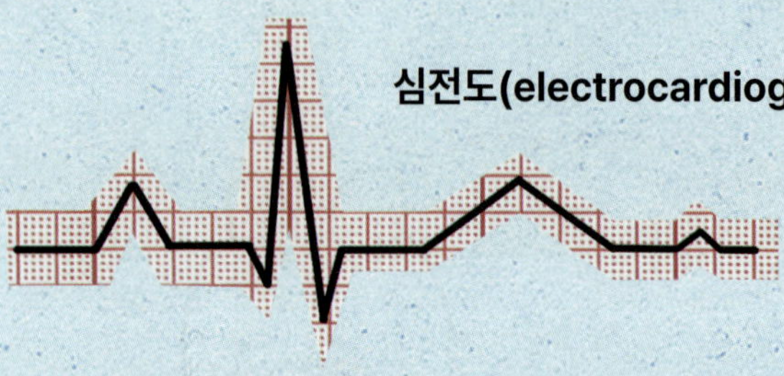

심전도(electrocardiogram, ECG) & 12 lead ECG

심장의 활동을 전기신호로 분석하는 심전도는 심혈관 문제를 확인하는데 중요한 검사입니다. 전극 세 개를 부착하는 기본적인 3 lead ECG, 심장의 다양한 각도에서 전기활동을 분석해 정교한 리듬을 판별해주는 12 lead ECG가 있어요. 정확한 부정맥 판별을 위해서는 12 lead ECG가 필요한 것을 기억해주시고, 중환자실에서는 5 lead ECG를 분석하기도 한다는 것은 참고해주세요.

심장 표지자 (cardiac markers) 검사

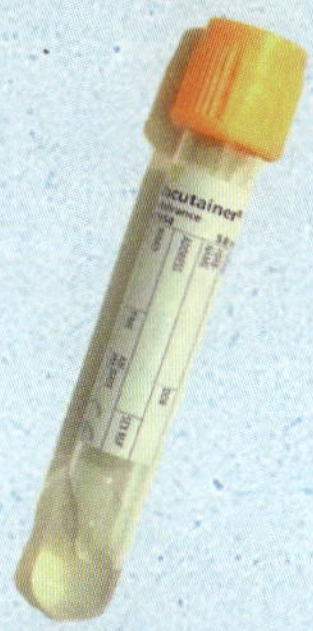

- ✔ CK (Creatine Kinase)
- ✔ CK isoenzyme
  : CKMB - 심근손상 후 4~8시간 내 상승 후 48~72시간 이내 정상화)
- ✔ Troponin: 심근손상 후 3~6시간 이내 증가

  Troponin-I의 경우 오래 동안 높은 상태로 유지되므로 며칠 전 발생한 경색(infarction)을 발견하는데 사용될 수 있어요
- ✔ Myoglobin

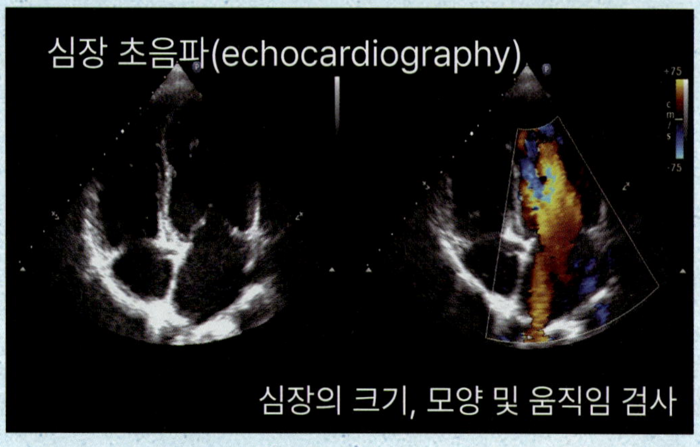

그 외

CT, MRI, 심도자법(cardiac catheterization)
지질 지표 검사(Cholesterol, TG lipoprotein LDL, HDL), 운동부하검사 등

이해하기 어려운 내용들.. JUDY 와 함께 유튜브로 먼저 공부해볼까요?

@rn_theboy

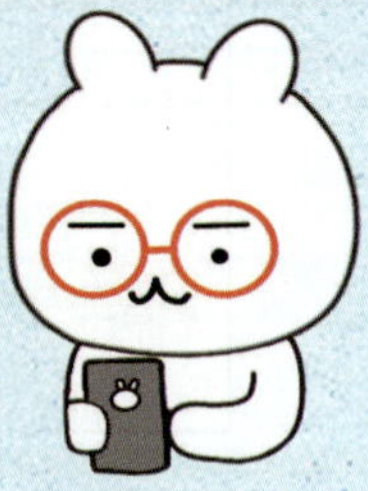

TACHYCARDIA

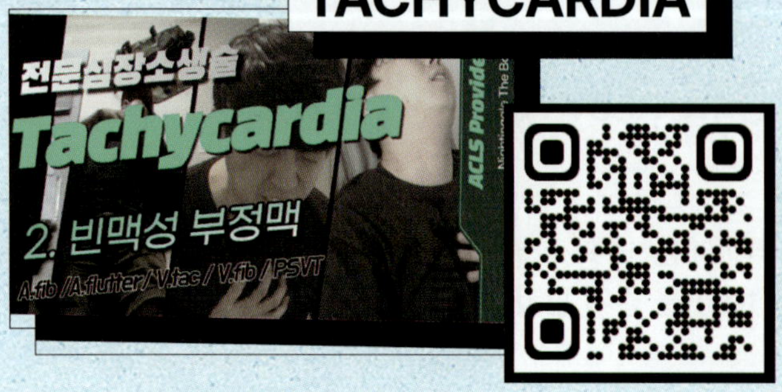

BRADYCARDIA

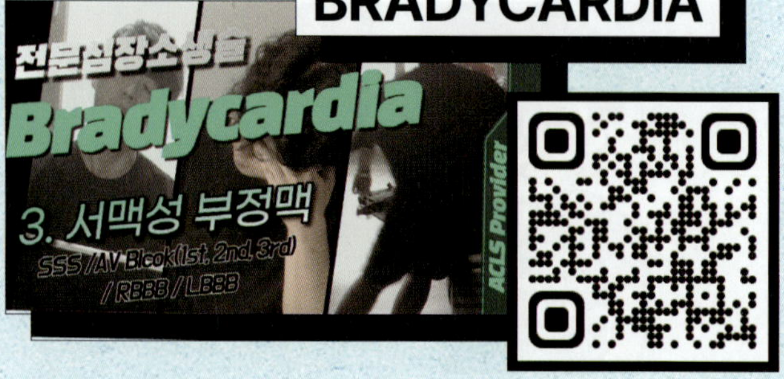

TACHYCARDIA
1차 치료법

발작성 심실상성 빈맥의 25%정도에서 효과가 있어요.

미주신경 자극법

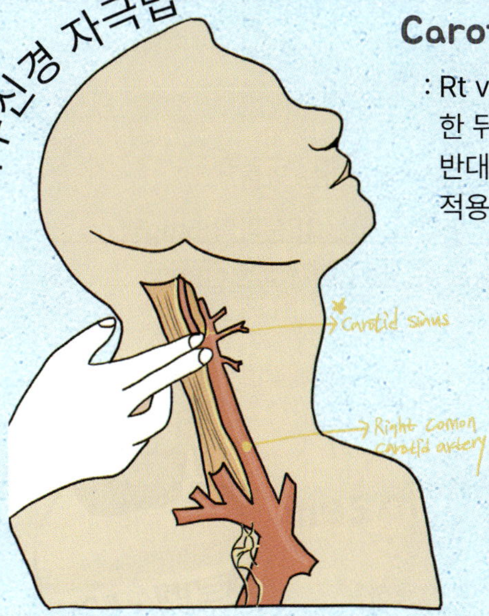

Carotid sinus massage

: Rt vagus nerve가 SA node에 영향을 많이 미치므로 환자를 왼쪽으로 바라보게 한 뒤, 우측 목동맥 위를 손가락으로 5~10초간 지그시 누릅니다. 이후 반응이 없으면 반대 목동맥을 누릅니다. carotid artery stenosis 환자의 경우 massage를 적용하면 안됩니다.

Valsalva maneuver: 복압을 높이는 방법

누운 상태에서 성문을 막고 강하게 숨을 내쉬게 하면 됩니다.

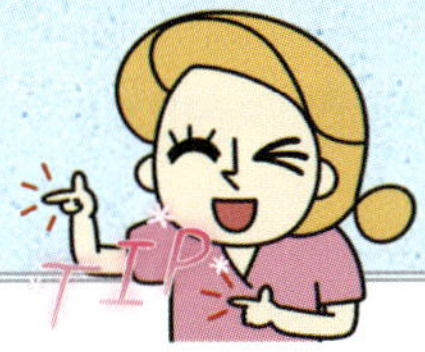

Tip!

수많은 EKG를 잘 모르시겠다구요? 괜찮습니다.
빈맥의 원인은 다양하고 EKG rhythm도 넘쳐나지만, 중환자실 간호사에게 중요한 것은 빈맥에 대처하는 방법입니다.
미국 심장 협회 ACLS 알고리즘을 통해 빈맥에 대처하는 방법에 대해 알려드릴게요!

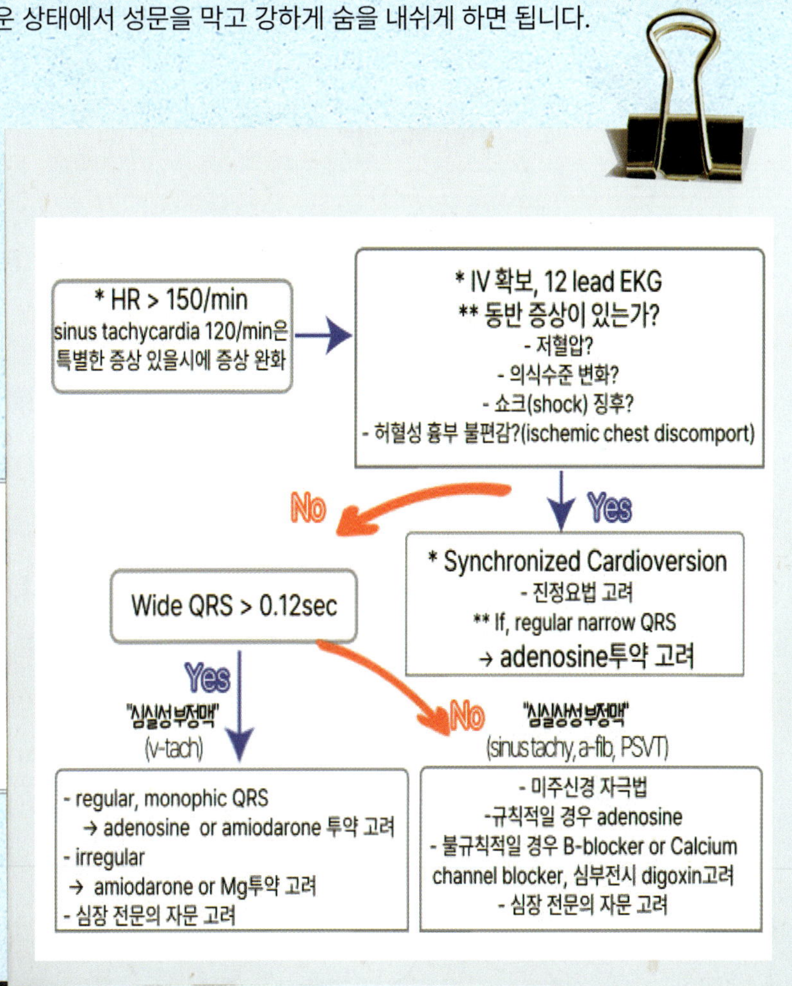

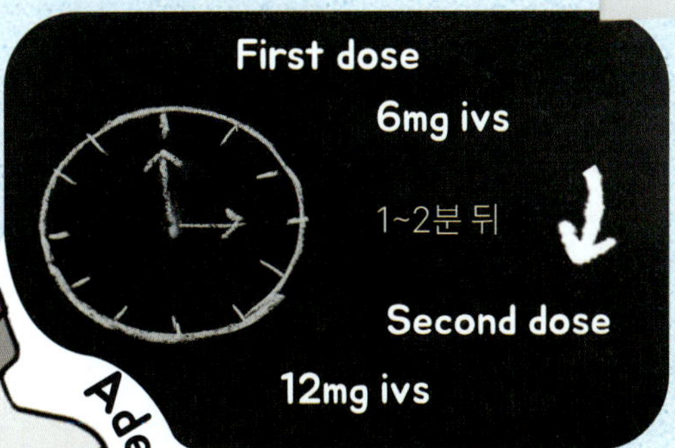

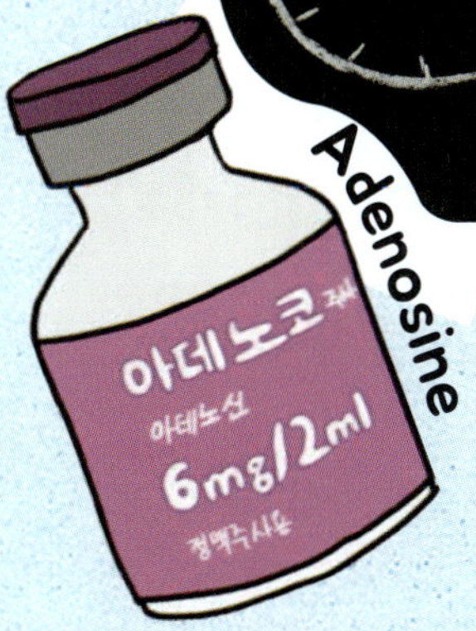

투여 시 급속 투여 하며, Normal Saline F/D 하거나 20cc 이상 flushing이 필요합니다. 조기흥분증후군(WPW) 환자는 A.fib & RVR (심실빈맥을 동반한 심방세동) 발생 우려가 있어 defibrillator를 준비하고 아데노신을 투약하는 것이 권장됩니다.

아데노신 투여시 일시적으로 가슴 불편감, 호흡곤란이 발생하므로 환자에게 충분한 설명과 감시가 필요합니다.

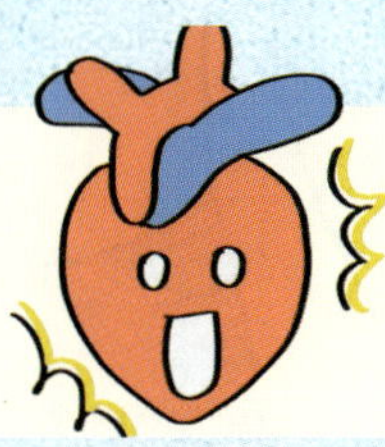

TACHYCARDIA
2차 치료법

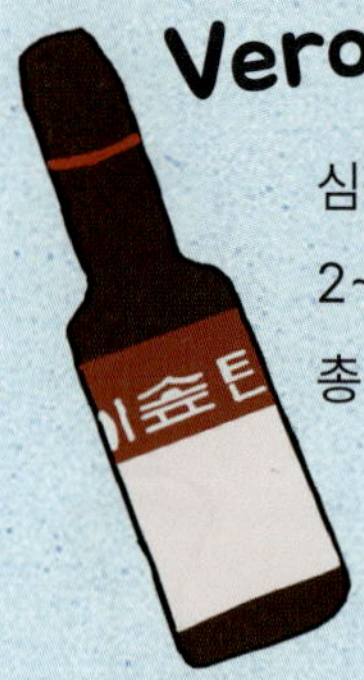

Verapamil

심장에 있는 칼슘 채널을 차단하여 심장 수축을 유발하는 칼슘의 흐름을 억제하는 약물.
2~3분에 걸쳐 2.5~10mg 투여. 15~30분 간격으로 5~10mg 반복투여. 또는 15분마다 5mg씩 총 30mg까지 사용하기도 합니다. SVT(Supra Ventricular Tachycardia)에 효과적입니다.

Diltiazem

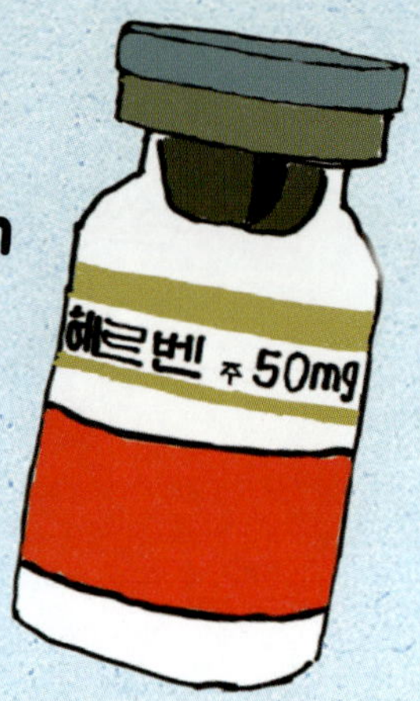

verapamil과 유사하게 칼슘 채널을 차단하지만, verapamil보다 심장과 혈관에 작용하는 특징이 있어 임상에서 많이 사용되는 약물입니다.
15~20mg(0.25mg/kg)를 2분간에 걸쳐 iv합니다.
15분 뒤 20~25mg (0.35mg/kg)를 추가 투여합니다. A.fib or A.flutter에 효과적입니다.

β-blocker
(metoprolol, atenolol, propranolol, esmolol, labetalol)

심장에 있는 베타 수용체(beta receptor)를 차단하여 심장이 적은 힘으로 더 천천히 뛰게 만들어요. 그 외 특징적으로 결절조직의 전도를 낮춰줍니다. 칼슘통로차단제와 심근 수축력을 저하시키며 심부전 환자의 경우 심박출량을 줄입니다. β-blocker의 부작용은 서맥과 저혈압이 있습니다.

TACHYCARDIA
Cardioversion

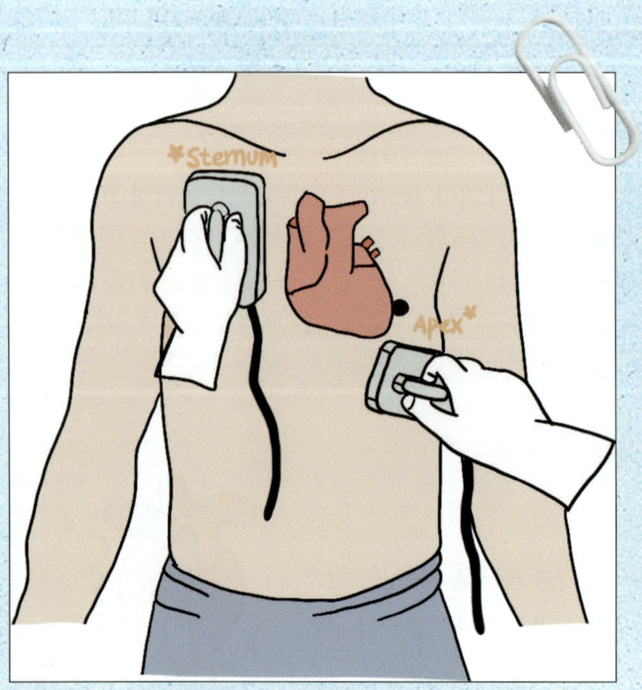

환자의 R파를 감지하여 심실의 탈분극동안 에너지를 전달합니다 (심실세동 발생 가능성을 최소화). cardioversion 후 빈맥이 종료되지 않으면 에너지를 단계적으로 올리며, 간격이 15초 이하로 짧으면 심근 손상 가능성이 있어 1분 이상의 간격으로 cardioversion 반복이 권장됩니다.

TACHYCARDIA
항부정맥제

주로 심장 근육 세포의 나트륨 채널을 차단(sodium channel blocker)해요. 탈분극을 억제하며, VF 또는 monomorphic V-tach의 2차 치료제에 사용합니다. 1~1.5 mg/kg loading 하고 1~4 mg/min 또는 0.3~0.5 mg/kg/min 으로 Continous IV 가능합니다.

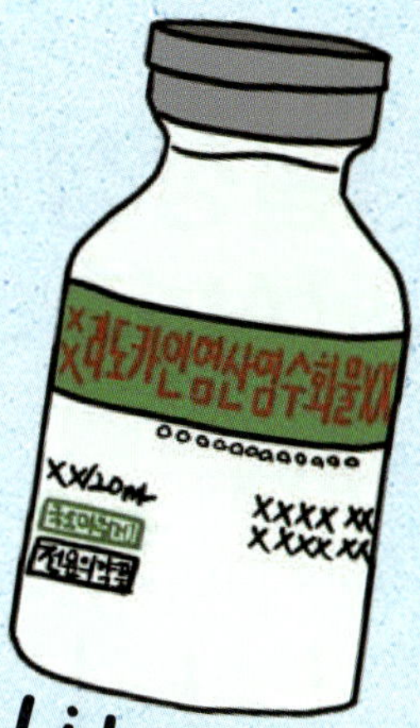

Lidocaine

Amiodarone

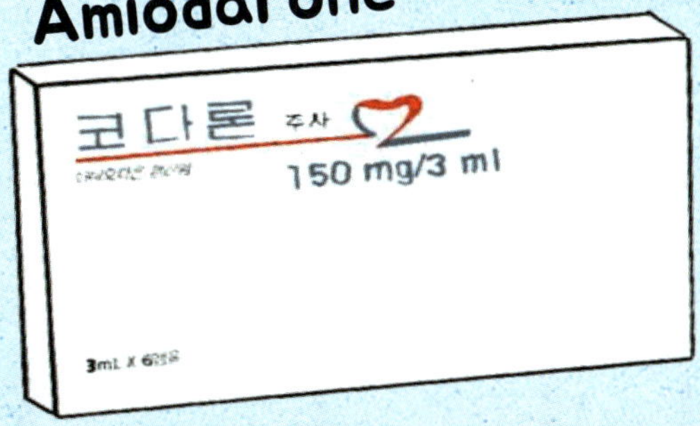

칼륨 채널을 차단(potassium channel blocker)하기에 심실성 부정맥이나 심방세동 등이 부정맥에 유용합니다. 특히 심장 세포의 재분극을 지연합니다. first dose 150mg over 10~30min, V-tach 재발시 반복 투여 가능합니다.

First dose loading 후 1mg/min for 6hr,
0.5mg/min for 18hr Continuous IV 가능합니다.

CPR상황에서는 300mg bolus 투여가 권장됩니다.

좌심실 기능 저하 환자의 빈맥에 특히 효과적이에요!

Sotalol

베타차단제와 칼륨채널 차단제의 성격을 모두 띄는 약물입니다.
100 mg (1.5 mg/kg) over 5 minutes.
prolonged QT환자에게 주의합니다.

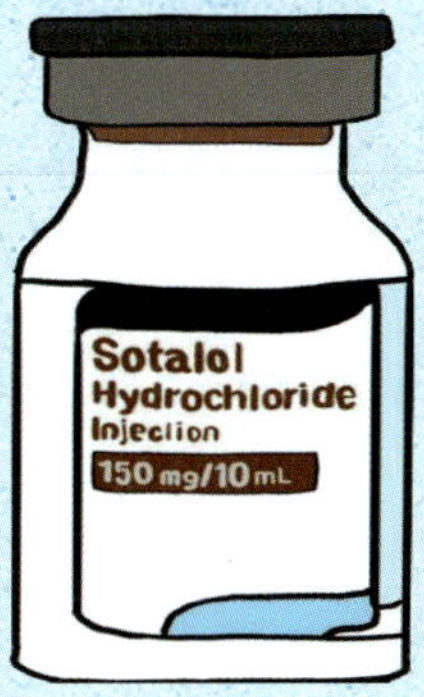

Procainamide

나트륨 채널을 차단하여 심장 세포의 탈분극을 억제합니다.
Stable Wide-QRS Tachy상황에 20–50mg/min (최대17mg/kg) 투여할 수 있습니다. 유지용량은 1–4 mg/min.
prolonged QT나 심부전의 경우 주의합니다.
VT & VF & A.fib & A.flutter에 모두 적용 가능합니다.

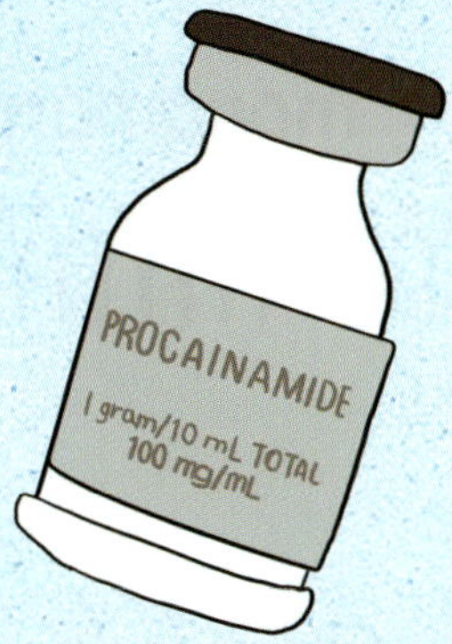

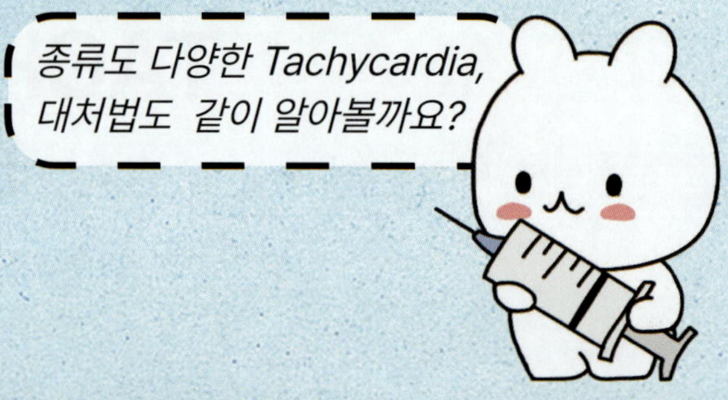

심실상성 부정맥 대처

(Atrial & AV/Bundle. QRS complex < 0.12sec)

PSVT

혈역학적 안정 상태라면 미주신경 자극법, adenosine, β-blocker, CCB, Amiodarone을 투약합니다.

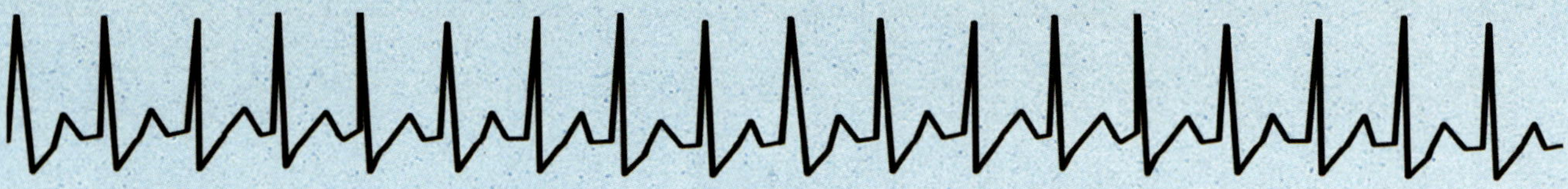

A. fib & RVR (Rapid Ventricular Rhythm)

심실 박동수를 늦추기 위해 Digitalis(digoxin), β-blocker, CCB(Diltiazem, Verapamil), Amiodarone을 사용할 수 있어요. 저심박출증이 있는 환자에서는 'Atrial kick'이 없어지므로 10-15%까지 심박출량이 감소할 수 있어요. 특히 HR가 150회/min 이상으로 상승할 경우 심실확장기가 충분치 않기에 저혈압과 울혈이 발생할 수 있으므로 약물에 반응하지 않거나 임상증상이 나타나는 경우 Cardioversion과 같이 즉각적인 교정이 필요합니다.

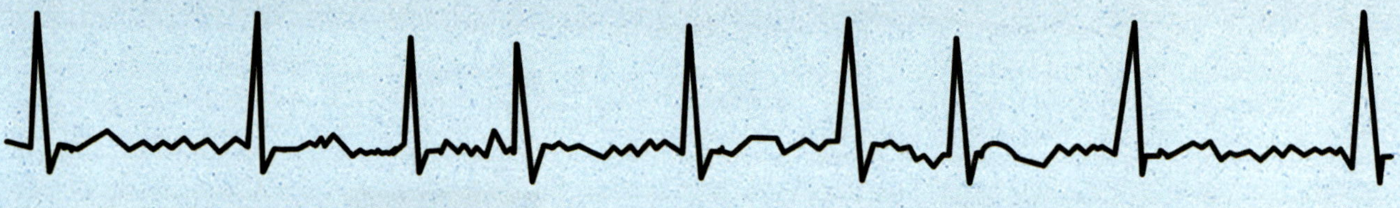

심실상성 부정맥 대처

(Ventricular. QRS complex > 0.12sec)

V-tach

심실 박동수를 늦추기 위해 Digitalis(digoxin), β-blocker, CCB(Diltiazem, Verapamil), Amiodarone을 사용할 수 있어요. 저심박출증이 있는 환자에서는 'Atrial kick'이 없어지므로 10-15%까지 심박출량이 감소할 수 있어요. 특히 HR가 150회/min 이상으로 상승할 경우 심실확장기가 충분치 않기에 저혈압과 울혈이 발생할 수 있으므로 약물에 반응하지 않거나 임상증상이 나타나는 경우 Cardioversion과 같이 즉각적인 교정이 필요합니다.

monomorphic VT

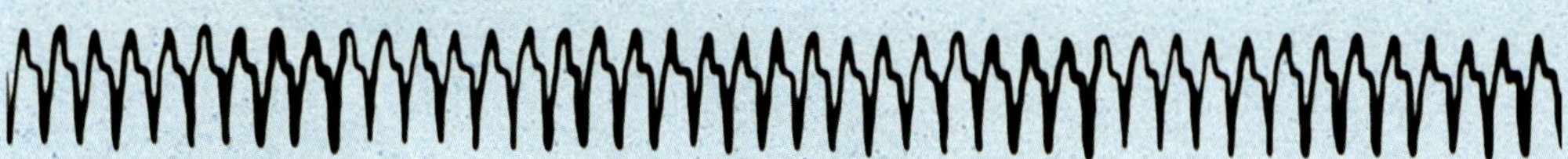

polymorphic VT

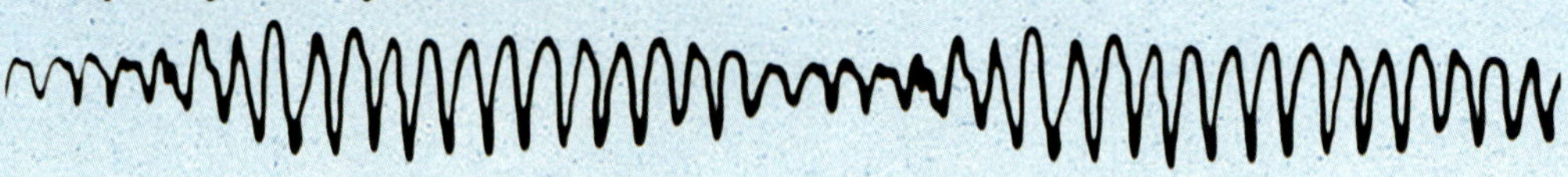

서맥은 60회/min 이하로 정의되나, 증상을 동반하는 서맥은 일반적으로 50회/min 이하입니다. 서맥성 부정맥은 주로 동기능부전 증후군(Sick Sinus Syndrome, SSS)이나 방실차단(AV Block)으로 구분할 수 있으며, β 차단제를 복용하는 환자에게 흔히 발생할 수 있어요.

임상 Story "HR가 비정상인데 괜찮아..?"

N 출근! 오늘은 제발 Stable한 N가 되길...!!
다행히 환자분들은 너무나도 평온하게 잘 주무시고 있다.
새벽 라운딩을 돌며 환자의 맥박을 측정했는데 이게 뭐이람...PR가 50회?!
바로 의사에게 노티했다.
"선생님! 환자분 맥박이 너무 느려요! 혈압은 100/70 Check됐어요!"
"Observation하세요~"
그대로 지켜보라니.. 당직의사가 졸린나머지 그냥 넘긴 것 아닐까?!
챠팅은 남기겠지만... 정말 괜찮을까...?!
아! Cram Book에서 찾아보자!

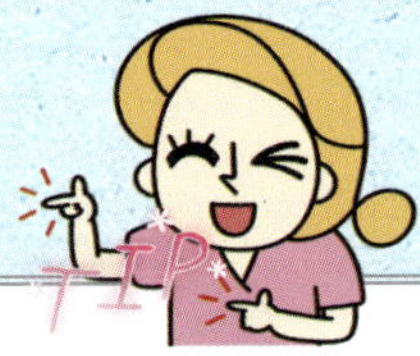

Tip!

서맥에서 알아두어야 할 것은 바로 50회 미만의 상당한 서맥 상태라도 환자에게 동반된 증상이 없다면 굳이 시행할 처치가 없다는 것입니다.
하지만 만약 증상이 있다면? 그 즉시 의료진의 조치가 필요한 것이 서맥 상황입니다. 어렵나요? 미국 심장 협회 ACLS 알고리즘을 통해 간략하게 알아볼게요!

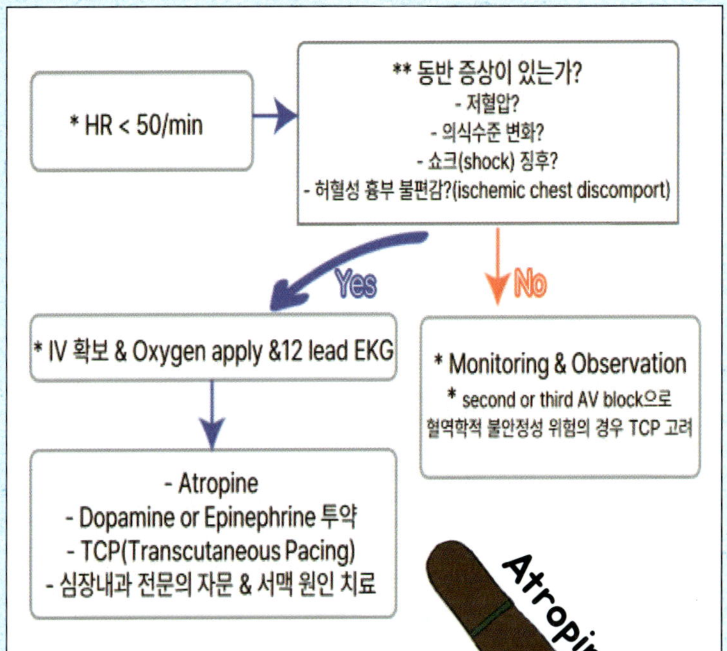

BRADYCARDIA 1차 치료법

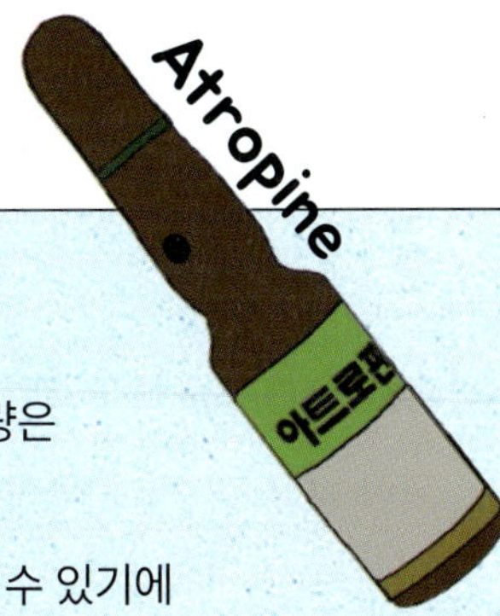

자율신경계의 콜린 매개성 심박수 감소를 역전시키나 효과가 오래 지속되지는 않습니다.
Atropine 1mg IVS를 3~5 min 간격으로 최대 3mg까지 투약 가능합니다. 0.5mg 이하의 용량은 역설적으로 심박수를 더 느리게 할 수 있기에 최소 0.5mg 이상의 용량으로 투여합니다.
심근경색(MI)의 상황에서 Atropine을 투여하면 심근 허혈을 악화시키고 경색 부위를 증가시킬 수 있기에 주의해야 합니다.

BRADYCARDIA 2차 치료법

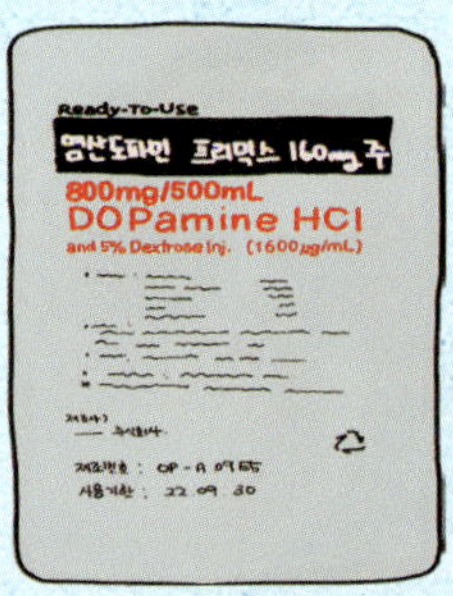

Dopamine

α1과 β1 효과를 나타내는 카테콜아민으로 심박수나 혈관수축에 작용하는 효과가 나타납니다. Dopamine 저용량의 경우 심장의 수축력과 심박수에 영향을 미치나 5mcg/kg 이상의 용량시 혈관수축 효과가 강해집니다.
초기 2~5mcg/kg로 시작하여 환자 상태에 따라 적정 조절합니다.

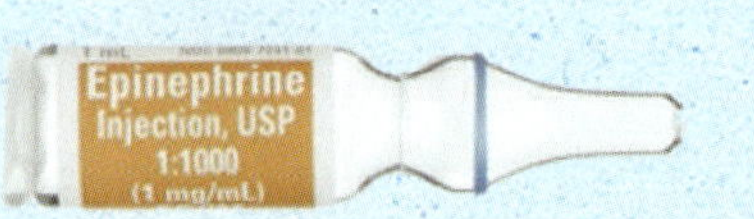

Epinephrine

2~10mcg/kg/min으로 시작하여 상태에 따라 적정하게 조절합니다.

Isoproterenol

β 아드레날린성 약물로 심박수 증가와 혈관 확장 효과를 나타냅니다.

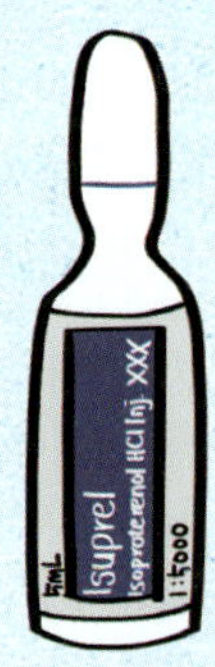

인공 심장박동 조율기
(Artificial Cardiac Pacemaker)

- 증상을 동반한 서맥 치료에 응급으로 빠르게 사용할 수 있어요.
- 최대 단점으로 의식 있는 환자에게 적용시 중등도 이상의 통증을 초래할 수 있으니 주의해야 합니다.
- TCP 적용 후 심장내과 전문의에게 자문하여 Pacemaker(-Temporary, Permanent)를 적용할 수 있어요.

외부에서 인공적으로 전기에너지를 주어 심장을 박동하게 하는 장치! 대표적으로 세 가지 장치가 있는데 한 번에 이해해 봅시다!

Transcutaneous Cardiac Pacing(TCP)

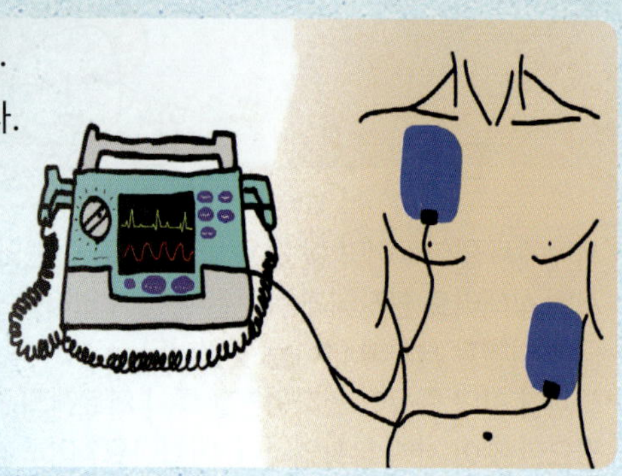

* 피부에 Pad를 부착 후 심장에 전극을 가하여 탈분극을 유도하는 장치입니다.
* 비침습적이고 쉽고 빠르게 환자에게 적용 가능하므로 응급상황에 이용합니다. 하지만 통증이나 피부손상 등으로 오래 적용은 불가합니다.
* 60-100mA 정도의 전력값과 목표 심박수를 설정하고, 상태에 따라 높일 수 있습니다.

Temporary Pacemaker (TPM)

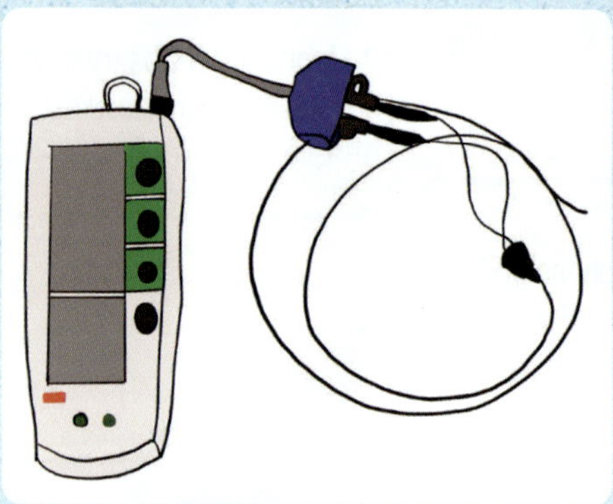

* 증상이 동반된 완전 방실 차단의 경우 적용합니다.
* 개흉술 후 심장에 직접 연결선을 부착 후 피부 바깥으로 빼내는 외막형과 경정맥이나 대퇴정맥을 통해 전극 도관을 심장으로 삽입하는 내막형이 있습니다.
* 환자의 심박동수 최소 범위를 정해주는 Rate dial(rate/min), 심박동을 시키는 최소한의 전류 양 Output(mA), 환자 심장 전류의 signal을 감지하는 Sensitivity(mV)를 설정해야 합니다. Output은 2~5mA가 적당하고, Sensitivity는 너무 낮으면 Double Check가 될 수 있어 3정도가 적당합니다.

Permanent Pacemaker (PPM)

* 완전 방실 차단이 지속되는 경우 인공심박동기(PPM)를 삽입하는 것이 가장 확실합니다.
  심방과 심실을 생리적으로 순차적으로 자극해주는 심박동기 (DDD type pacemaker)를 설치하며, type은 약자를 이용해 OOO라고 표시합니다.
* 첫번째는 자극되는 심장부위(output). 두번째는 감지하는 심장부위(sensitivity)를 말합니다.
  : Atrium의 A, Ventricle의 V, Dual의 D
* 세번째는 감지된 자극에 대한 반응을 말합니다.
  : Inhibition(억제)의 I, Trigger(방출)의 T, Dual(Inhibit+Trigger)의 D
  ex) VVI: 심실에서 감지하고 심실을 자극하며, 심장 자체 전기 신호가 있을 때 기계의 전류를 방출하지 않도록 억제하는(inhibition) mode

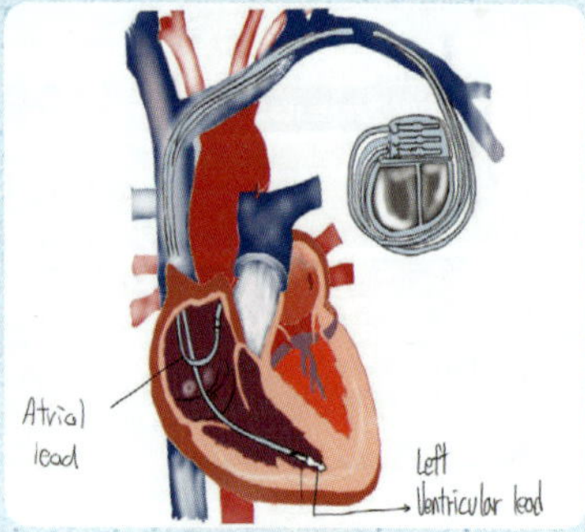

PPM 적용 Tip!

OOOO
: 네번째 설정값도 있는데 속도변조(rate modulation)를 설정해요. 예를 들어 DDDR이면, DDD 모드에 R 모드를 추가하여 환자의 신체활동 강도에 따라 Heart rate를 기계가 알아서 유동적으로 조절하는 기능이에요.

DDDR 60회로 설정했을 때 DDD 60회를 기본으로 운동할 때는 자동적으로 DDD 70, 80으로 rate 설정을 자동적으로 바꿔주는 기능이랍니다.

체온

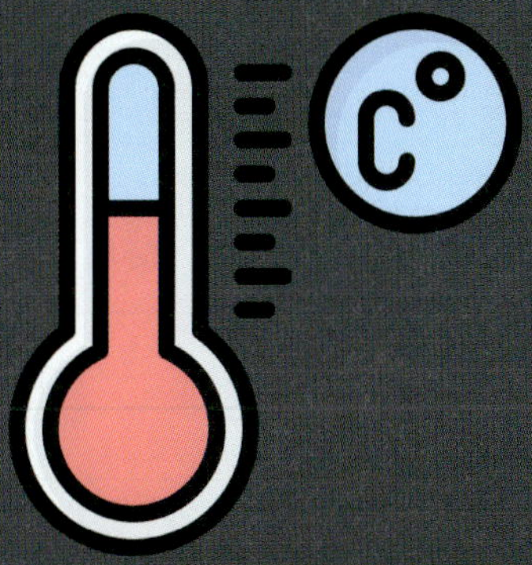

고체온 - Why Algorithm 알고리즘 사고력 기르기

1. 고체온 간호 사정

고체온은 체온이 정상보다 높아지는 증상으로, 일반적으로 38도 이상으로 정의된다. 고체온은 질병이나 다른 건강 문제의 흔한 원인이며 다양한 증상을 동반할 수 있다.

- **감염 증상**: 발열의 가장 큰 원인은 감염 증상으로, 기침, 콧물, 인후통, 피로 등이 동반되는지 확인해야 한다.
- **안면홍조, 열감**: 고체온으로 피부 표면 혈관이 확장되어 안면홍조와 열감을 유발한다.
- **통증호소**: 감염으로 생성되는 염증 물질로 근육통이 발생할 수 있다. 일부 감염 질환에서는 관절통이나 두통이 유발될 수 있다.
- **땀**: 고체온 시 땀을 통해 체온을 낮추려 한다. 땀은 수분 손실과 전해질 손실을 유발할 수 있으므로 충분한 수분 섭취가 중요하다.
- **오한**: 몸이 체온을 상승시킬 때 오한이 발생할 수 있다. 근육을 수축시켜 열을 발생시키는 일종의 방어 반응이다.
- **탈수 증상**: 입이 건조한지, I/O Check 등으로 탈수 증상을 확인할 수 있다. 탈수 증상이 심해지면 피로감, 어지러움, 두통, 혈압저하 등의 증상으로 악화될 수 있다.
- **대상자 사정**: 환자의 과거력을 확인하여 발열의 원인을 알아볼 수 있다. 특히 갑상선 호르몬이 과도하게 분비되는 갑상선 기능 항진증의 경우 갑상선 호르몬이 체온 조절에 영향을 미쳐 체온이 상승할 수 있다. 갑상선 기능 항진증의 50%의 경우에서 발열이 나타나는 것으로 알려져 있다. 그 외 수혈이나 항생제 투여 등 처치로 발열이 발생하지 않았는지 발열의 원인을 고민할 수 있다.

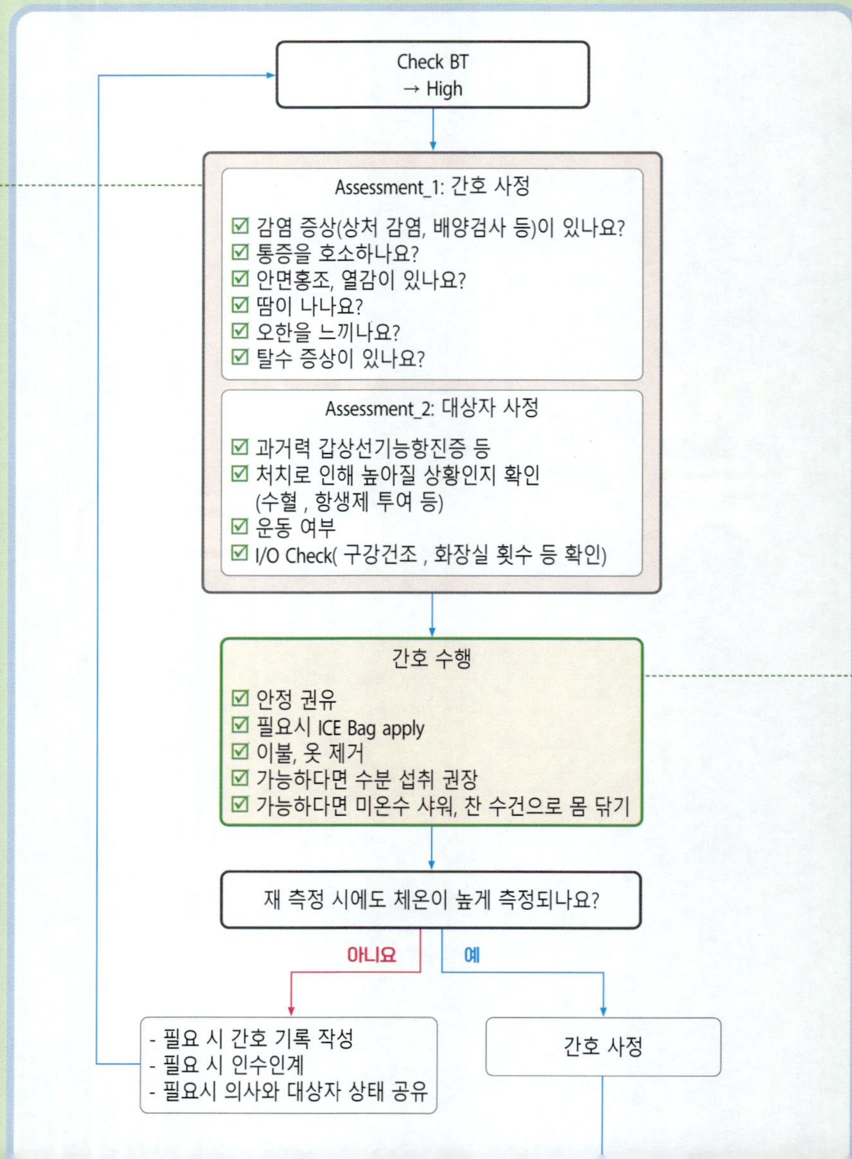

2. 고체온 시 기본적인 간호 수행

체온을 낮추기 위해서는 다른 원인들을 없애기 위해 안정을 권유할 수 있다.

그 외 필요시 ICE bag을 환자의 동맥이 지나가는 곳 옆에 두어 체온 하강을 노려볼 수 있고, 체온을 올릴 수 있는 이불을 얇은 것으로 바꿔주고, 젖은 옷을 교환할 수 있다. 탈수 증상시 수분 섭취를 권장하고, 미온수를 적용한 수건으로 온 몸을 닦아주어 체온을 낮출 수 있다.

고체온은 꼭 정상으로 낮춰야 할까?

고체온으로 환자가 힘들어하면(통증, 빈맥, 호흡곤란, 의식저하 등) 증상 조절을 위해 체온을 낮춰주는 중재가 필요하다. 하지만 고체온을 반드시 정상 체온으로 낮출 필요는 없다. 다음 이유를 기억하자.

* 체온이 높은 환경이 면역체계 활성화(백혈구 활동 증가, 인터페론 면역체계 자극)에 도움을 줄 수 있다
* 항균제의 효과나 질병의 치유 과정을 감출 수 있다.

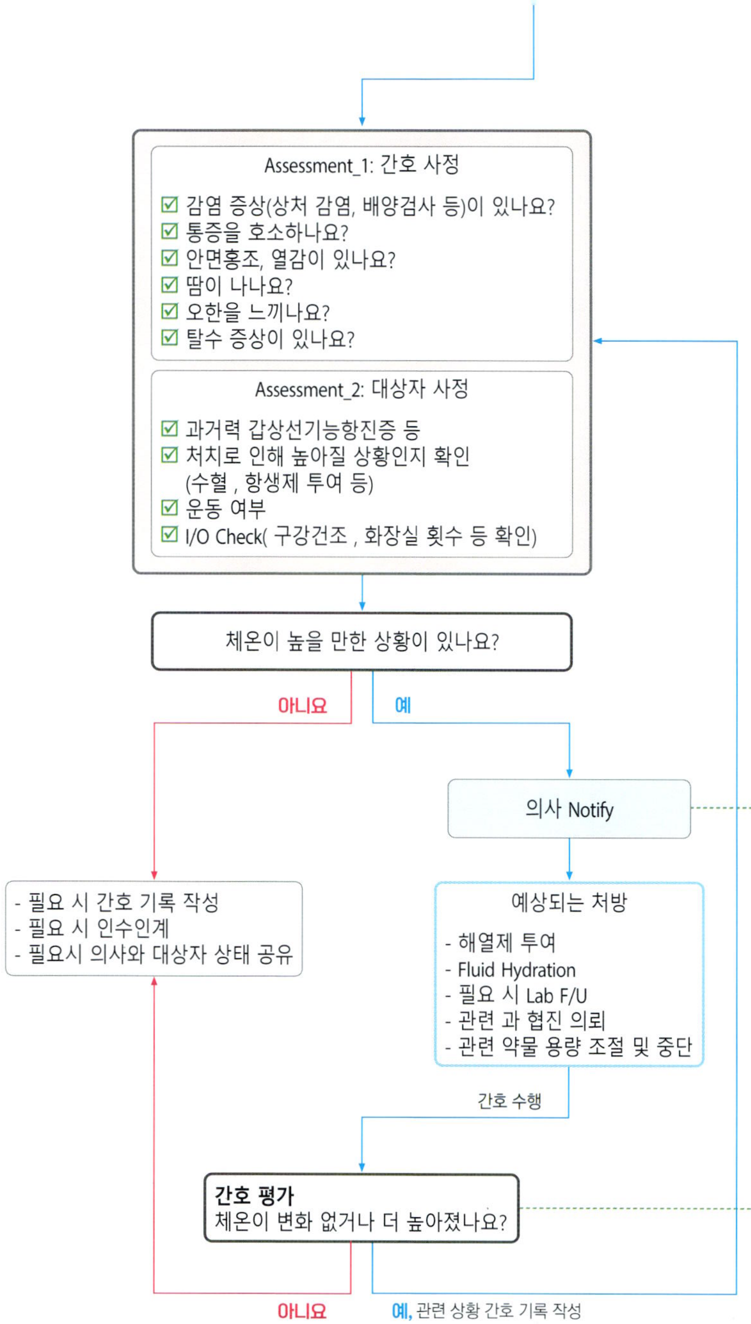

3. 재측정 후 고체온 시 대처

고체온 상황이 반복될 경우 의사와 상의하여 다음 두 가지 경로를 거친다

- 증상 조절: 해열제 투약, 수액요법(Fluid Hydration)
- 원인 교정: 원인을 찾기 위한 혈액검사, 배양검사, 관련 과 협진의뢰, 약물 요인이 예측된다면 용량 조절 및 투약 중단

4. 간호 평가

의사 처방에 따른 간호 수행의 평가 과정. 고체온이 호전되었다면 상황에 대한 간호 기록과 인수인계 과정으로 마무리하고, 호전되지 않았다면 이전 알고리즘 과정을 반복하며 환자의 체온 조절을 위한 노력을 하게 된다.

저체온 - Why Algorithm 알고리즘 사고력 기르기

1. 저체온 간호 사정

- 오한: 몸이 체온을 상승시킬 때 오한이 발생할 수 있다. 근육을 수축시켜 열을 발생시키는 일종의 방어 반응
- 청색증: 저체온은 혈관을 수축시켜 혈액 순환을 악화시킬 수 있기에 말단 부위로 혈액 공급 감소가 이어진다. 따라서 충분한 산소가 말단으로 공급되지 못하므로 청색증이 나타날 수 있다.
- 출혈증상: 저체온은 혈관수축과 관련하여 조직 손상과 출혈 위험을 증가시킬 수 있다. 특히 피부 아래 멍과 같은 푸른색 반점이나 발진이 있는지 살펴보고, 코피나 잇몸 출혈 등 점막출혈이 있는지 확인하는 것이 필요하다.

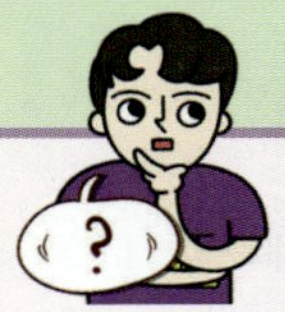

오한 증상은 왜 좋지 않죠?

체온을 상승시킬 때 발생하는 오한은 증상 자체가 좋지 않은 것은 아니다. 하지만 원인 질환에 따라 오한을 조절해야 하는 이유를 알아두자.

* 심한 오한: 오한은 근육을 수축시키는 반응이다. 심한 근수축으로 환자는 떨림과 통증, 불안을 느낄 수 있으므로 오한 조절이 필요하다. 뇌 기질적 문제가 있는 경우 오한으로 인한 영향은 치명적일 수 있으므로 즉각적 증상 조절이 필요하다.

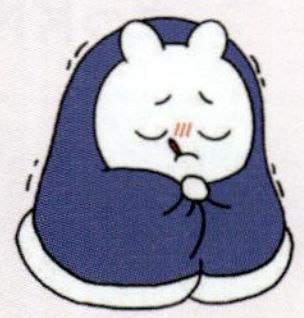

* 에너지 소비 증가: 오한은 신진대사를 증가시켜 에너지 소비를 촉진한다. 이에 따라 심장에 무리가 갈 수 있고, 불감소실량 증가로 탈수 증상이 유발될 수 있다.

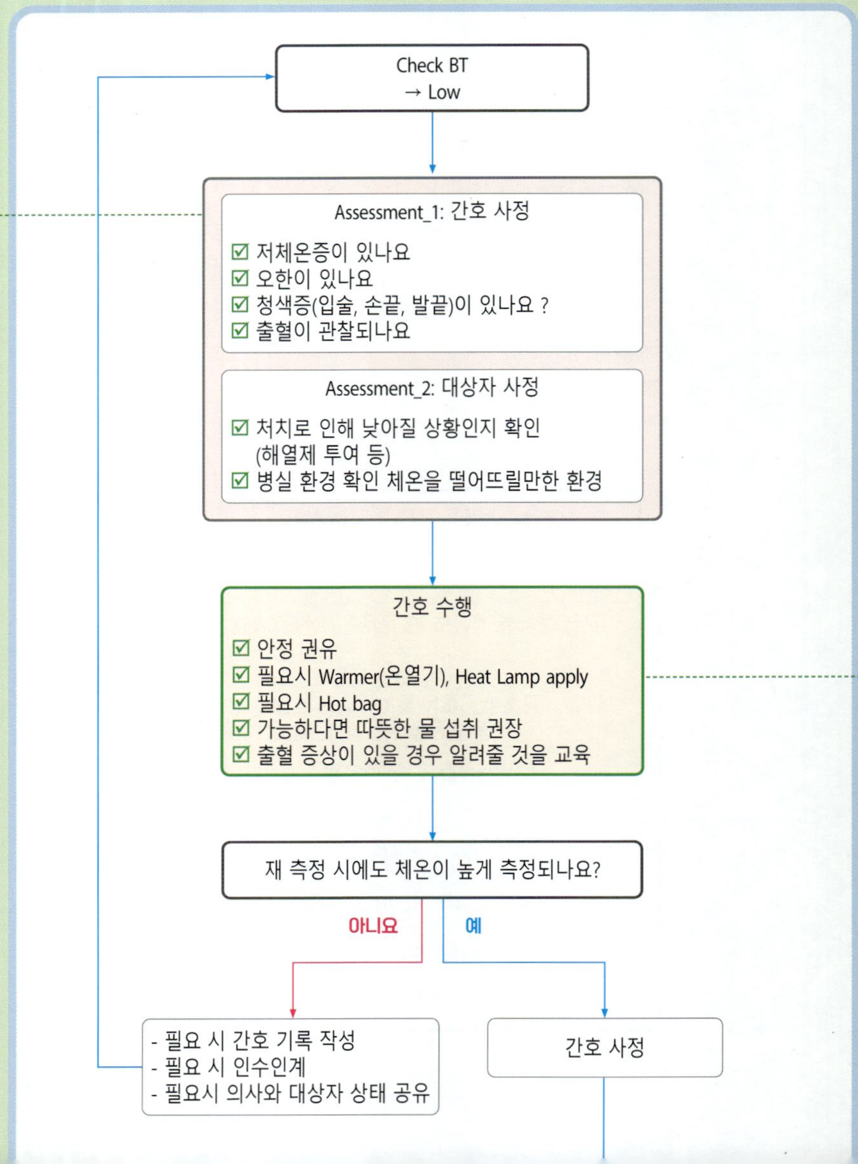

2. 저체온 시 기본적인 간호 수행

- 안정권유: 저체온 유발 원인을 제거
- Warmer, Heat lamp, Hot bag: 체온을 상승시켜줄 수 있는 의료장치 이용
- 따뜻한 물 섭취: 따뜻한 물로 체온을 올리고 수분을 보충

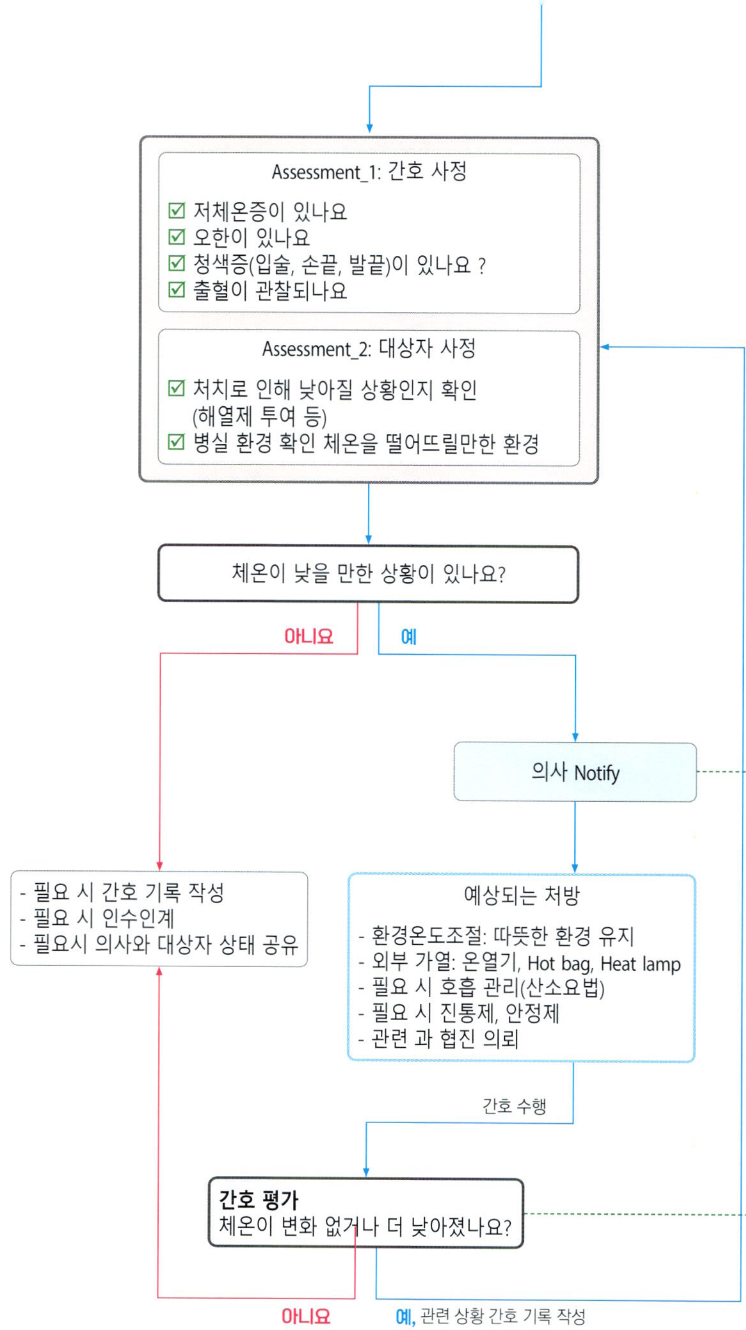

저체온을 치료 방법으로 활용

임상에서는 저체온 상태보다 저체온 상태로 만드는 치료를 많이 볼 수 있다. 저체온일수록 심폐기의 관류를 줄일 수 있어 심장수술시 저체온을 적용하거나, 급성 뇌손상 환자의 신경 보호와 뇌부종 감소를 유도하기 위해 저체온요법을 적용한다. 저체온요법 방법으로 물 순환(warter circulation) 방법이 가장 많이 이루어지고, 이를 가능케하는 의료장비로 ArcticSun이 있으니 알아두자.

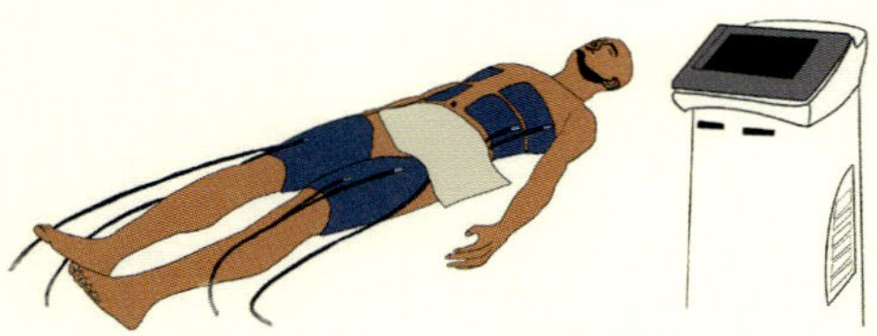

3. 재측정 후 저체온 시 대처

저체온을 정상으로 올려주기 위한 방법은 환경온도나 외부 가열 외에는 특별히 존재하지 않는다. 하지만 저체온으로 인한 증상을 조절하는 방법은 있다.

- **혈관확장제 투약**: 혈관확장제를 이용해 혈액 순환을 개선하고 말단 부위로 혈액 공급을 증가시킬 수 있다.
- **산소요법**: 호흡 곤란이 있는 경우 산소를 공급해 호흡 기능을 지지 한다.
- **진통제, 안정제**: 환자의 통증 완화와 불안이나 떨림을 완화하기 위한 안정제를 투약할 수 있다.

4. 간호 평가

의사 처방에 따른 간호 수행의 평가 과정. 저체온이 호전되었다면 상황에 대한 간호 기록과 인수인계 과정으로 마무리하고, 호전되지 않았다면 이전 알고리즘 과정을 반복하며 환자의 체온 조절을 위한 노력을 하게 된다.

체온(Body Temperature, BT)

임상 Story "왜 측정하는 체온이 계속 달라져요?"

코로나 바이러스와 함께 체온 측정이 아주 일상화되었다.
동시에 병원에 입원하는 환자들께서 자주 하시는 말씀들이 있었는데,
"집에서는 36도로 나왔는데 왜 병원만 오면 37도로 올라가는거에요?"
"어디로 체온 측정 하셨어요?"
"그 레이저로 이마 쏘는 것 있잖아요~! 편리하고 좋던데"
"우리 몸의 체온을 측정하는 부위는 이곳 저곳이 있는데, 어느 부위가 심부체온을 잘 반영할 수 있는지....."
(~~하.. 이걸 다 설명해주다가는 오늘도 일 밀리겠는데.. 환자분에게 Crambook을 줄 수도 없고...~~)

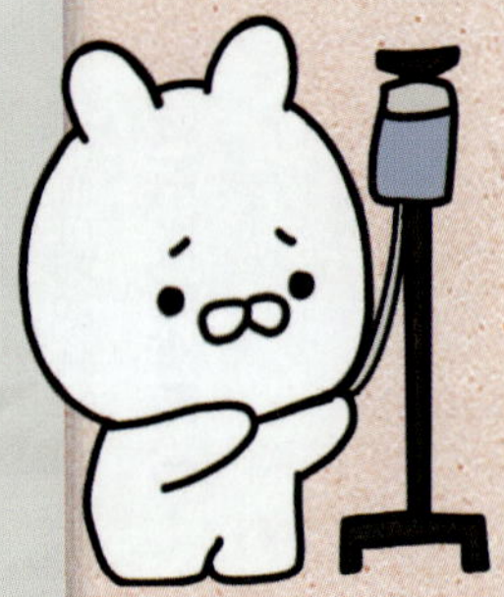

체온

체온은 신체 내부의 온도를 말하며, 보통 오전에 낮고 오후에 높으며 약 1°C까지 차이가 발생하기도 합니다. 측정 부위 별로 정상 범위가 달라지며, 보통 구강 체온이 38°C 이상일 때, 혹은 심부 체온(core temperature)이 38.3도 이상을 발열(fever)이라 하며, 임상에서 35°C 이하의 경우 저체온(hypothermia)으로 여깁니다.

고막 체온

시상하부 관류하는 혈관동맥을 공유하기 때문에 비교적 정확한 체온 측정 부위입니다. 구강 온도보다 0.3-0.6°C 정도 높습니다.

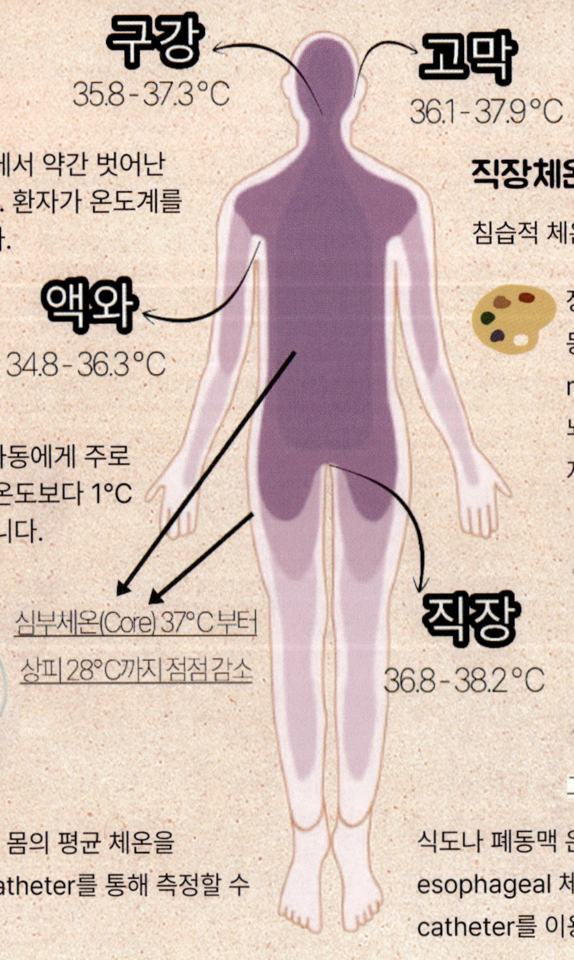

시상하부 관류하는 혈관동맥을 공유하기 때문에 비교적 정확한 체온 측정 부위입니다. 구강 온도보다 0.3-0.6°C 정도 높습니다.

구강 체온

혀 아래 설하 중심에서 약간 벗어난 곳에서 측정합니다. 환자가 온도계를 물지 말아야 합니다.

액와 체온

최소 침습적이라 아동에게 주로 사용합니다. 구강 온도보다 1°C 정도 낮을 수 있습니다.

직장체온

침습적 체온 측정 방법입니다. 구강온도보다 1°C정도 높습니다.

정확한 체온 감시는 매우 중요하며, 여러 부위에서 동시에 감시하는 것도 필요합니다. 고막(tympanic membrane)이나 비인두(nasopharynx)의 온도는 뇌의 온도를 가장 잘 반영하며, 적외선을 이용한 전자체온계를 이용할 수 있습니다.

Tip!
적외선이 고막에 잘 닿도록 성인의 경우 귀를 후상방, 소아의 경우 후하방으로 당겨주세요.

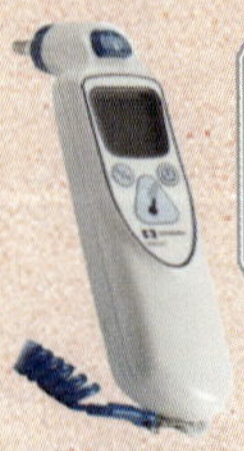
고막체온계

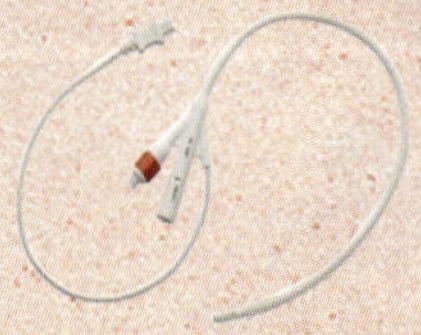
방광체온계

방광과 직장 온도는 몸의 평균 체온을 반영하고, Foley catheter를 통해 측정할 수 있습니다.

식도나 폐동맥 온도는 중심체온을 반영하며 esophageal 체온 측정기, Swan-Ganz catheter를 이용해 측정할 수 있습니다.

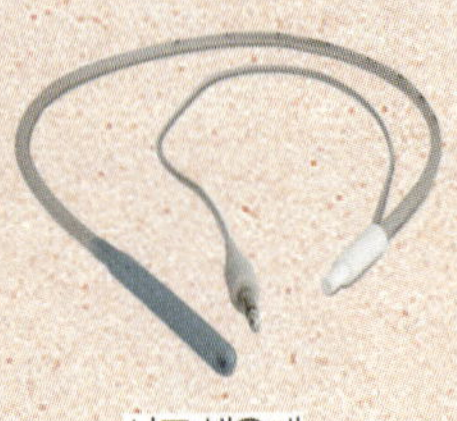
식도체온계

Hyperthermia, Fever

"선생님, 저 왜 열이 나는 거죠?" 임상 Story

오전 라운딩! 오늘은 아침밥도 챙겨먹고 활기찬 마음으로 환자들을 맞이했다

"체온 측정 하겠습니다~. 이런 38도로 조금 높으시네요"

"밤에 추워서 이불을 세 개 덮고 잤더니 더워서 올라갔나 보네요.
조금 이따 다시 측정해주세요"

"이불 때문에 체온이 이렇게 올라가진 않으실 거예요~ 그래도 잠시 후 다시 측정해드리겠습니다"

"그럼 제가 왜 체온이 올라가나요? 열이 나면 저는 이불 덮지 말고 있어야 하나요? 어떡하죠?"

"아, 그건.. 이따 다시 측정해보고 말씀드리죠!" (~~왜 갑자기 생각이 안 나지...~~)

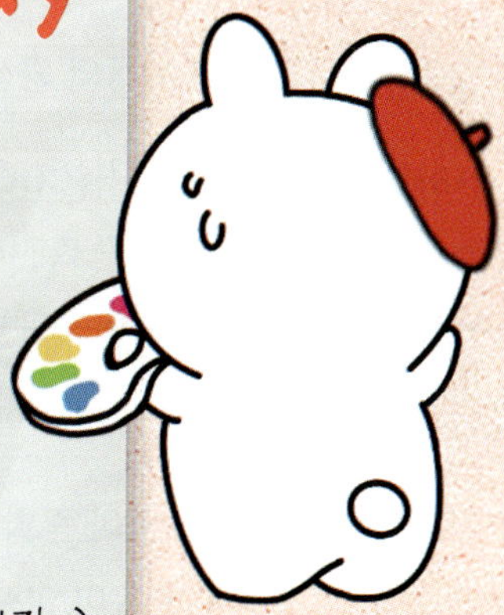

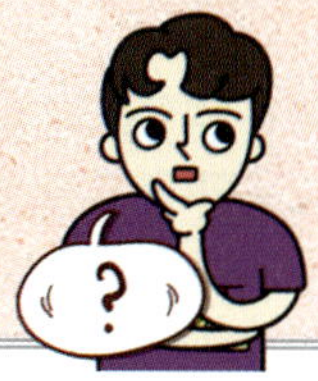

체온은 몇도까지?

인체가 견딜 수 있는 체온의 상한은 41°C 예요. 그 이상의 고체온에서는 체세포의 장애, 장기 부전이 발생하고 42°C 이상의 고체온이 몇시간 지속되면 죽음에 이를 수도 있답니다!

체온이 상승하면 무슨 문제가?

* 빈맥
  → 체온이 1°C 상승할 때마다 맥박은 8.5 beat/min씩 상승합니다(Lieber Meister's rule)
* 혈관 확장으로 인해 혈압 저하를 보이거나 심박출량 증가로 혈압이 상승합니다,
* 대사율 증가 및 산소 소모량이 증가합니다. 특히 심근의 산소 소모량이 증가하므로 심장에 부담이 됩니다.
* 호흡수가 상승하고, CO_2 발생이 증가할 수 있습니다.
* 불감성 수분 소실(insensible loss)이 발생하여 탈수 증상이 나타날 수 있습니다.
  불감성 수분 소실은 하루 평균 600-800ml 정도가 정상이나 체온 1°C 상승에 따라 300 ml/day씩 증가합니다.
* 오한, 경련, 두통, 근육통, 식욕 부진, 소변량 저하가 발생합니다.

체온은 왜 상승할까?

체온 조절 중추는 시상하부에 있으므로 시상하부 기능장애(Central fever)시 체온 조절이 되지 않습니다.
그 외 감염(Infection), 아나필락시스(anaphylaxis), 말초순환저하(peripheral circulatory disturbance) 등이며 감염성과 비감염성으로 나눌 수 있습니다.

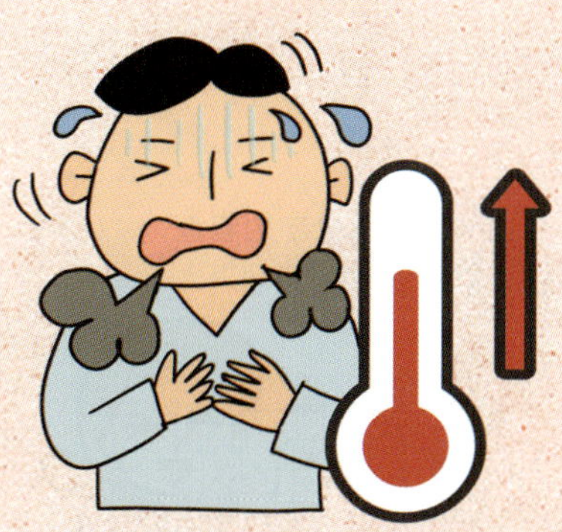

(1) 감염성 발열

세균이나 바이러스가 면역계의 세포에 작용하여 인터루킨-1이라는 내인성 발열물질을 생산하여 시상하부 체온 조절 중추를 자극합니다. 주로 상처 감염이나 폐렴, 요로감염, 카테터 관련 감염, 수술 부위 감염, 급성 췌장염, Meningitis,Encephalitis, Brain abscess 등이 있어요.

(2) 비감염성 발열

외상이나 출혈 등으로 시상하부 손상, 수혈 반응, 약물 반응(drug fever), 심부정맥 혈전증, 폐색전증, 비정상적 면역 체계 등이 있어요.

Fever management

증상 완화

: 열과 함께 빈맥, 빈호흡, 오한, 어지러움, 탈수 등의 증상이 동반되는 경우에는 일단 해열을 하는 것이 중요합니다.

* 냉각담요(cooling mattress) or 냉각기(cooler) or ICE pack apply

: 고열에 대해서는 체포면을 흐르는 혈액의 방열을 촉진하면서 체온을 낮추기 위해 동맥 근처에 ICE pack을 놓습니다
(총경동맥의 목 옆, 액와동맥의 겨드랑이, 대퇴동맥의 허벅지 사이)

* 미온수 마사지(Tepid massage)

: 미지근한 물을 적신 스펀지나 수건으로 몸을 닦아 증발시키는 방법입니다.
특히 소아에게 효과가 좋습니다. 간혹 심부 체온이 발산되지 못하고 끝나면 체온이 더 증가할 수 있는 단점이 있습니다.

만약 얼음물과 같이 차가운 물을 이용할 경우 발산시키지 못하게 되므로 미온수를 이용해주세요

* **충분한 수액을 투여**하거나 수분을 섭취하여 몸이 건조해지는 것을 막습니다.

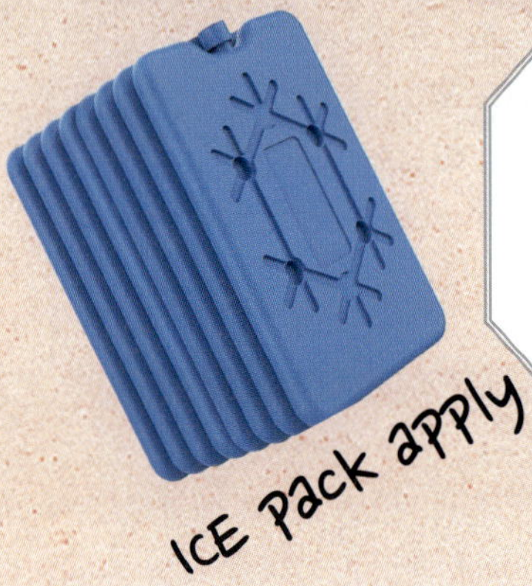

Tip!

감염으로 인한 발열시 시상하부 체온 조절 중추의 기준점이 상승하여 춥다고 느낄 수 있어요. 이때 두꺼운 이불을 덮어버리면 오히려 신체의 열이 더 높아질 수 있으므로 **추위를 느끼지 않을 정도의 얇은 이불**만 덮어주세요. 특히 **소아의 경우** 두꺼운 이불을 덮어놓을 경우 **열성경련까지 발생할 위험**이 있으니 주의해주세요. 열 발산을 위해 땀에 젖은 옷을 자주 갈아입히고, 미온수로 닦아주는 것이 좋습니다.

"열이 난다고 환자분의 이불을 치워버리는 것은 잘못된 행동이었구나! 오한이 있을 때 추위를 느끼지 않을 정도의 얇은 이불 덮어주기! 저장!"

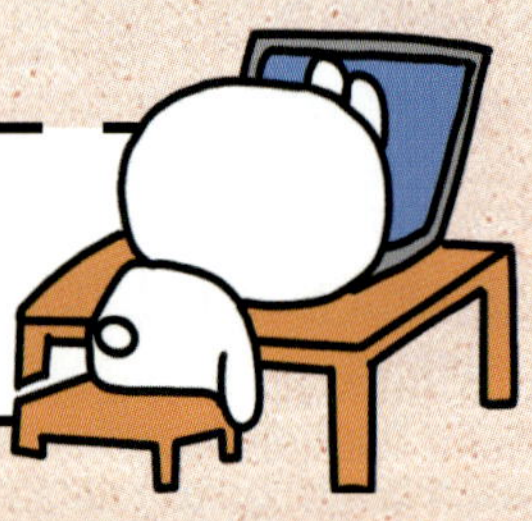

해열제 사용

: 이부프로펜, 아스피린, 타이레놀 계통의 해열 진통제는 뇌하수체에서 생성되는 prostaglandin E2를 억제합니다.
해열제는 해열 진통제와 소염 진통제로 나눌 수 있어요.

propacetamol의 경우 저혈압 합병증이 있으므로 주의하여야 합니다.

* **해열진통제**: 열을 낮추고 통증을 경감해주는 약제입니다.
아세트아미노펜(acetaminophen, 상품명 **타이레놀, 세토펜 현탁액**)이 대표적이며, 주사제로 아세트아미노펜의 전구체인 프로파세타몰(propacetamol, 상품명 **데노간, 파세타**)이 있습니다.

* **소염진통제**: 근육통이나 관절염 등 염증을 치료하고 통증을 경감해주는 약제입니다.
해열 적응증을 가지고 있는 이부프로펜(ibuprofen)이 있습니다.

열이 발생할 때 단순히 해열제를 투여하는 방법을 떠올리기 쉬우나, 무엇보다 원인을 찾는 자세가 중요합니다!

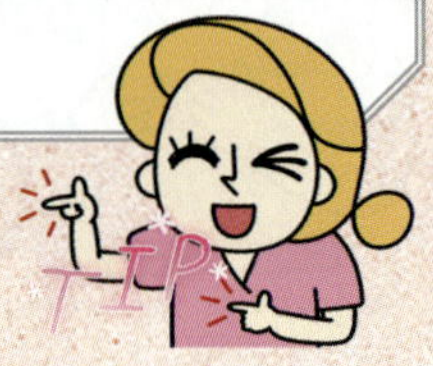

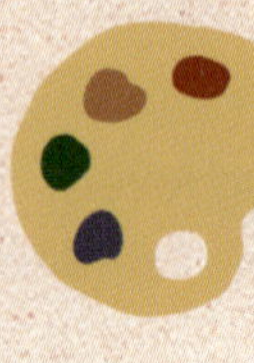

열이 발생할 때 단순히 해열제를 투여하는 방법을 떠올리기 쉬우나, 무엇보다 원인을 찾는 자세가 중요합니다!

원인 파악 및 치료

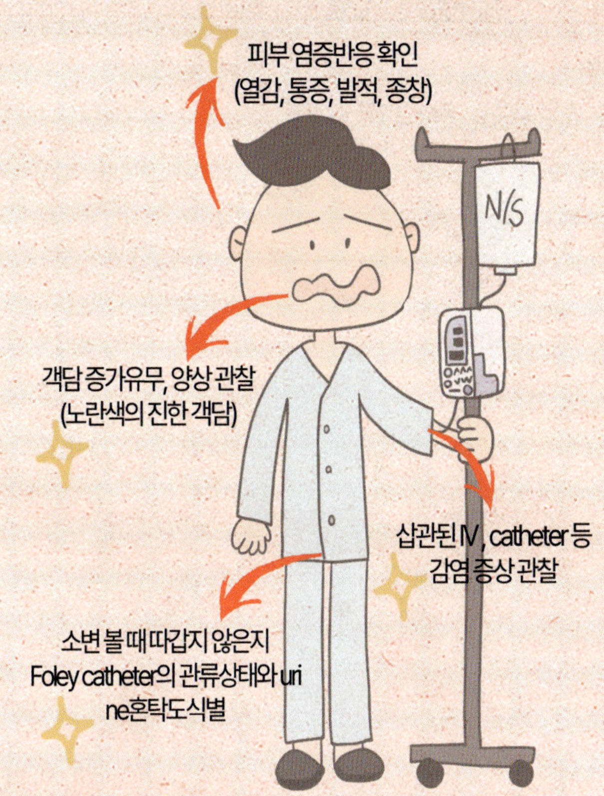

Tip!
환자의 전신을 훑으며 염증 반응을 관찰해야 합니다.
관찰해야 하는 증상들은 옆의 그림을 참고해주세요:)

진단 검사

감염원 배양검사 culture(Blood, Sputum, Urine), CBC, routine chemistry, CRP, Erythrocyte Sedimentation(ESR), Chest X-ray, Procalcitonin, Urinalysis, 분자 유전학적 검사를 시행해요.

바이러스가 유행하는 시기에는 그에 맞춘 검사를 시행할 수 있으니 의사와 상의하셔야 합니다.

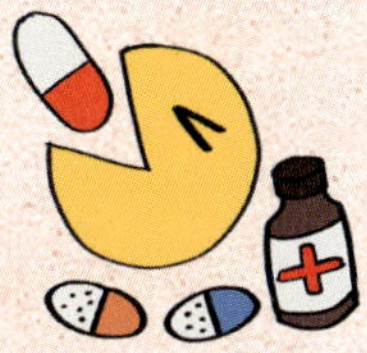

항생제 (Antibiotics)

세균 감염에 의한 염증이 확실할 때 항생제(Antibiotics)를 사용합니다. 균주 특성상 항생제 투여에 영향을 받으므로 **항생제를 투여하기 전 배양 검사를 시행**하는 것이 권장됩니다. 경험적 항생제 사용 후 배양 검사 결과를 통해 항생제를 변경합니다.

예방 지침

더 많은 내용을 알고 싶으면 Cram Book으로 고고~~

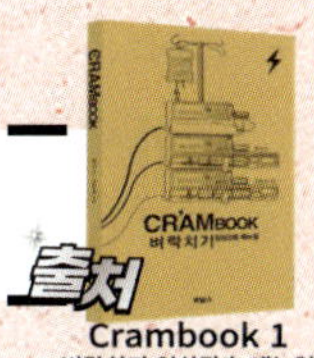

Crambook 1
벼락치기 임상간호 매뉴얼

예방적 항생제

감염이 일어나기 전 예방적으로 투여하는 항생제입니다. **주로 수술을 위한 예방적 항생제**가 많으며 보통 1세대 세파계열 항생제(1st generation cephalosporin)가 권장됩니다. MRSA가 판명된 경우 vancomycin이나 teicoplanin과 같은 glycopeptide계 항생제를 일차적으로 사용합니다. 예방적 항생제는 **장기간 과용**하면 병원 감염의 증가만 가져오며 **균의 내성을 증가**시킵니다.

면역 저하자 & 전파 질환자 주의

면역억제제 투여 환자나 면역기능부전이 있는 환자의 경우 **격리병실**이 권장되며, 전파성 감염 질환 환자를 주의하여야 합니다. 전파성 감염 질환을 한군데로 모아 놓는 코호트 격리도 권장됩니다. 환자에게 삽입된 카테터 삽입부를 확인하고 감염 증상이 있을 경우 미생물 검사를 의뢰해 삽관을 제거하거나 소독 해야 합니다.

원내감염전파 주의

원내감염의 가장 흔한 원인은 환자나 의료진의 피부, 손, 구강에 정상적으로 서식하는 정상균총입니다.

환자와 접촉 전/후 손소독이 매우 중요합니다.

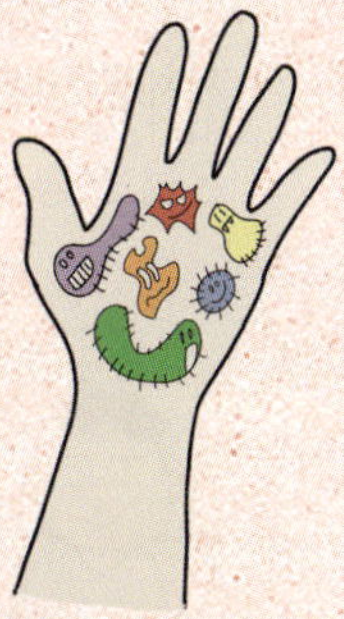

다제내성균 전파주의

다제내성균과 같이 접촉주의를 시행해야 하는 경우 손위생을 필히 시행하며, **장갑이나 가운 착용이 권장**됩니다. 병실 표면이나 반복 사용기구(혈압계, 체온계, 청진기, 토니켓 등)에 대해서 매일 소독해야 합니다.

영양 관리

감염 치유과정 중 환자의 영양상태가 중요합니다. 경구영양이 충분치 않다고 판단되면 정맥 내 영양제 투여가 보충되어야 합니다.

Hypothermia

: 체온이 35°C 이하로 감소하는 경우
저체온(Hypothermia)이라 합니다.

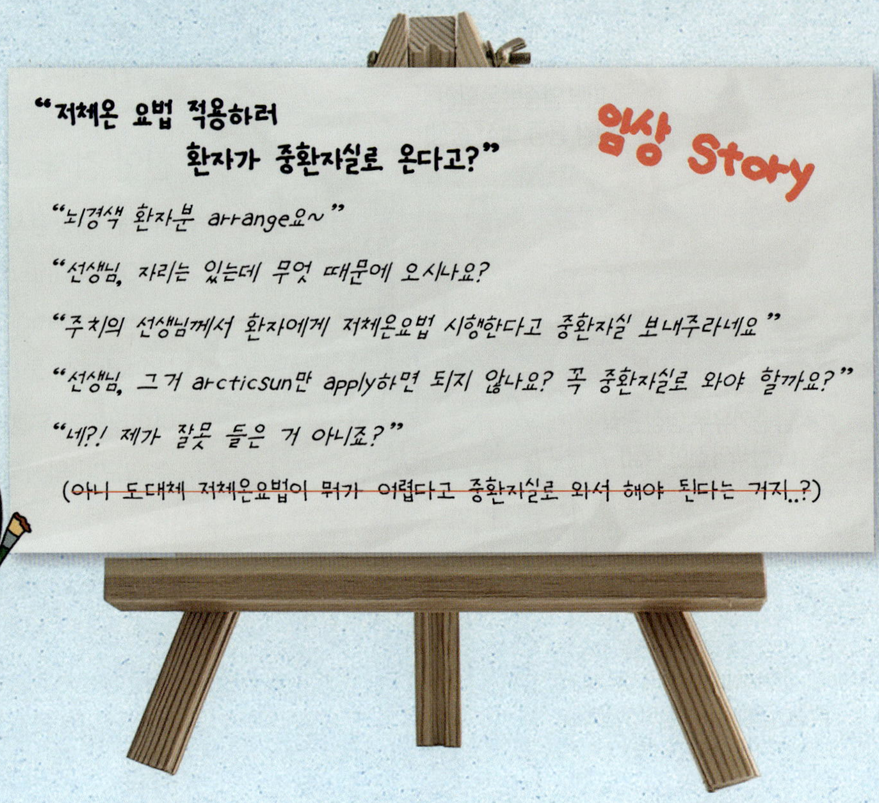

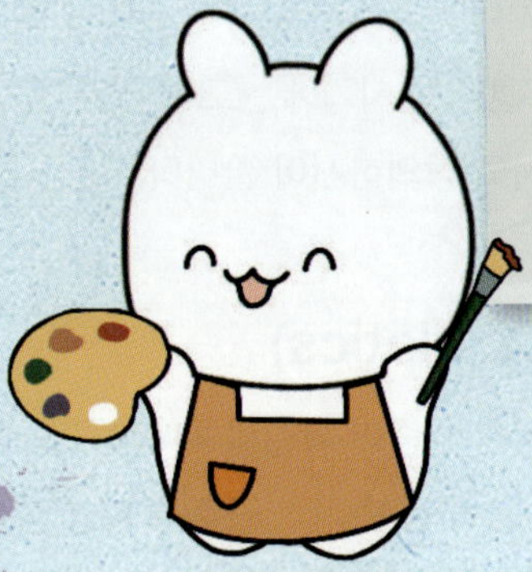

체온이 하강하면 무슨 문제가?

* 체온이 1°C 하강 시 산소 소모량은 5-7%정도 감소하며, 20°C에서는 80%까지 감소합니다.
  특히 뇌산소 소모량이 더욱 감소합니다.
* 부정맥(심방세동, 심실빈맥), 심근 수축력 저하로 심박출량이 감소합니다.
* 오한(shivering)- 열 생성으로 산소 소모량 및 CO_2 증가로 뇌압 상승유발
* 말초혈관 수축에 의한 소변량 저하, 말초 청색증(peripheral cyanosis)
* 전해질 장애 – K, Mg, P, Ca 저하
* 동맥혈 pH 상승 - CO_2증가로
* 면역 기능 저하

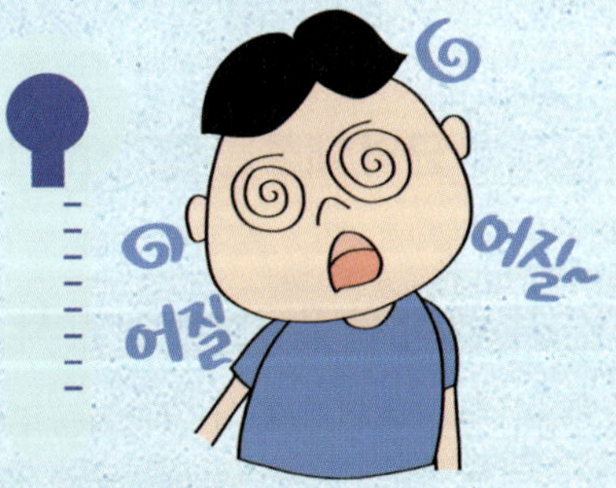

체온은 왜 하강할까?

저체온의 원인으로 추위에 노출된 경우, 갑상선저하증, 저혈당, 중증의 패혈성 쇼크, 부신피질부전증 등이며 혈액의 외부순환(혈액투석, 인공심폐기) 치료를 할 경우 감소할 수 있어요.
저체온 발생시 가온기(warmer)를 적용하고, 혈액 외부순환으로 인한 저체온의 경우 의료장비의 가온기를 이용해 체온을 상승시킬 수 있습니다. 혈액 외부 순환 치료시에는 항상 blood warming을 신경쓰셔야 합니다.

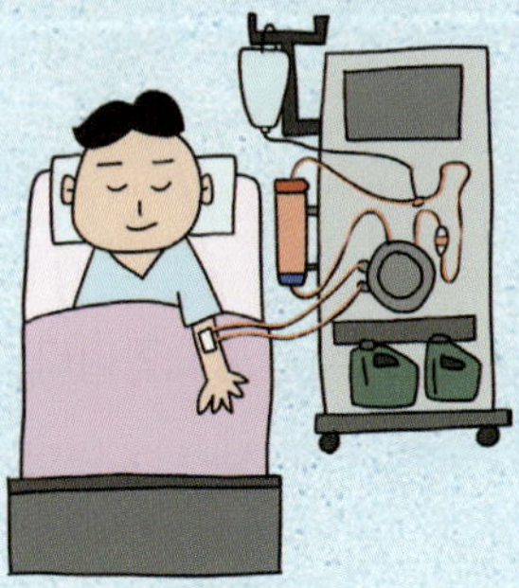

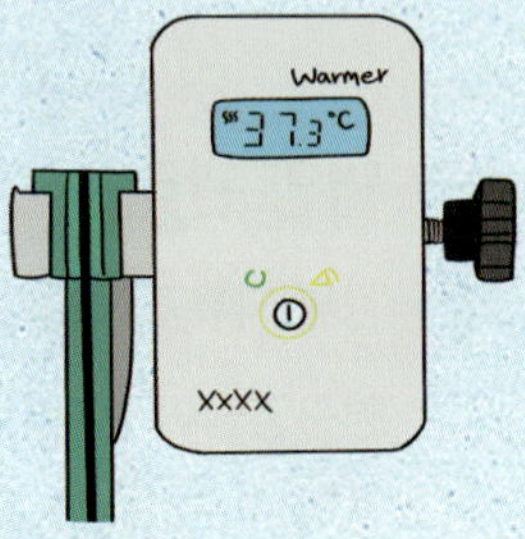

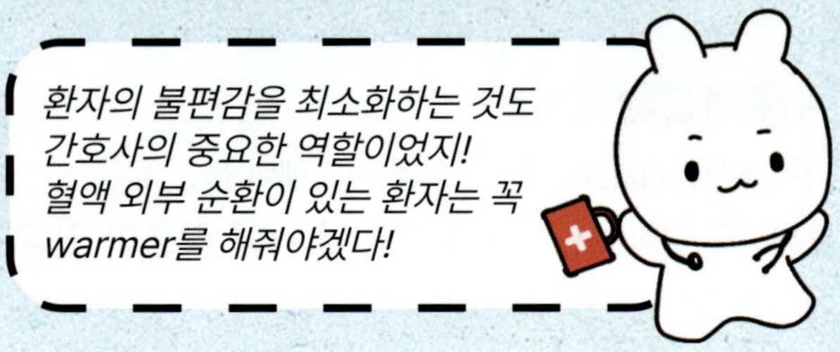

심장수술 시 저체온 요법

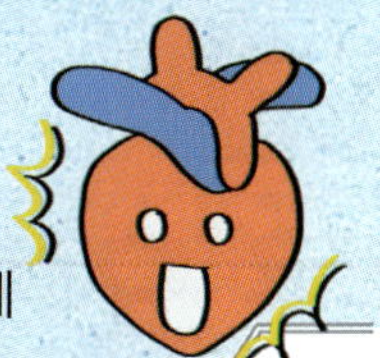

저체온일수록 심폐기의 관류를 줄일 수 있으므로 심장 수술 시 수술 시야 확보에 용이합니다. 심한 저체온에 이르게 하면 완전 순환 정지(Deep Hypothermic Circulatory Arrest, DHCA)도 가능하며, 뇌손상의 한계 시간을 1시간까지 연장시킬 수 있습니다.

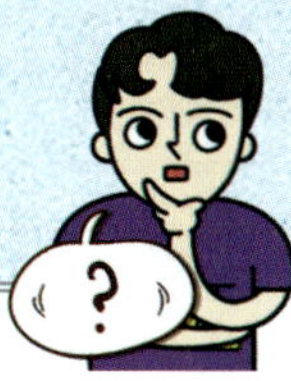

일부러 저체온 상태를 만든다고?

임상에서는 저체온 상태보다 고체온 상태의 환자를 더 만나게 되죠. 일부러 저체온 상태를 만드는 저체온 요법, 더 자세히 알아볼까요?

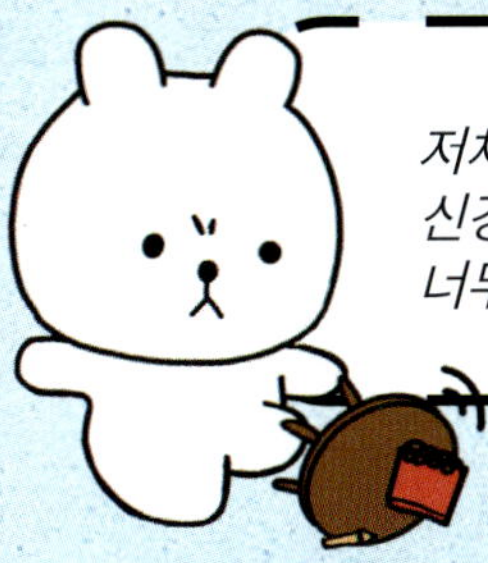

저체온 요법 하나 하는데 왜 이렇게 신경 써야 하는 게 많은 거야... 너무 어렵다 ㅠㅠㅠㅠ

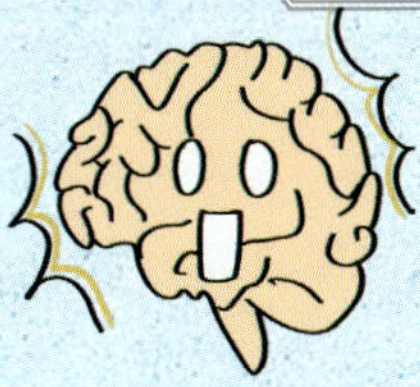

급성 뇌손상 환자의 저체온 요법

급성 뇌 손상 환자의 심부 체온을 낮추어 신경 보호와 뇌부종 감소를 유도하는 치료법입니다. 보통 저체온 상태를 24시간 정도 유지하나, 질환마다 적용 온도와 기간이 달라질 수 있어요. 적응 질환으로 심정지(cardiac arrest), 외상성 뇌 손상(traumatic brain injury), 허혈 뇌졸중(ischemic stroke), 뇌내출혈(intracerebral hemorrhage) 등이 있습니다.

저체온을 유발하기 위한 방법으로 물 순환(water circulating), 공기 순환(air circulating), 냉각 담요(cooling blanket), ice pack 적용, ice saline을 이용한 위장관 세척하는 방법이 있습니다.
저체온 요법의 특성상 빠른 시간 안에 목표 체온에 도달시켜야 하므로, 물 순환 냉각 패드를 이용하는 방법이 주로 사용되며, 의료장비로 arcticsun이 있습니다. 저체온요법에서 가장 주의해야 할 점이 바로 "오한"에 대처하는 것입니다.

오한(Shivering)

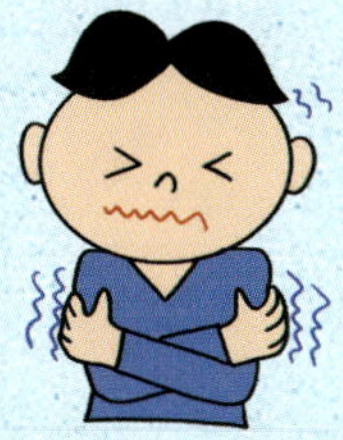

Shivering은 신진대사 속도를 증가시키며, 열을 발생시키고 환자의 온도를 상승시킵니다. 환자도 힘들어하고, 저체온요법이 제대로 시행되지 않을 수 있어요. 오한을 예방하기 위해 보온 공기 담요(warmer) 등을 이용해 피부에 온기를 전달합니다. 그 외에 Acetaminophen, Buspirone, Magnesium sulfate 등을 투여합니다.
이후에도 조절이 안될 경우 Propofol도 효과가 있으며, 근이완제를 투여해 볼 수 있지만 근이완제 적용 시 경련 발작이 겉에서 드러나지 않을 수 있으므로 이에 대한 모니터링이 필요합니다.

Bedside Shivering Assessmet Scale (BSAS)

: Shivering이 목, 상지, 상&하지로 보이는 양상에 따른 점수를 매기는 척도입니다.

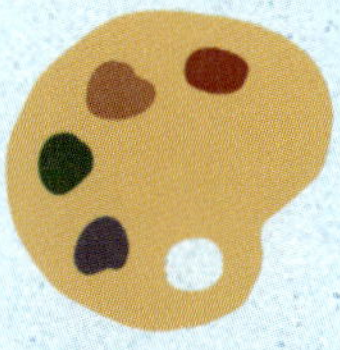

Anti-shivering Protocol

*경증의 경우

Acetaminophen 650mg q4hr, Ibuprofen 400mg q4hr, Buspirone 30mg q8hr, Magnesium sulfate를 serum level 3~4mg/dL를 목표로 IV , 가온기 적용

*중증 이상

Dexmedetomidine infusion 0.2mcg/kg/hr or Fentanyl infusion 25mcg/hr or Propofol IV or Midazolam IV

*조절되지 않는 Shivering

intubation 후 근이완제(Neuromuscular paralysis)까지 투여할 수 있습니다.

Arcticsun을 이용한 저체온 요법 적용 방법

1. 유도 (Induction)

: 최대한 빨리 목표 체온에 도달하는 것입니다. 목표 체온은 일반적으로 32-35°C로 설정하며, 질환에 따라 다를 수 있습니다. 목표 체온으로의 빠른 하강 속도 자체가 특별한 부작용을 유발한다는 보고는 없습니다.

2. 유지 (Maintenance)

: 목표 범위에 도달한 체온을 일정하게 유지해야 합니다. 현실적으로, 목표 체온을 벗어나는 것은 불가피하지만 그 편차가 최소화되도록 합니다. 유지 기간은 질환에 따라 다를 수 있습니다. 심정지(12-24시간), 신생아 저산소 허혈 뇌병증(72시간)처럼 뇌신경 보호 효과를 기대하여 저체온 요법을 시행하는 경우에는 짧은 기간 동안 적용하는 것이 일반적입니다. 하지만 뇌부종이나 뇌압 상승의 치료가 저체온요법의 목표일 경우 1주일 이상 저체온 상태를 유지할 수도 있습니다.

3. 재가온 (Rewarming)

: 재가온 시에는 천천히 일정한 속도로 체온을 올립니다. 체온이 상승하는 동안 뇌혈관의 확장과 뇌 혈류의 증가로 인해 뇌압이 상승할 뿐 아니라 동반된 전신의 혈관 확장으로 인해 저혈압과 뇌관류압 저하가 발생할 수 있습니다. 따라서 뇌압 상승의 우려가 있을 경우에는 시간당 0.1도 이하의 속도로 재가온 속도를 낮추고, 뇌압 상승이 문제되지 않을 경우에는 시간당 0.25도 이하의 속도로 재가온 속도를 설정하는 것이 일반적입니다.

Tip!

임상에서 적용하실 때는 의사에게 **목표체온(target temperature), 유지기간**(보통 24시간), 그리고 기계를 끄기 전 체온을 원래 상태로 돌려놓는 재가온(rewarming)을 **시간당 몇 도씩 올릴건지를 확인**하셔야 합니다.

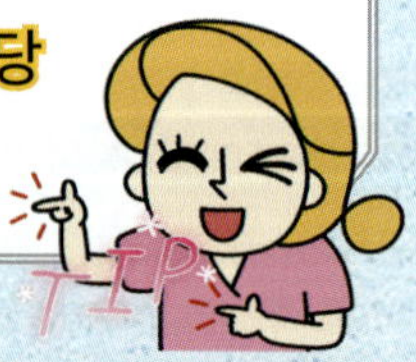

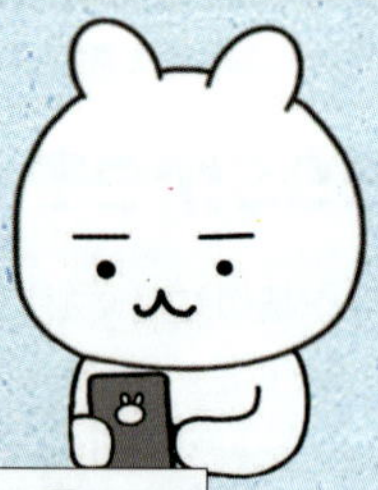

내용 이해가 어렵다면..
JUDY와 함께 유튜브로 고고!

@rn_theboy

ArcticSun

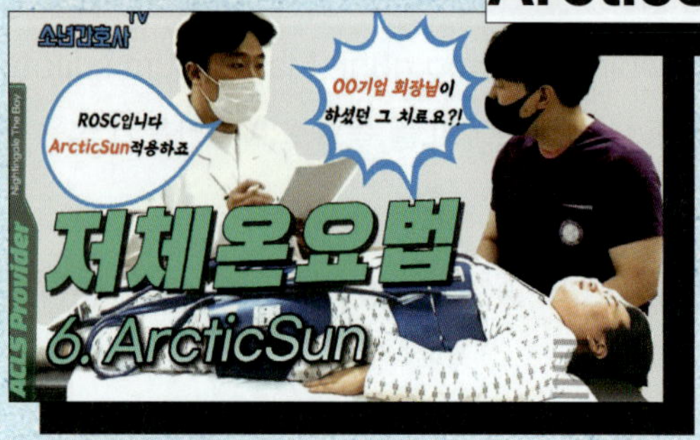

저체온 요법시 발생할 수 있는 부작용

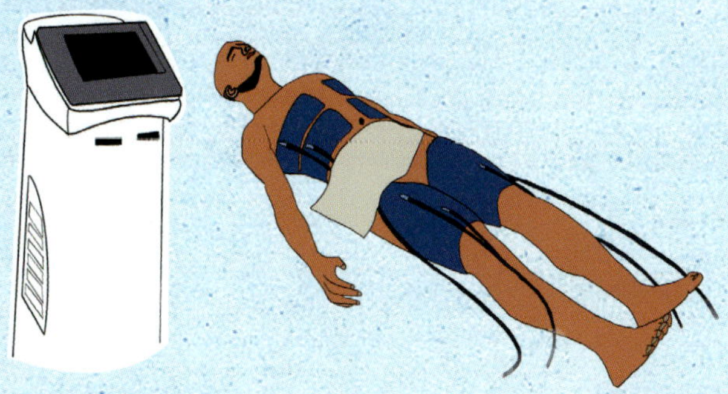

1. 서맥, 심근 수축력 저하로 혈압과 심장박출량의 감소 (cardiovascular system)

: 심전도상에서 PR interval과 QT interval이 길어지고 QRS complex widening이 생길 수 있습니다. 반면 심근경색증이 동반된 경우 저체온요법을 시행하면 혈류 재개에 기여하고 경색 부위의 크기를 줄임으로써 심근 기능 회복에 도움이 될 수 있습니다.

2. 신기능 이상 (renal dysfunction)

: 저체온 시 소변량이 증가한다(cold diuresis). 이는 말초 혈관 수축으로 인해 central blood volume이 증가하고, 또한 항이뇨호르몬의 분비가 감소되기 때문입니다. 이러한 이뇨 효과는 저혈량 상태에서도 발생할 수 있으므로 주의할 필요가 있습니다.

3. 전해질 장애 (electrolyte imbalance)

: 혈액 내 전해질이 빠르게 떨어질 수 있습니다.
재가온 시에는 저체온 상태와는 반대로 이러한 전해질 수치가 상승하므로 주의가 필요합니다.

4. 면역 기능 저하 (impaired immune function)

: 백혈구의 이동력과 탐식력이 낮아지는 등 신체 면역력이 감소될 뿐만 아니라 세균 증식이 활발해질 수 있어 폐렴 등의 감염 위험이 높아집니다. 아울러, 저체온요법 중에는 열이 발생하더라도 겉으로 드러나지 않기 때문에 감염 상태를 발견하지 못할 수 있습니다.

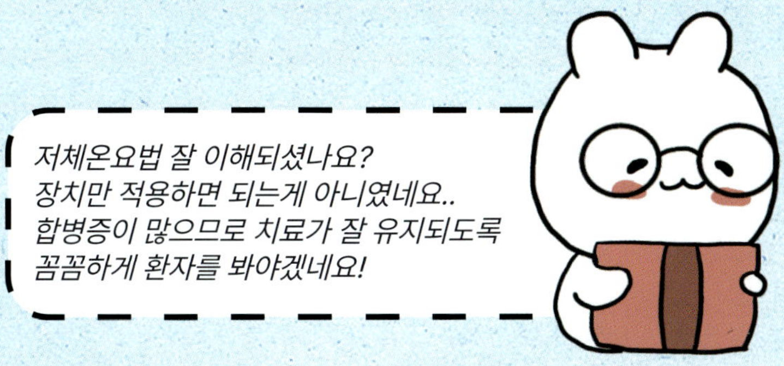
저체온요법 잘 이해되셨나요?
장치만 적용하면 되는게 아니였네요..
합병증이 많으므로 치료가 잘 유지되도록
꼼꼼하게 환자를 봐야겠네요!

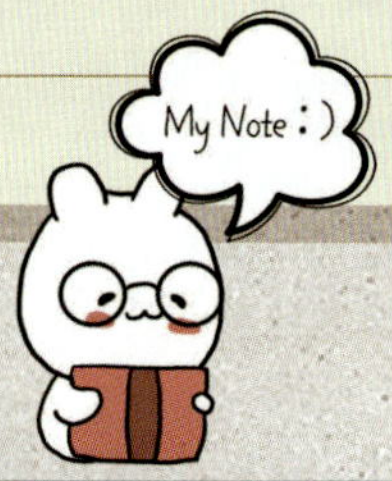
My Note :)

호흡수

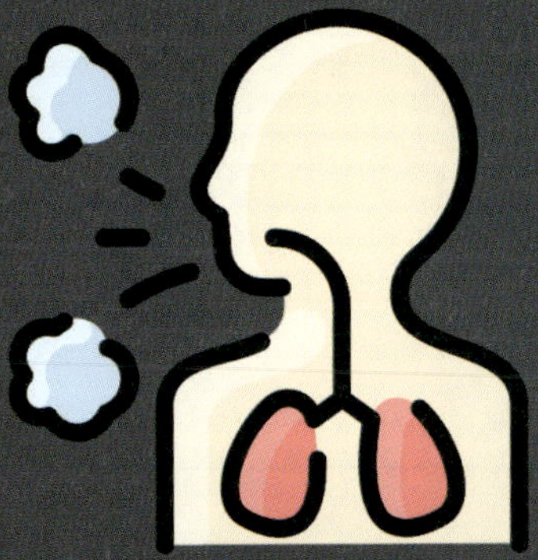

빈호흡 - Why Algorithm 알고리즘 사고력 기르기

TIP

심장 순환계와 호흡은 같이 생각하는 것이 필수!

우리 몸의 심장과 폐는 마치 엔진과 필터 역할을 하며 우리 몸 전체에 산소와 영양분을 공급하고 이산화탄소와 노폐물을 배출하는 중요한 역할을 담당하고 있다. 심장과 폐 순환을 이해하는 것은 활력징후 이상 증상에 대한 문제 발견과 올바른 대처에 큰 힘이 될 것이다. 위의 그림으로 심장과 폐순환을 이해하고 기억하도록 하자.

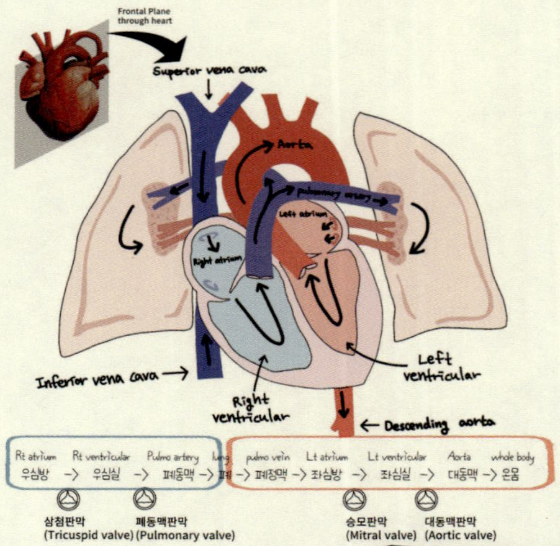

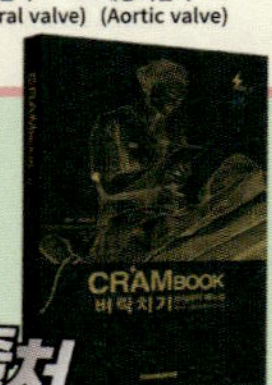

출처
Crambook 2
벼락치기 환자파악 매뉴얼

Check PR → Tachypnea

Assessment_1: 간호 사정

- ☑ 감염 증상(상처 감염, 배양검사 등)이 있나요?
- ☑ 고열이 있나요?
- ☑ 가슴 두근거림, 가슴답답함이 있나요?
- ☑ 호흡곤란이 있나요?
- ☑ 통증을 호소하나요?
- ☑ 출혈이 관찰되나요?
- ☑ 부종이 관찰되나요?

Assessment_2: 대상자 사정

- ☑ 과거력 폐질환, 심장질환 등
- ☑ 처치로 인해 빨라질 상황인지 확인 (흡인, 체위변경, 승압제 투여 등)
- ☑ 운동 여부
- ☑ I/O Check
- ☑ 커피, 카페인 등 섭취 여부
- ☑ 흡연 여부

간호 수행

- ☑ 상체 거상 체위 유지
- ☑ 안정 권유
- ☑ 심호흡 권유
- ☑ 과호흡 예방 (Reserve Mask
- ☑ 흡인 시 객담 양상 확인 양 , 색깔 등
- ☑ 출혈 관찰 시 알리기 교육

재 측정 시에도 호흡이 빠르게 측정되나요?

아니요 →
- 필요 시 간호 기록 작성
- 필요 시 인수인계
- 필요시 의사와 대상자 상태 공유

예 → 간호 사정

1. 빈호흡 간호 사정

빠른 호흡은 빈호흡, 그리고 호흡곤란으로 칭하기도 한다. 정상적인 호흡 패턴보다 훨씬 빠르게 숨을 쉬는 증상으로, 증상에 따라 즉각적 치료가 필요할 수 있다.

- **감염 증상**: 감염은 호흡곤란의 흔한 원인 중 하나로, 특히 폐렴이나 기관지염과 같은 하기도 감염은 심각한 호흡곤란을 유발할 수 있다. 감염 증상 악화 시 패혈성 쇼크 상태로 심한 호흡곤란을 유발할 수 있으니 주의하자.
- **가슴 두근거림, 답답함**: 심장 질환이나 심부전의 징후로 혈액 공급이 원활하지 않아 이를 보상하기 위한 빠른 호흡을 보일 수 있다.
- **통증호소**: 통증으로 빈호흡과 빈맥이 유발되며, 통증은 폐색전증과 같은 심각한 질환의 징후일 수 있다.
- **출혈 증상**: 출혈 시 빈호흡이 유발되는데, 폐출혈이나 위장 출혈 등의 증상이 있는지 확인하기 위해 객혈이나 혈변을 보지 않았는지 체크하자.
- **부종**: 부종은 심부전, 신장 질환, 간 질환 등의 징후일 수 있으니 손과 발이나 얼굴 등이 붓지 않았는지 확인하자.
- **대상자 사정**: 폐와 심장 관련 질환이 있는지 확인하고, 처치 중 발생한 호흡곤란 유무를 확인하자. 운동이나 카페인, 흡연은 빈호흡을 유발할 수 있으니 알아두자.

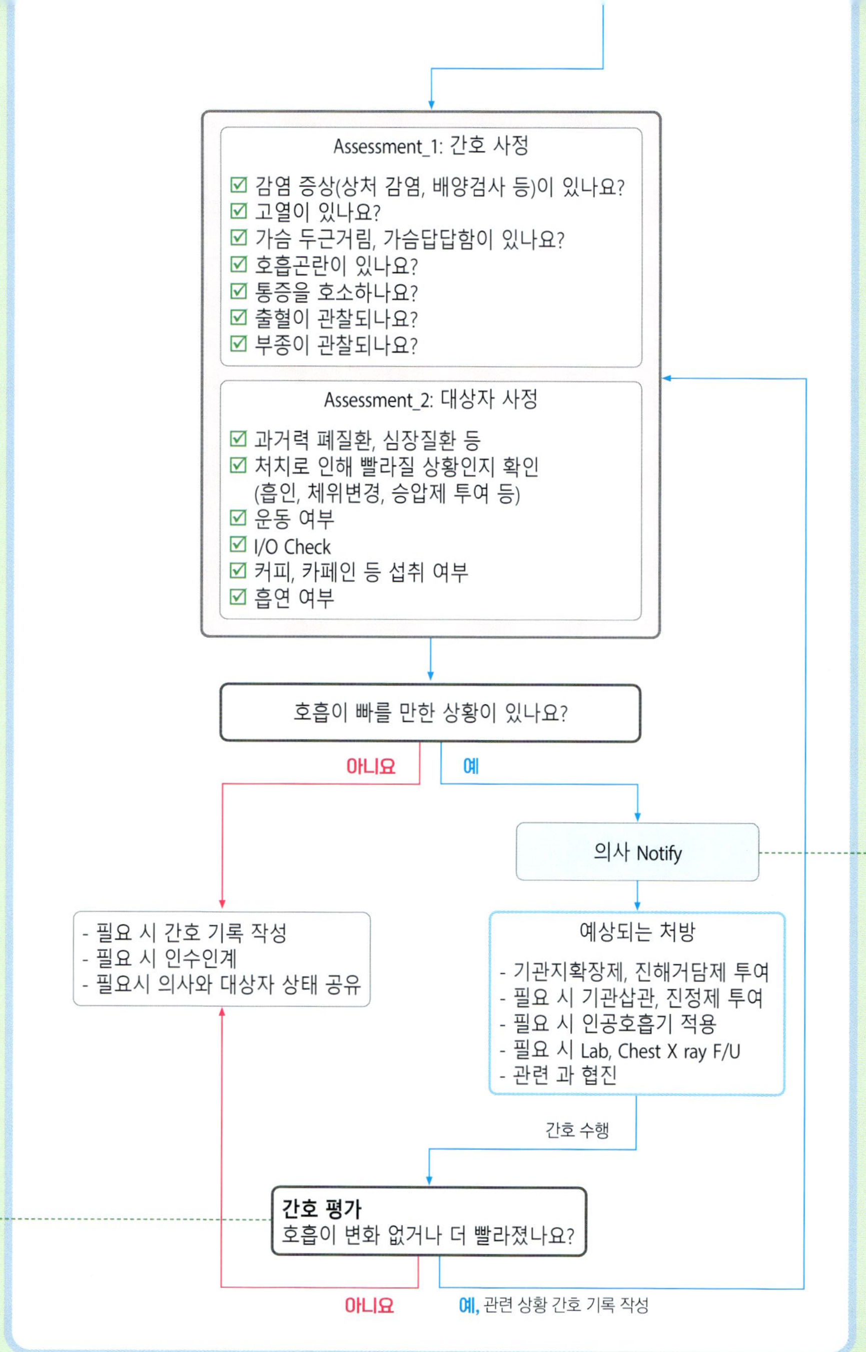

2. 빈호흡 상황 기본적인 간호 수행

- **상체 거상**: 상체를 높이는 자세는 폐를 더 넓게 펴고 호흡하기 쉬워지도록 도와준다.
- **과호흡 예방**: 숨을 많이 내뱉는 과호흡은 빠른 호흡을 악화시킬 수 있다. 과호흡은 과도한 이산화탄소 배출에 따른 산염기 불균형을 유발하므로 Mask나 비닐봉지를 입에 씌워 내뱉은 숨을 다시 들이마시도록 하기도 한다. 빈호흡 환자에게 "천천히 깊게 깊게 숨 쉬어보세요!"라는 중재는 매우 효과적이니 꼭 기억하도록 하자.
- **흡인 시 객담 양상 확인 & 출혈 교육**: 기관지나 폐에서 나오는 점액성 분비물로 호흡곤란이 유발된 것 같을 때 흡인을 해주는데, 객혈이 관찰되지 않는지 확인이 필요하다. 분비물이 노랗고 진하다면 감염을 의심할 수 있다. 스스로 기침할 수 있는 환자에게는 객담에 피가 섞여 나오지 않은지 확인 후 알려달라고 교육하자.

3. 재측정 후 빈호흡 시 대처

빈호흡 상황에서 의사와 상의하여 다음 처치를 수행할 수 있다.

- **증상 조절**: 기관지 근육을 이완시켜 기도를 확장하고 호흡을 쉽게 해주는 기관지 확장제 투여, 객담의 점도를 낮추고 배출을 촉진하는 진해거담제 투여, 심각한 빈호흡과 저산소증에 대해 환자 호흡을 직접 시행해주기 위한 기관삽관과 진정제 투여, 그리고 인공호흡기 치료가 있다.
- **원인 교정**: 호흡곤란에서 가장 기본적인 영상 검사 Chest X-ray를 수행할 수 있다. 그리고 관련 과 협진 의뢰를 통해 호흡곤란 원인을 찾을 수 있다.

4. 간호 평가

의사 처방에 따른 간호 수행의 평가 과정. 빈호흡이 호전되었다면 상황에 대한 간호 기록과 인수인계 과정으로 마무리하고, 호전되지 않았다면 이전 알고리즘 과정을 반복하며 환자의 증상 조절을 위한 노력을 하게 된다.

호흡저하 - Why Algorithm 알고리즘 사고력 기르기

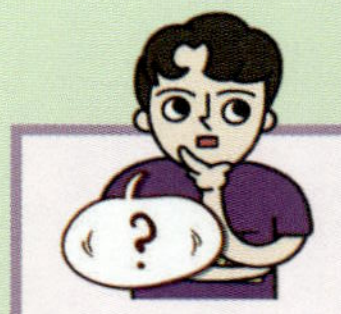

마약과 호흡저하?

"환자의 암성 통증을 의심하지 마라"라는 말이 있듯, 암 환자의 통증은 우리가 감히 예상하지 못한다. 따라서 암 환자에게 마약성 진통제 처방은 흔하다. 하지만 결코 잊지 말아야 할 것이 마약과 관련한 호흡저하이다. Morphine을 IV bolus투약하느냐 N/S 100ml에 mix 후 천천히 투약하느냐의 차이도 호흡저하 발생 유무에 영향을 끼치므로 간호사의 관련 지식이 필수다.

이와 더불어 전 세계적으로 마약 과복용은 심각한 사회문제로 떠오르고 있으며, 마약 과복용으로 인한 호흡 저하는 사망의 주요 원인 중 하나가 되고 있다. 병원 내 마약 처방도 더 엄격한 기준을 두고 있으므로, 간호사의 정확한 환자 통증 사정과 의사와의 정보 공유와 협력이 중요시 된다.

Check RR
→ Bradypnea

↓

Assessment_1: 간호 사정

- ☑ 척추손상, 뇌손상이 있나요?
- ☑ 의식이 있나요?
- ☑ 기도폐쇄(숨쉴 때 소리 확인) 증상이 있나요?

Assessment_2: 대상자 사정

- ☑ 과거력 폐질환, 암 등
- ☑ 호스피스 대상자 여부
- ☑ 처치로 인해 느려질 상황인지 확인 (진정제 투여, 마취 후 상태 등)
- ☑ 관련 약물 부작용 확인

↓

간호 수행

- ☑ 상체 거상 체위 유지
- ☑ 안정 권유
- ☑ 기침 & 심호흡 권유
- ☑ 호흡 격려
- ☑ 흡인 시 객담 양상 확인(양, 색깔 등)

↓

재 측정 시에도 호흡이 느리게 측정되나요?

- 아니요 →
  - 필요 시 간호 기록 작성
  - 필요 시 인수인계
  - 필요시 의사와 대상자 상태 공유
  - (→ Check RR)
- 예 → 간호 사정

---

1. 호흡 저하 간호 사정

호흡은 생명 유지에 필수적 활동이며, 호흡 저하는 생명 유지와 관련성이 크다. 다음의 원인을 살펴보자

- **척추손상, 뇌손상** : 척추는 호흡에 중요한 역할을 하는 신경을 포함하고 있고, 뇌는 호흡을 조절하는 기능을 담당한다. 척추와 뇌 손상은 호흡 저하를 일으키는 직접적 원인이 된다. 호흡 기능이 없는 상태는 뇌사(Brain death) 상태를 추정하기도 한다.
- **의식 저하** : 의식 저하는 뇌 기능 저하를 나타낼 수 있으며, 과도한 진정제 투약이 의식 저하와 함께 호흡 저하를 일으킬 수 있다.
- **기도폐쇄** : 기도는 공기를 폐로 운반하는 통로다. 기도 폐쇄는 이물질을 흡입하거나 종양 등 다양한 원인으로 발생할 수 있으며, 기도 폐쇄시 숨 쉬는 소리가 꺽꺽댈 수 있다.
- **대상자 사정** : 폐질환이나 암의 과거력을 확인하고, 만약 암 환자로 호스피스 대상자 여부인지 확인이 필요하다. 특히 마약성 진통제 투약의 대표적인 합병증이 호흡 저하 이므로, 만약 환자가 마약성 진통제를 투약받지는 않았는지 확인이 필요하다. 임상에서는 암 환자에게 prn으로 처방된 마약성 진통제를 과복용하여 저호흡이 발생하는 경우를 흔히 볼 수 있다.

이산화탄소 혼수 (CO_2 Narcosis)로 초래되는 호흡 저하 상황

호흡기능이 떨어지는 COPD환자의 이산화탄소 농도가 쌓이는(CO_2 retention) 대표적인 증상은 호흡 저하이다. 이 경우 환자의 의식은 저하되고 호흡기능이 떨어지면서 응급상황이 초래된다. 의료진의 대처는 우선 환자의 호흡 지지이다. Ambu-bag을 이용한 인공호흡을 우리는 ambu-bagging이라 하며, 자칫 사망에 이를수도 있는 위급상황이 감지된다면 선제적으로 bagging을 시행할 수 있다. 이후 의사와 협력하여 환자의 호흡기능을 유지할 수 있고, 필요시 기도삽관(intubation) 후 인공호흡기(ventilator) 치료를 수행할 수 있다. 굳이 삽관하지 않아도 환자의 인공호흡을 기계가 해줄 수 있는데, 이를 비침습적 인공환기(Non Invasive Ventilation, NIV)라 한다.

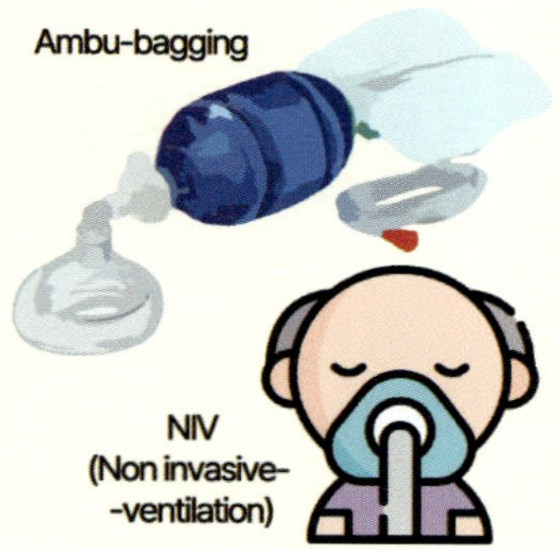

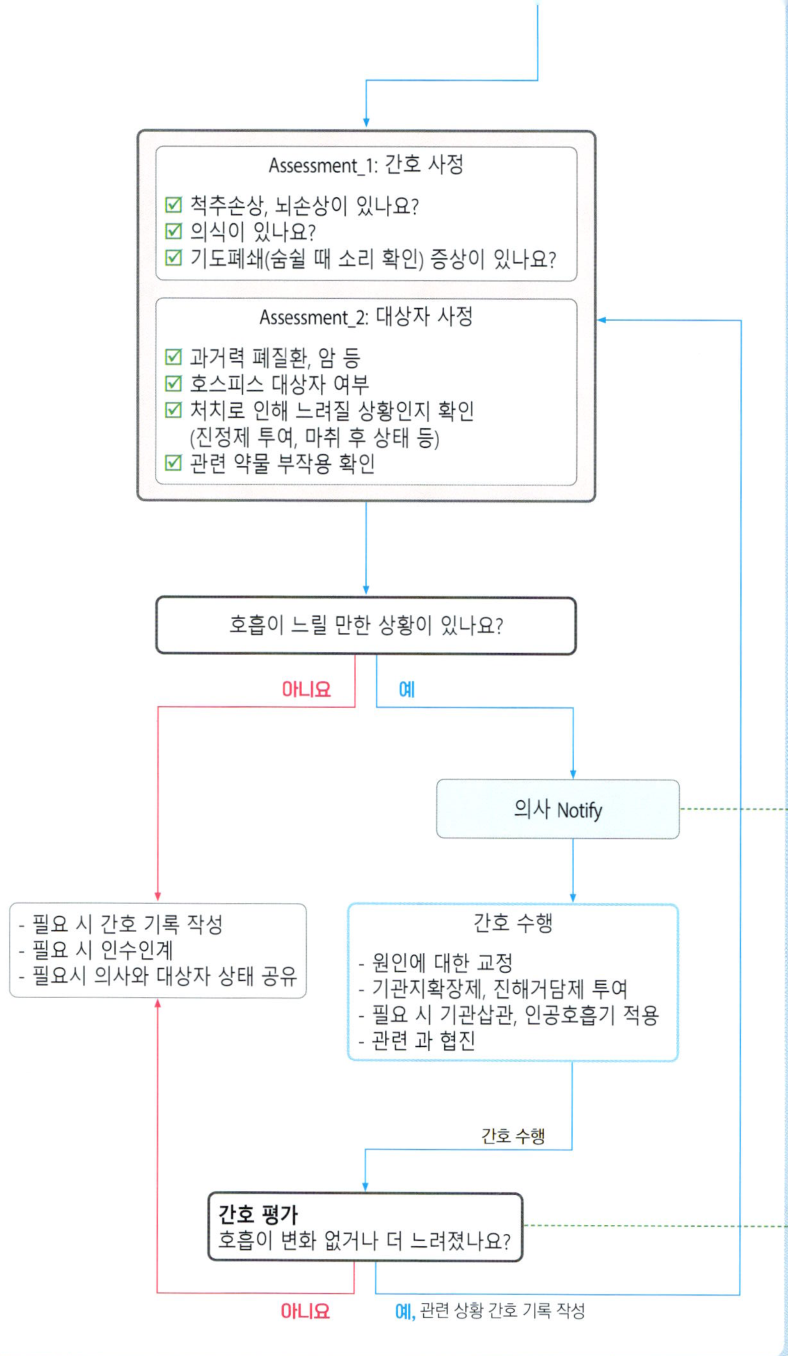

2. 호흡 저하 시 대처

호흡 저하 시 대처는 호흡곤란 시 대처와 유사하다. 그 중 원인을 교정하는 것이 중요하므로, 앞서 학습한 호흡 저하 원인에 대한 평가와 대처가 필요하다. 마약 투약으로 발생한 호흡저하의 경우 해독제(상품명 날록손)를 투약할 수 있다. 진정제 사용으로 환자의 호흡 저하가 발생할 경우 환자에게 자극을 가하며 깨우는 중재도 호흡을 지지할 수 있다. 이는 중환자실에서 진정제를 투약하며 인공호흡기 치료를 받는 환자에게 흔히 볼 수 있다. 척수 또는 뇌손상으로 기관절개관을 가지고 있는 환자의 경우 호흡 저하에 대해 가정용 인공호흡기(Home ventilator)를 적용하고 있을 수 있으므로 알아두자. 가정용 인공호흡기에 대해서는 간호알고리즘 호흡기내과 편에서 학습할 수 있다.

3. 간호 평가

의사 처방에 따른 간호 수행의 평가 과정. 호흡 저하가 호전되었다면 상황에 대한 간호 기록과 인수인계 과정으로 마무리하고, 호전되지 않았다면 이전 알고리즘 과정을 반복하며 환자의 증상 조절을 위한 노력을 하게 된다.

호흡수(Respiratory Rate, RR)

: 산소-이산화탄소 교환을 위해 폐로 들어오고 나가는 공기의 움직임이며 횟수, 리듬, 속도, 소리를 같이 측정할 수 있습니다.

산소

폐포에서 확산 원리에 의해 산소-이산화탄소 가스 교환이 이루어집니다.
산소를 충전하고 이산화탄소를 배출하는 호흡 과정에 대한 평가는 주로 환자의 산소포화도를 측정하는 방법으로 이루어집니다.

산소포화도 (Oxygen Saturation)

흡입한 산소는 혈중 헤모글로빈(Hemoglobin, Hb)과 97% 결합하여 산화 헤모글로빈을 형성하고, 나머지는 혈장에 용해됩니다. 이 원리로 인체 내 산소량을 Monitoring하는 지표 세 가지가 있습니다.

임상 Story **"우리 몸의 산소 정도 SpO2? SaO2?"**

인수인계 시간만 되면 가슴이 두근거리고 떨림은 멈추질 않는다.

"자 인계 주세요"

선배 간호사의 말 한마디에 나는 준비한 내용을 거침없이 전달했다.

"근데 이 환자분 오더를 보면, SaO2 monitoring이라고 되어있는데, 어떻게 SaO2 monitoring을 하라는 말이야? 아니면 잘못 발행된 오더야?"

"네? SaO2요..?"

나는 별생각 없이 이를 환자의 산소포화도를 모니터링하라는 오더로 받아들였지만, 오더를 다시 봤더니...

(~~SaO2 monitoring...? 내가 알던 거랑 조금 다른데..?~~)

1) 맥박 산소포화도, SpO_2

(Oxygen saturation as measured by pulse oximeter)

Pulse Oximetry의 적색 & 적외선 LED를 이용하여 Oxygenated Hemoglobin을 측정하는 산소포화도입니다. ABGA의 PaO_2를 비침습적으로 추정하는 수치로, 간편하지만 말초 순환 감소나 빈혈, 온도와 피부 두께, 주변 빛의 강도, 그리고 SpO_2 80% 미만에서 신뢰도가 감소하는 단점이 있습니다.

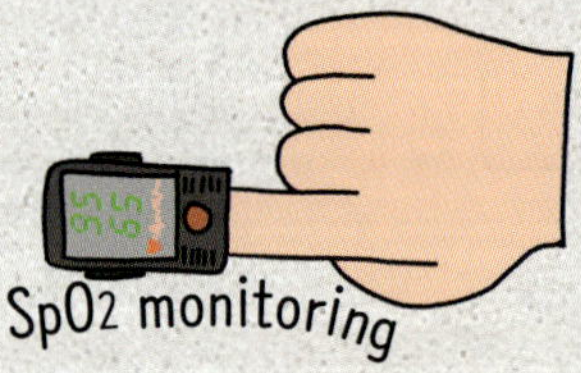

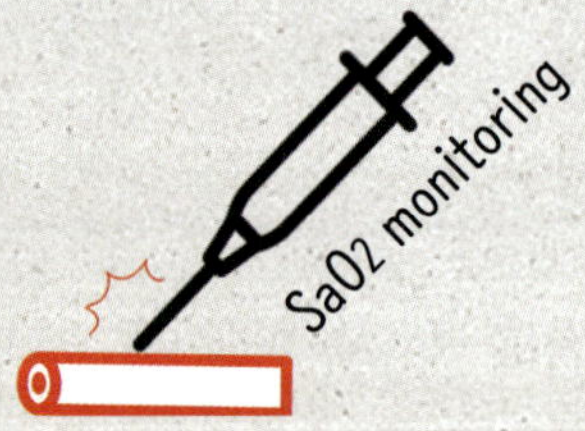

2) 동맥혈 산소포화도, SaO_2

(Oxygen saturation as measured by blood analysis)

헤모글로빈(Hb, hemoglobin) 중 실제로 산소와 결합한 비율, 즉 산소화 수준을 말합니다.
동맥혈 가스 검사(Arterial blood gas analysis, ABGA)를 통해 측정할 수 있습니다.

SpO2는 측정하기 쉬운 반면 정확도가 떨어지고, SaO2는 측정하기는 어렵지만 정확한 검사구나!

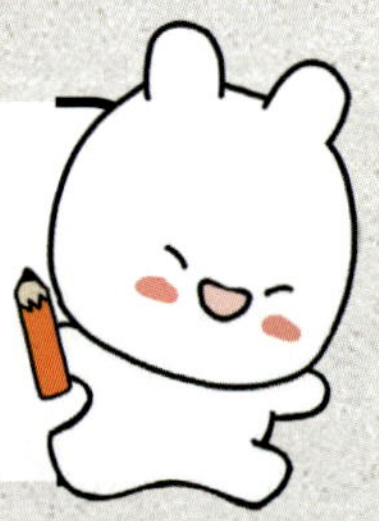

94 ~ 100 %	**성인 정상치**
88 ~ 92 %	**만성 폐쇄성 폐질환 (COPD) 환자 정상치**
90 % 이하	**저산소증(Hypoxemia)이라 판단할 수 있음**
80 % 이하	**신체의 여러 조직이 심각한 상해를 입은 상태**

3) 동맥혈 산소분압, PaO_2

(Partial Pressure of oxygen in the blood)

동맥혈 산소분압은 동맥혈 내 산소의 분압이며, 우리 몸의 산소화 상태를 반영하는 중요한 지표가 됩니다. PaO_2 60mmHg 이하를 저산소증으로 판단하며, 고령일수록 동맥혈 내 산소분압은 조금씩 감소하게 됩니다.

Dyspnea

"호흡 수(Respiratory rate) & 산소포화도(Oxygen saturation)"

: 호흡수와 산소포화도는 동시에 측정하며 평가하는 것이 원칙입니다.

"호흡곤란(Dyspnea) = 호흡 수와 산소포화도로 평가"

임상 Story

"호흡곤란에 대처하는 기초적인 방법?"

환자가 호흡곤란이 있는지 숨을 매우 빠르고 얕게 쉬고 있었다. 프리셉터 선생님께서 환자에게 다가가 숨을 같이 쉬어주셨다.

"환자분, 숨이 너무 빠르세요. 호흡을 천천히 깊이깊이 쉬어보세요."

(산소포화도를 측정하며)

"보세요. 지금 환자분의 산소 수치는 좋으니까 걱정하지 마세요. 자~ 들이마시고~ 내쉬고~ 옳지 잘하고 계세요"

프리셉터 선생님께서는 곧바로 환자분의 등을 두드리며 객담 배출을 도와주셨고, 점점 환자는 안정을 되찾아갔다.

(~~나였으면 바로 의사에게 노티해서 산소를 줬을 텐데, 몇 가지 중재로 바로 환자가 안정을 찾으시네? 도대체 비결이 뭐지?~~)

*** 동맥혈 이산화탄소 분압, $PaCO_2$(partial pressure of carbon dioxide)**

동맥혈 내 이산화탄소 분압 정상치는 35~45mmHg입니다.

혈중 이산화탄소 분압이 높다면 호흡 과정이 잘 이루어지지 않아 이산화탄소가 잘 배출되지 않는다는 것을 의미하고, 신경학적 손상 문제가 발생할 수 있습니다.

반대로 이산화탄소 분압이 낮다면 과호흡으로 인해 이산화탄소가 너무 많이 배출되고 있을 수 있습니다.

Tachypnea management

과환기 상황에서는 이산화탄소(CO_2)의 과도한 배출로 호흡성 알칼리증이 발생하여 24시간 이내 뇌 혈류량과 두개내압이 감소합니다. 24시간 이상으로 지속될 시 조직으로 산소 방출량이 감소되어 뇌조직의 저산소증과 신경학적 부전이 야기됩니다.

따라서 환기를 적절히 할 수 있도록 호흡 수를 감소시켜주세요.

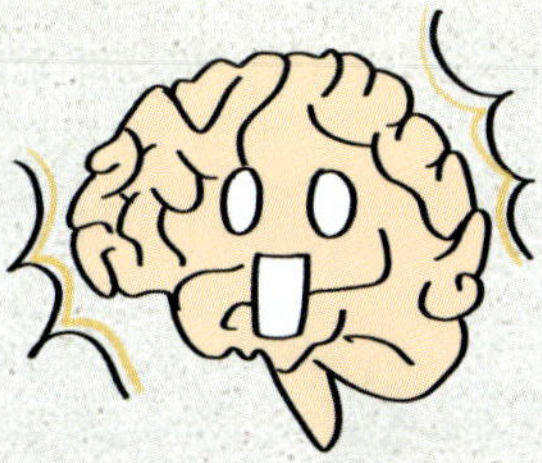

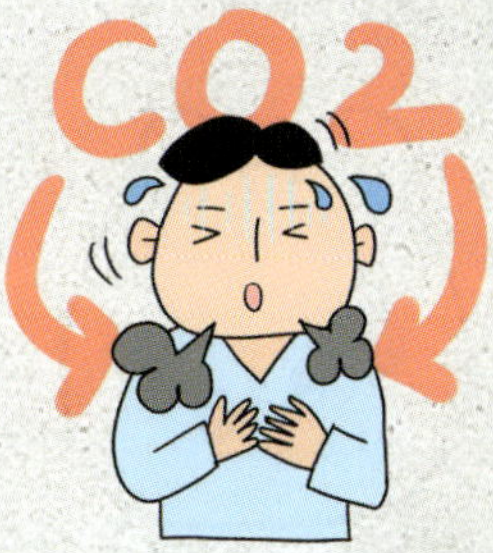

빠른 호흡에 따른 불충분한 호기 시간으로 이산화탄소가 원활히 배출되지 않아 혈액 내 CO_2가 증가합니다. 이에 대한 보상성 작용으로 과탄산혈증이 발생합니다.

CO_2 retention(정체)이 계속되면서 호흡성 산증이 유발되어 CO_2 narcosis(이산화탄소 혼수) 상황이 야기되어 환자가 적절히 숨을 길게 뱉어낼 수 있도록 도와주어야 합니다.

PaO_2 ↓

저산소혈증이 발생합니다.

→ 전해질 불균형, 감염, 폐 질환, 심질환, 대사성산증 등 원인이 다양합니다.
저산소혈증에 대해서는 충분한 산소를 공급해 주어야 합니다.

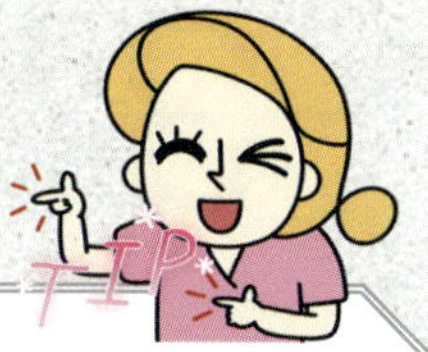

Tip!

만약, 환자의 뇌에 어떠한 문제가 발생한다면 비정상적 호흡 양상을 보일 수 있으니 주의해주세요.

Bradypnea management

뇌내압이 증가되거나 뇌 손상으로 호흡 신경계 조절이 어려울 때 발생할 수 있고, 그 외 전신마취, 약물 과다 복용, 약물중독(마약), 요독증, 당뇨병성 혼수 등의 원인이 있을 수 있습니다.
자가호흡감소 (hypoventilation)으로 PCO_2가 증가하는 경우도 많습니다.
특히 수술 후 마취가 덜 풀린 상태에서 bradypnea가 발생할 수 있으니 주의해주세요.

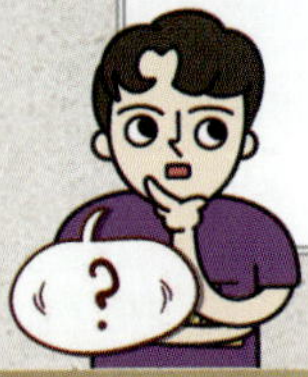

Ambu-bagging?

자가호흡 감소시, 환자를 깨우고 필요시 ambu-bagging 을 통한 인공 호흡을 적용할 수 있어요!

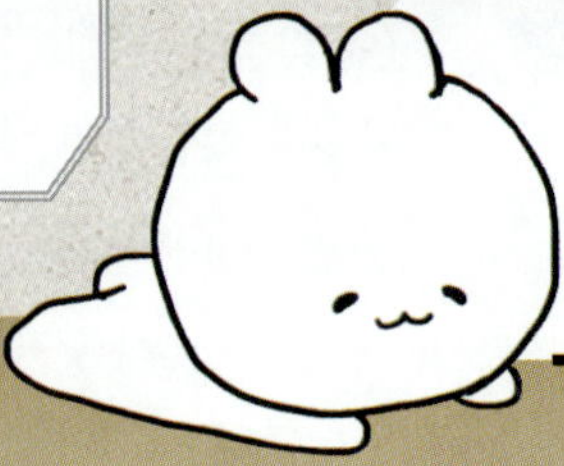

느린 호흡(Bradypnea)은 호흡 수가 10회/min보다 낮은 상태를 말해요! 산소-이산화탄소 가스교환이 원활히 이루어지지 않아요.

1 공기통로 & 인공통로

"대기 중 산소" FiO2 21%

(1) 비강(Nasal cavity)
(2) 인두(Pharynx)
(3) 후두(larynx)
(4) 기관(trachea)
(5) 기관지(bronchus)
(6) 폐포(pulmonary alveoli)

(1) NPA(naso-pharyngeal airway)
(2) OPA(oro-pharyngeal airway)
(3) Endotracheal tube
(4) Tracheostomy tube

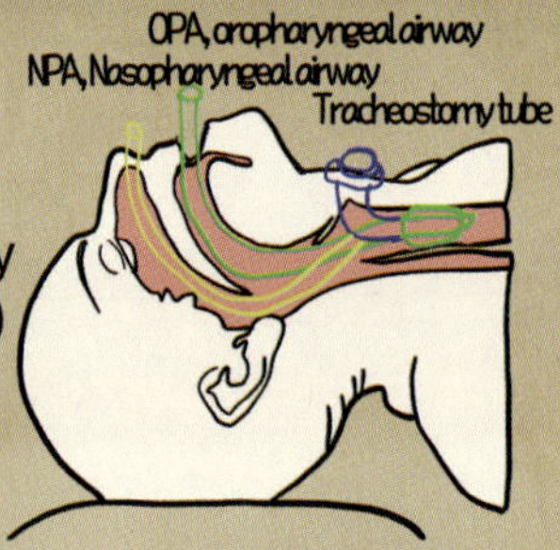

2 호흡근 활동

(1) 흡기근 수축 & 횡격막 하강
(2) 폐포 내 음압 형성
(3) 공기가 폐로 이동

6 공기 배출

"호기가 길어야 CO2 배출이 용이해요"

→ 흡입한 산소는 폐포에서 인체 내 이산화탄소와 교환
→ 이산화탄소 배출

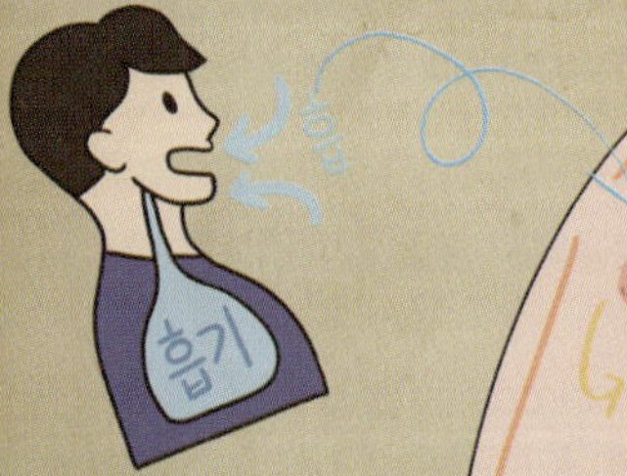

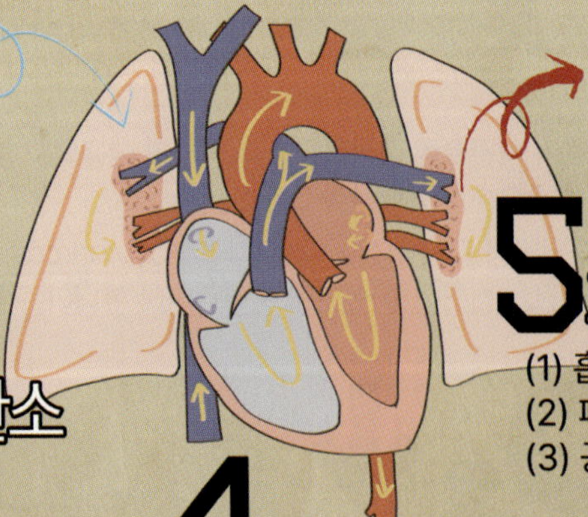

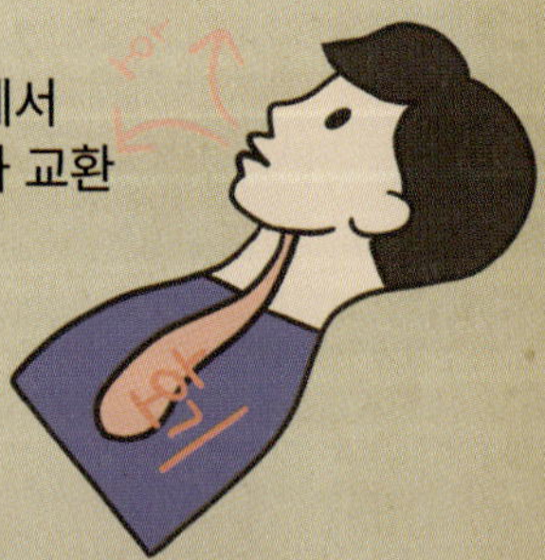

5 호흡근 활동

(1) 흡기근 이완 & 횡격막 상승
(2) 폐포 내 양압
(3) 공기가 밖으로 이동

3 흡입한 산소

-> 가스교환(폐포)
-> 심장으로(우심방,우심실) 귀환한 혈액과 섞임 (폐포 모세혈관)
-> 폐정맥으로 이동

4 산소화된 혈액

-> 폐정맥을 통해 좌심방, 좌심실로 이동
-> 대동맥을 통해 전신으로 확산

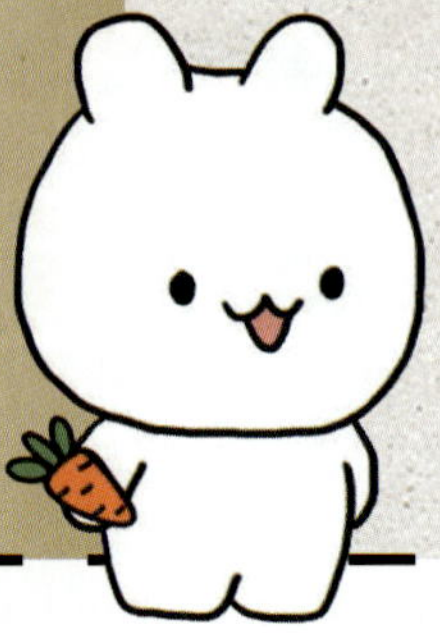

호흡의 원리와 공기의 흐름!
그림으로 보면서 한 번 더 이해해볼까요?

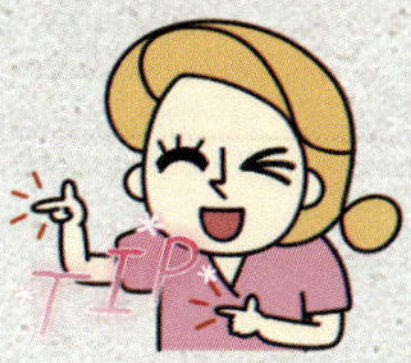

Tip!

Dyspnea는 결국 저산소증(Hypoxia)이 원인이 되는 경우가 대부분이고, 저산소증을 개선해주면 호흡곤란은 대개 호전됩니다. 원인에 따른 대처를 해주기 위해 여러 대처 방법에 대해 알아보겠습니다 :)

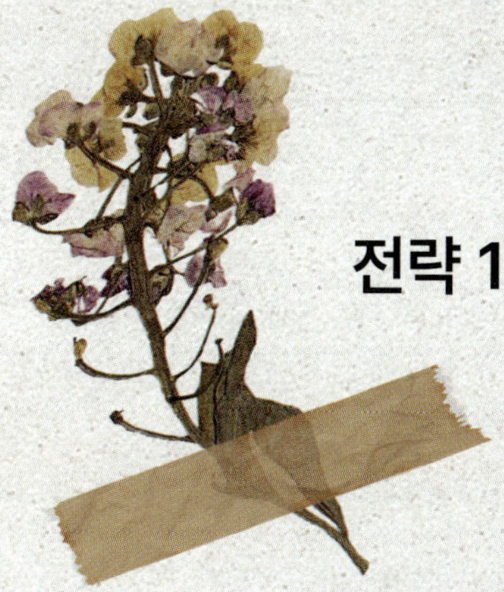

전략 1) 충분한 산소 공급 (FiO_2 supply)

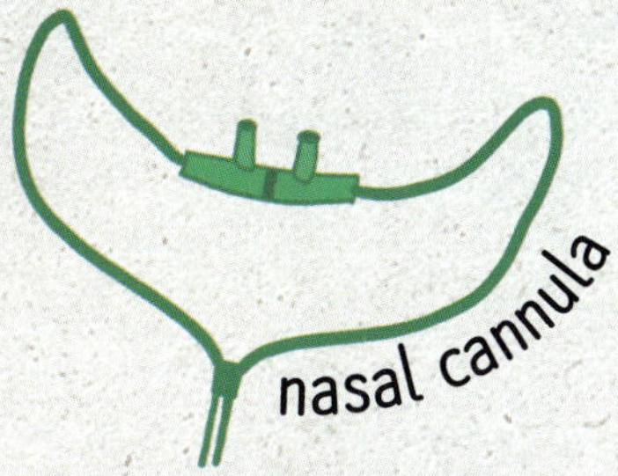

Step 1)

환자에게 산소를 공급할 때는 산소 유량을 서서히 증량하면서 환자에게 도달하는 FiO_2를 증량할 수 있습니다. 산소 공급 효과는 산소포화도를 통해 간편히 평가할 수 있어요.
PaO_2 60mmHg 이하 또는 SaO_2 92% 이하의 경우 산소를 증량해야 합니다.

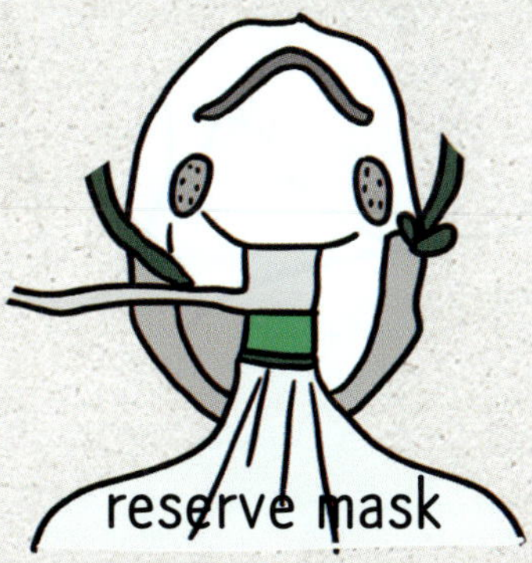

Step 2)

O_2 flow 0~6L/min까지는 nasal cannula를 적용하고, nasal cannula에는 FiO_2 100%의 산소를 저장할 수 있는 저장낭이 없기에 Flow를 증가시켜도 환자에게 전달되는 FiO_2는 증가되지 않습니다.
따라서 7L/min 이상부터는 산소 저장낭이 있는 reserve mask를 적용합니다.

Step 3)

Reserve mask를 통한 산소 공급에도 호흡곤란이 호전되지 않을 때는 ABGA를 통해 동맥혈 가스를 분석해야 하며, 고유량 산소요법 치료를 위해 Highflow nasal cannula(HFNC)를 적용한 뒤, FiO_2를 최대 100%까지 공급할 수 있습니다.

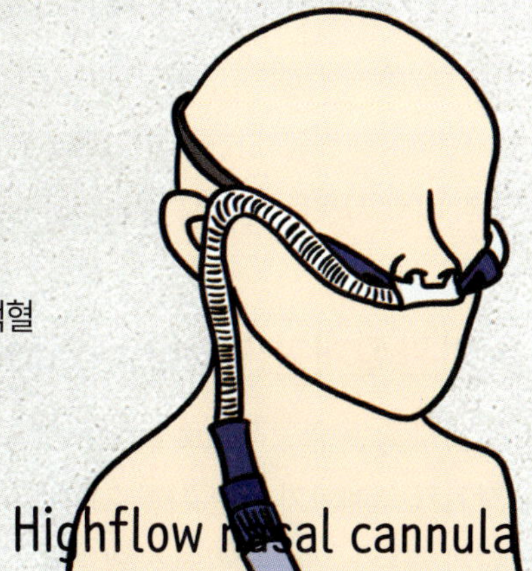

전략 2) 호흡근을 통한 흡기/호기 노력 & 기도 저항 감소

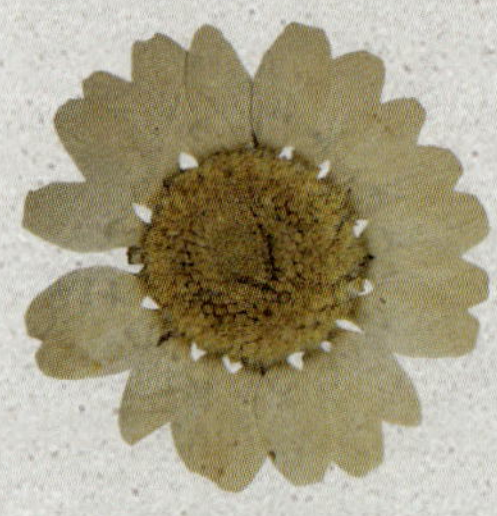

기관지 확장 시키기

*기관지 확장제

기도 평활근의 긴장도를 변화시켜 폐 기능을 개선시키는 약제를 말합니다.
흡입 약물로 β2 작용제와 항콜린제가 있습니다.

> **Tip!**
> 속효성 흡입제의 경우 효과는 대개 4~6시간 정도 지속됩니다.
> 벤톨린과 아트로벤트는 혼합 투여에 대해 안정성이 입증되었으므로,
> 투약 시간 단축 등 필요시 함께 흡입도 가능합니다.

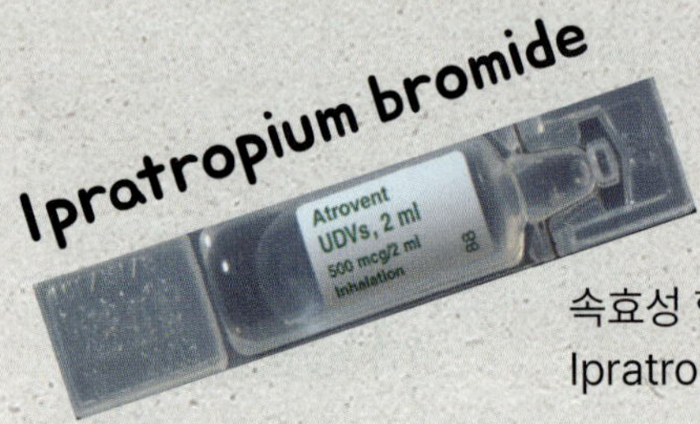

속효성 항콜린제는 아세틸콜린의 기관지 수축 효과를 차단하며,대표적으로 Ipratropium bromide(Atrovent)가 있습니다.

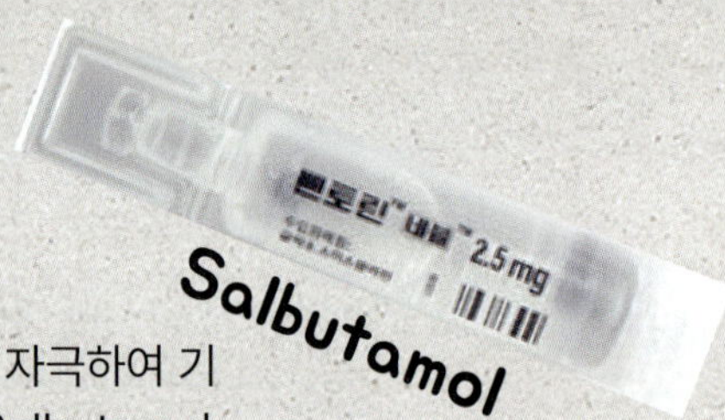

속효성 β2작용제는 β2 교감 신경 수용체를 자극하여 기도 평활근 수축을 억제합니다. 대표적으로 Salbutamol (Ventolin)이 있으며, Ventolin의 경우 2.5-5mg를 nebulizer 해줄 수 있습니다.

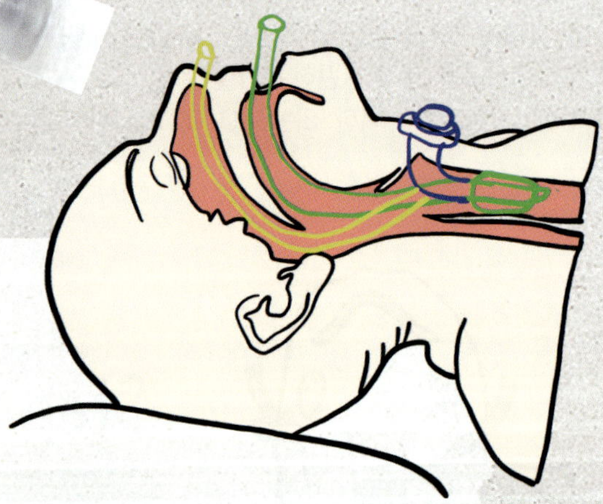

*비강인두관(Nasopharyngeal airway, NPA) & 구강인두관(Oropharyngeal airway)

: NPA는 비강에서부터 인두까지의 관을 말하며, airway를 유지할 수 없거나 구역이나 기침반사가 심할 경우 사용할 수 있습니다.

: OPA는 구강에서부터 인두까지의 관을 말하며, 임상에서 airway라고 흔히 부릅니다. 주로 혀를 고정하고 분비물의 흡인을 시행할 때 사용합니다.

*기관내관(Endotracheal tube, E-tube)

: 구강을 통해 성대 하부의 기관 내로 삽입하는 관을 말합니다. 호흡부전시 인공호흡을 적용하기 위해 삽입하며 감염 위험으로 2주 이상 사용을 권하지 않습니다.

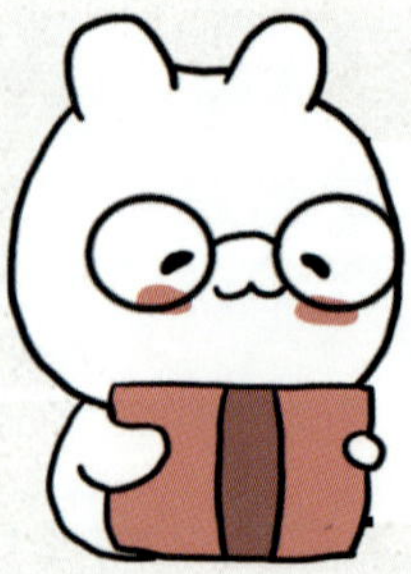

노란색이 NPA, 초록색이 E-tube,
파란색이 T-tube구나!
어디에 위치하는지 잘 살펴야겠다!

*기관절개관(Tracheostomy tube, T-tube)

: 일시적 혹은 영구적으로 airway를 유지하기 위해 삽입하는 관입니다. 장기간 기계환기 또는 자발호흡이 가능하며, 만성적 상기도 폐쇄나 기관지 분비물을 제거하기 위해 적용합니다. 삽관 튜브 balloon은 최소 압력을 유지하여 기관 점막 손상을 최소화해야 합니다.

분비물 제거하기

* 흉부 물리 요법(흉부 타진, 진동, 체위배액) & 흡인(suction)

기도 내 객담이나 분비물이 배출되지 않으면, 기도 저항 증가로 원활한 호흡이 어렵습니다. 객담은 점도의 영향을 받고, 점막 섬모 운동이 저하되면 객담 제거율이 감소됩니다. 객담 제거를 위해서는 기침반사가 효과적이나 의식저하의 경우 기침을 원활히 하지 못하므로, 흉부 타진이 효과적입니다. 가슴이나 등을 두드려주는 타진과 진동기 이용(percussion & vibration), 그리고 체위를 합쳐 흉부 물리요법이라 하며, 충분한 흉부 물리요법 시행 후, suction을 통해 객담을 배출시켜야 기도저항을 감소시킬 수 있습니다.

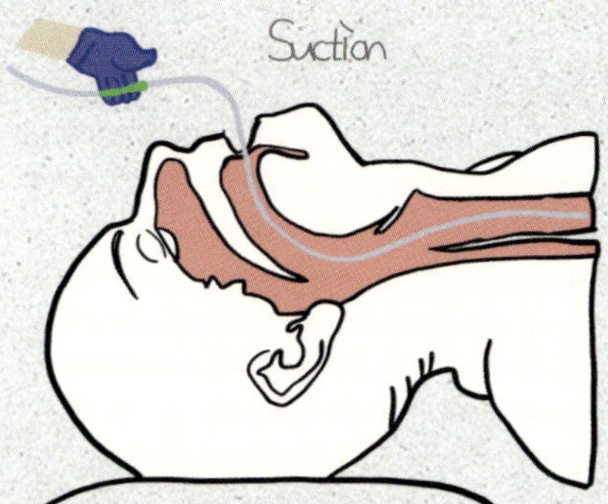

Suction

* 점액 용해제

끈끈한 분비물을 액화시켜 객담 배출 곤란 시 배출을 용이하게 할 수 있습니다.
대표적으로 Acetylcysteine(Mucomyst)가 있습니다.

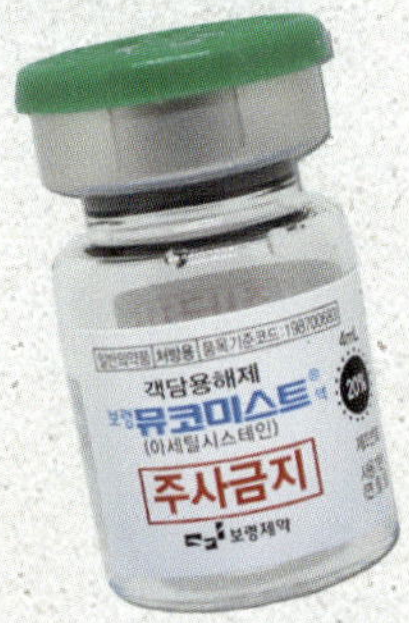

Acetylcysteine

suction에 대해 더 궁금하다면..
JUDY와 함께 유튜브로 고고!

@rn_theboy

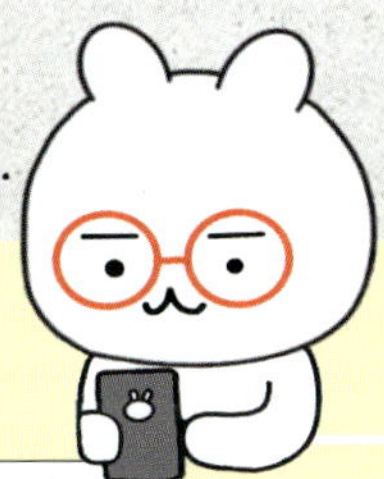

suction

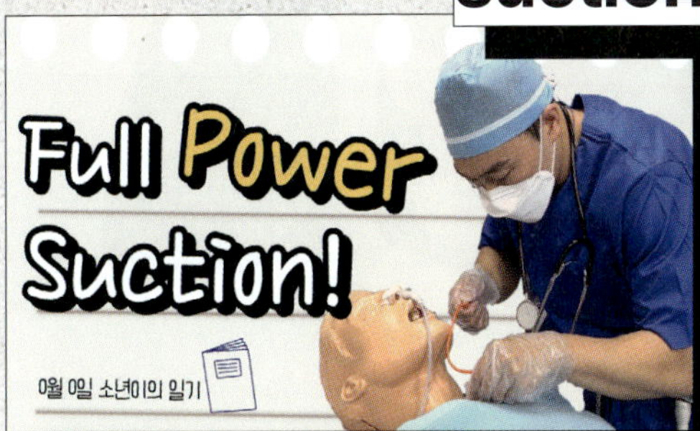

전략 3) 폐 순응도와 폐 관류(V/Q ratio)를 위한 치료

0.8 ~ 1 이 정상범위!!

환기/관류비(V/Q, ventilation/perfusion ratio)

폐혈류 순환을 나타내며 환기와 관류의 조화, 즉 공기와 혈액의 비율이라고 생각하면 쉽습니다.
폐 상부에는 공기가 많으므로 V/Q가 증가하고, 폐 하부에는 혈액이 더 많이 흐르므로 V/Q가 저하됩니다.
V/Q는 사강(dead space)과 단락(shunting)의 경우에 비정상이 되며 저산소증이 초래됩니다.

Tip!

- 폐 순응도는 압력을 가했을 때 폐의 팽창 정도를 말합니다.
  폐 순응도가 감소하면 흡기를 위한 폐 확장이 어려워지고,
  폐 순응도가 증가하면 폐 확장이 쉬워집니다.

- 폐 순응도는 폐포 내 수액이 축적되는 폐부종이나 탄성이 저하되는 폐 섬유화 질환에서 감소합니다.

＊Shunting

: 혈액은 지나가지만 환기(공기흐름)가 안되는 경우입니다.
무기폐(Atelectasis), 급성 폐 손상(Acute lung injury), Pulmonary A-V fistula, 성인 호흡곤란증후군(Adult Respiratory Distress Syndrome) 등의 경우 발생합니다.

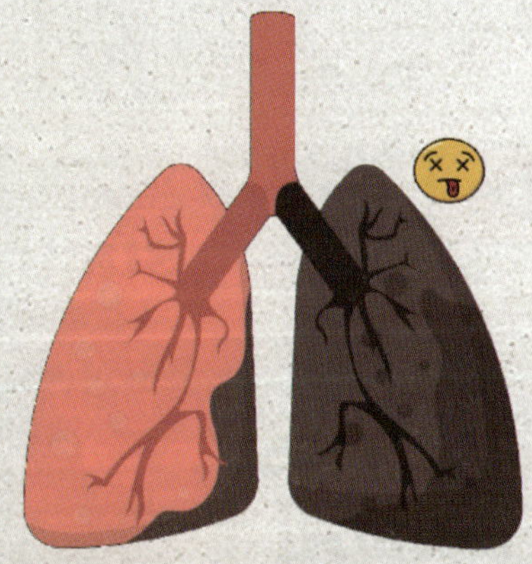

＊Dead Space

: 공기는 흐르지만 혈액이 흐르지 못하는 경우입니다.
폐동맥 색전증(pulmonary embolism)의 경우 dead space가 발생하여 환기(공기흐름)는 되는데 혈액이 없어 혈액이 산소를 받아내지 못합니다.

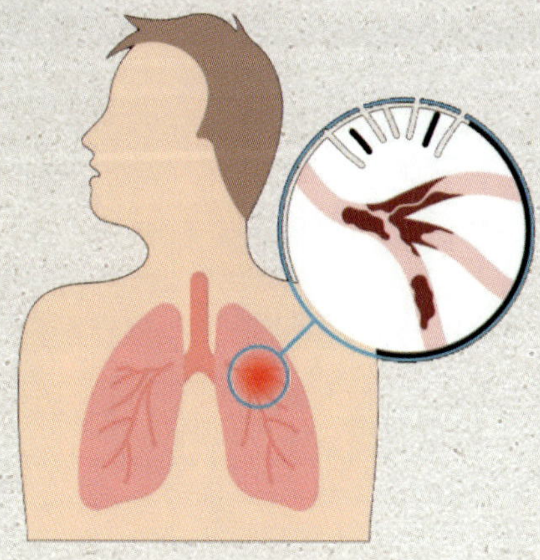

ventilation이 잘 안되는 Shunting상황에서는 V/Q가 감소하고, Perfusion이 잘 안되는 Dead Space 상황에서는 V/Q가 증가하는것으로 이해..!

$PaO_2 \fallingdotseq FiO_2 \times 5$

대기 중의 산소 = FiO_2 21% = PaO_2 105mmHg

-> 환자에게 FiO_2 40%를 공급했다면 ABGA 상 PaO_2 기대치는?

FiO_2 21% + FiO_2 (40 − 21)%

≒ PaO_2 (21 X 5)mmHg + PaO_2 (19 X 5)mmHg

= PaO_2 105mmHg + PaO_2 95mmHg

= PaO_2 200

∴ ABGA 상 최소 PaO_2는 200mmHg 이상이 되어야 한다.

ARDS에 대해 더 알고 싶다면.. JUDY와 함께 유튜브로 고고!

@rn_theboy

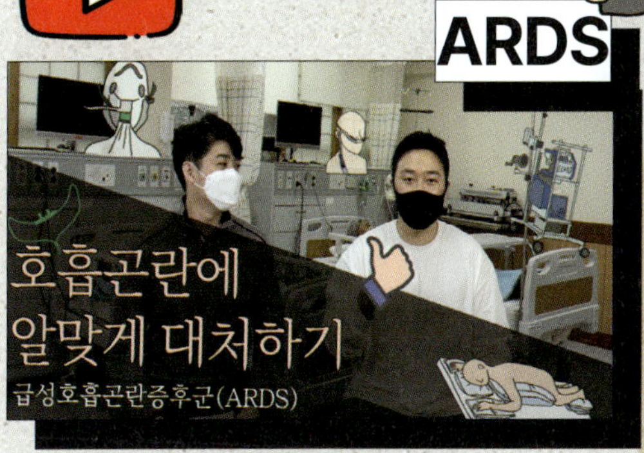

Shunting 증가로 V/Q가 감소되는 상황이 꽤 많다고?!

* 폐 조직이 파괴되어 확산이 가능한 표면적이 감소하는 폐기종이나 만성 기관지염 상황
* 폐포-모세혈관 막의 두께가 증가하여 확산이 감소하는 폐렴이나 간질성 폐 질환, 그리고 폐부종(lung edema) 상황

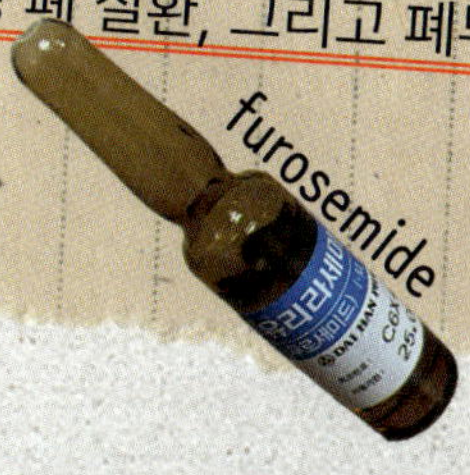

V/Q ratio... 너무 어려워요... 치료는 의사의 영역이고... 저희가 해줄 수 있는 것은 어떤 것이 있죠?

폐로 공기가 잘 흐르지 않는 Shunting 상황에서 간호사가 Suction을 잘 시행하거나 Position만 잘 취해줘도 환자 상태를 호전시킬 수 있어요!

___/___/___

* V/Q ratio를 정상화하기 위한 간호전략!

환자의 환기, 관류, 순환과 관련되어 신체조직 산화를 증진

Suction

Shunting이 증가하는 대표적인 경우는 무기폐입니다. 가래나 점액 등으로 폐쇄되어 환기되지 않는 상태로, X-ray에서 폐부분이 하얗게 변해버린 것으로 알아차릴 수 있습니다. 폐 부위를 suction 해주는 중재만으로도 해결할 수 있습니다. 간호사의 suction으로 해결되지 않으면 의사의 기관지 내시경(Bronchoscopy)을 통해 해결할 수 있습니다.

건강 폐 하측위

기본적으로 좌위(Sitting position)나 반좌위(Folwer's position)의 경우 폐울혈이 감소하고 늑골의 움직임이 편안해지면서 폐 환기량이 증가합니다. 또한 복부 내장이 중력으로 내려가고 횡격막의 움직임이 커져 호흡도 편안해집니다. 그 외에 V/Q ratio가 감소하는 폐 질환이 있는 경우 (폐 절제 수술 포함), 건강한 폐를 아래로 두는 자세를 취함으로써 폐 환기에 좋은 영향을 미칠 수 있습니다. 상태가 더 나쁜 폐를 상부로 취한 자세에서 흉부 타진을 해준다면 폐가스 교환의 효과를 더 높일 수 있습니다.

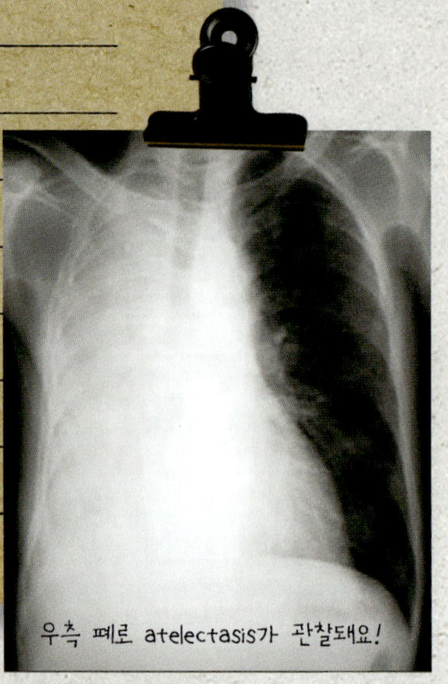

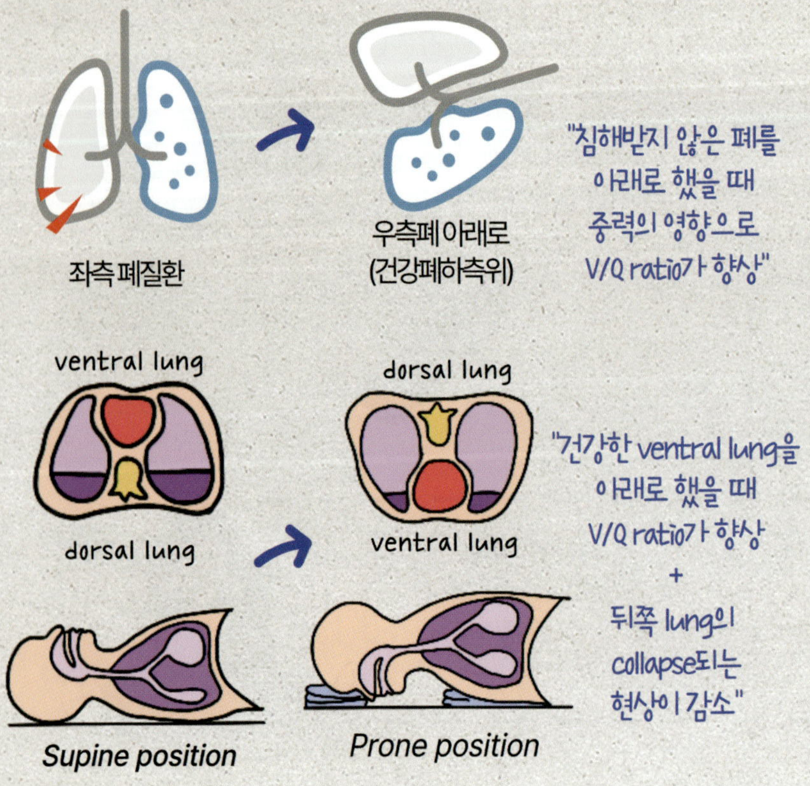

환자 호흡곤란에 대처하는 방법이 정말 다양하네요!!!

1) 산소 공급하기!
2) 원활한 호흡을 위한 기도 관리!
3) 폐 환기량 증가시키기!

이 세 가지 기억해서 상황에 맞게 잘 적용해서 칭찬 받아야겠다 ㅎㅎ

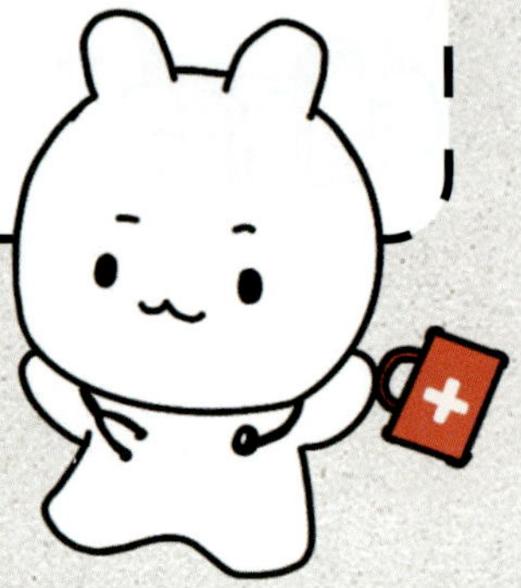

임상 Story "산소를 주면 되는 것은 알겠는데... Flow는 뭐고 FiO_2는 뭘까?"

ICU에서는 환자를 검사실로 보내고 받는 과정이 너무 번거롭다..
다 여기에서 시행하면 안 되는 걸까?ㅠㅠ
오늘도 어김없이 HighFlow Nasal Cannula 치료를 시행하던 환자를 검사실로 보내게 되었다.
"선생님, 환자분 검사실 이동할 때 HFNC 가지고 못 가는데, 산소 몇으로 이동해요?"
선배 간호사분이 담당 환자를 검사실로 이동시키려는 나에게 와서 물었다
"네? 아.. 지금 setting이 Flow 40L, FiO_2 50%입니다"
"아니 그러니까.. Portable O_2로 몇 L/min으로 가기로 했냐고요"
"아.. 똑같이 40L/min으로 가면 되지 않을까요?"
내 대답이 어이가 없다는 듯 한숨 쉬는 선배 간호사..
"일반 portable O_2는 저유량 산소 체계라서 Flow를 몇으로 설정해 주느냐에 따라 FiO_2가 결정돼요. FiO_2 50%를 환자에게 전달하려면 Flow는 몇으로 설정해야 할까요 Judy 선생님?"
"죄송해요, 무슨 말씀인지 모르겠어요ㅠㅠ"
(~~산소는 다 똑같이 L/min으로 공급하는 것 아닌가?~~
~~Flow는 뭐고 FiO_2는 뭐지???? 처음 들어봐ㅠㅠ~~)

Flow와 FiO_2 어떻게 다를까요?

Flow

환자에게 공급되는 산소의 세기, 즉 공기의 흐름

Flow

환자가 흡입하는 산소의 농도

환자가 흡입하는 산소 농도는 폐포에서 측정하는 것이 가장 정확하지만, 복잡한 폐 혈류의 분포로 인해 측정이 매우 어렵습니다.

따라서 임상적으로는 흡입산소분율(FiO_2)을 산소 흡입 농도의 기준으로 삼습니다.

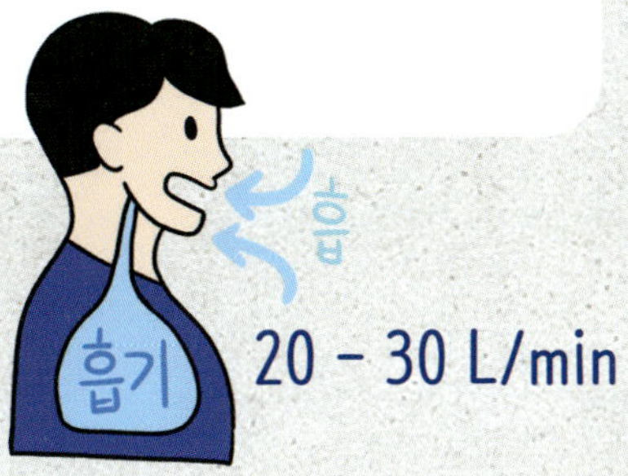

저유량이 공급하는 산소가 적어서
저유량이 아니었구나!
이제껏 잘못 알고 있었다니..

저유량과 고유량?

성인 기준으로 1회 호흡할 때 대기 중 공기를 흡입하는 최대 흡기량은 20~30L/min 정도입니다. 즉, 환자에게 산소를 공급할 때 Flow를 10L/min으로 제공해도 환자는 나머지 흡기량(최대 흡기량 - 공급 유량)을 대기로부터 같이 마시게 됩니다. 따라서, 환자가 공급받는 FiO_2 100%의 산소 외에 대기로부터 산소를 같이 마시느냐, 공급받는 산소만을 마시게 되느냐에 따라 저유량/고유량 산소요법으로 나뉘게 됩니다.

저유량 산소요법

저유량 산소요법은 공급해 주는 산소 외에 환자가 대기 중 산소를 섞어 마시는 것으로, 환자에게 도달하는 FiO_2는 변동될 수 있습니다. 따라서 "변동 FiO_2 산소 투여요법"이라고도 합니다. 저유량 산소요법 전달 기구는 Nasal cannula(비강캐뉼라), O_2 mask/Facial mask(산소마스크), Reserve mask (비재호흡 마스크), Face tent 등이 있습니다.

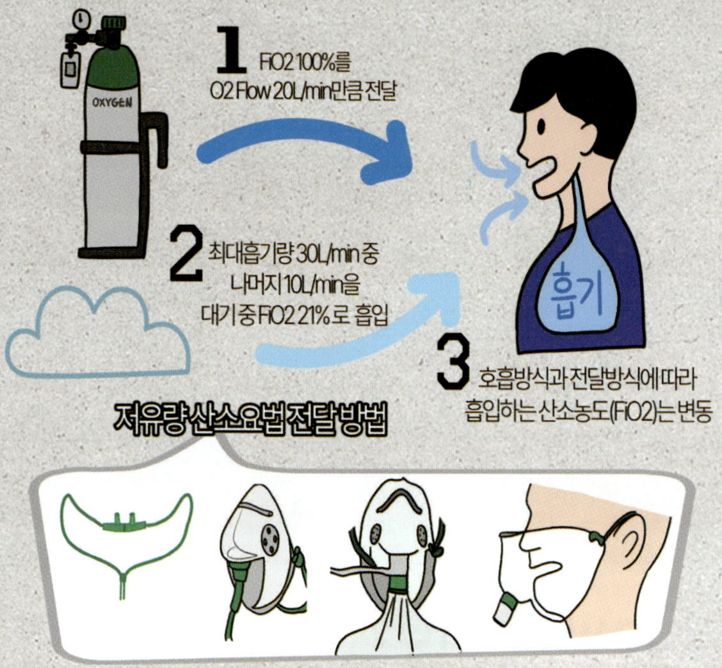

고유량 산소요법

고유량 산소요법은 환자의 호흡 양상 변화에 무관하게 정확하고 계속하여 일정한 FiO_2를 제공하는 것이 특징입니다.

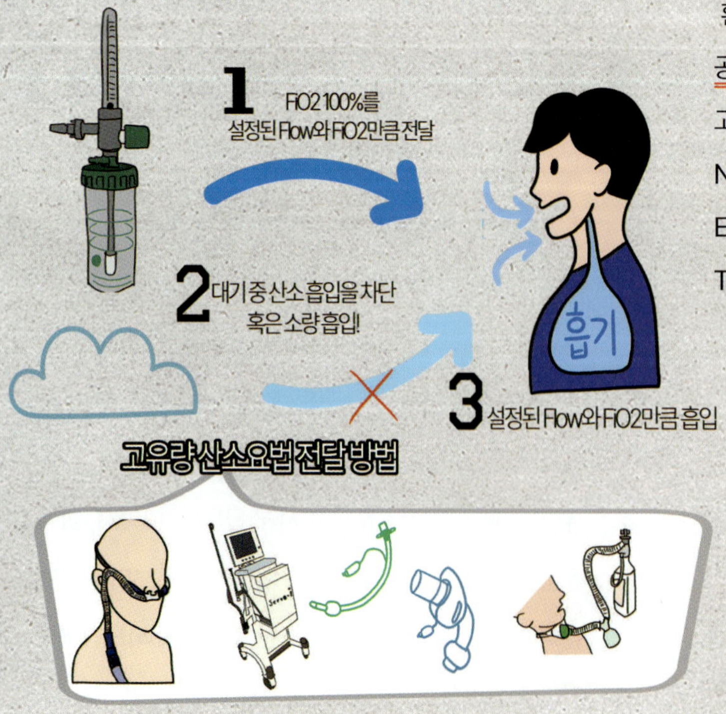

환자는 대기 중에서 흡입하지 않고 산소 전달 기구에서 공급하는 가스로만 호흡하는 것입니다. 고유량 산소요법 전달 기구는 High Flow Nasal Cannula(HFNC), Ventilator(인공호흡기), Endotracheal Tube(기관내관) & Tracheostomy Tube(기관절개관), T-piece 등이 있습니다.

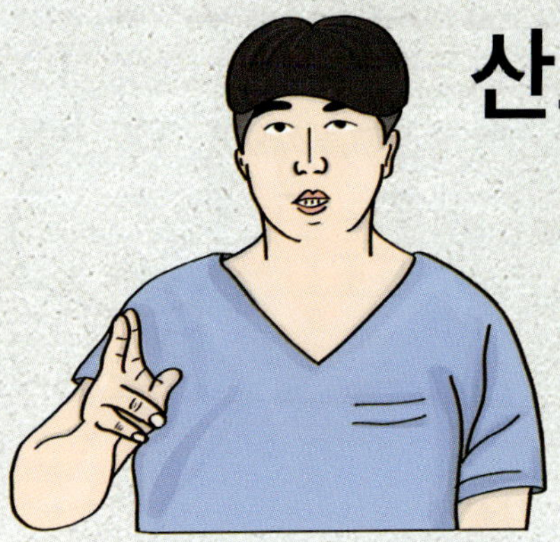

산소 전달 장치

저유량 산소 공급 장치부터 고유량까지 정리!

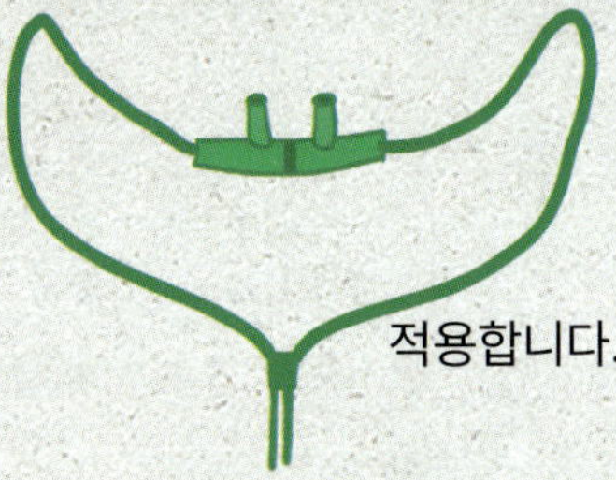

nasal cannula

FIO_2 21~44%

저유량 산소투여 장치 중 경제적이며 환자의 편리함 등의 이유로 널리 사용됩니다. 산소 유량은 0.5~6L/min까지 적용합니다. 산소 저장낭은 없으나 해부학적 저장낭으로 비강에 100% O_2가 모이게 됩니다. 4L/min 이상부터 코점막 건조 증상이 나타날 수 있고 그 이상 유량이 높을수록 더욱 심해집니다.

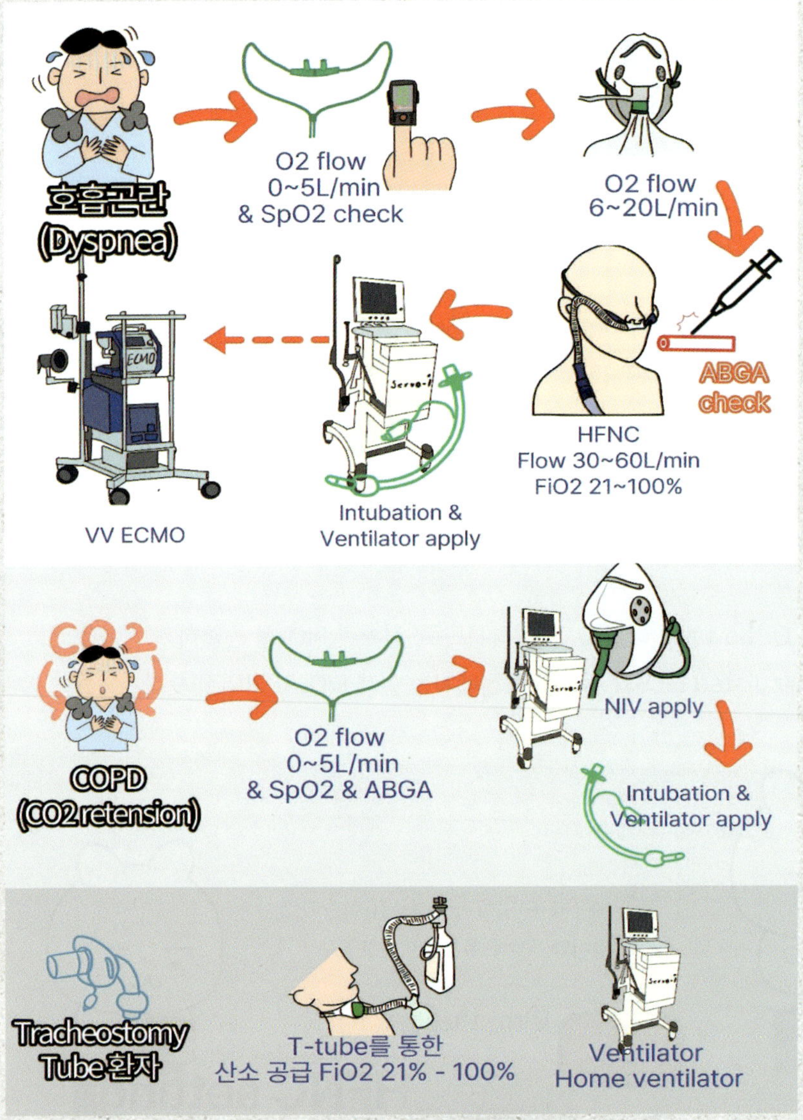

O_2 mask

: 저장낭 여부와 재호흡 기능에 따라 종류가 달라집니다.

simple mask

FIO_2 40~60%

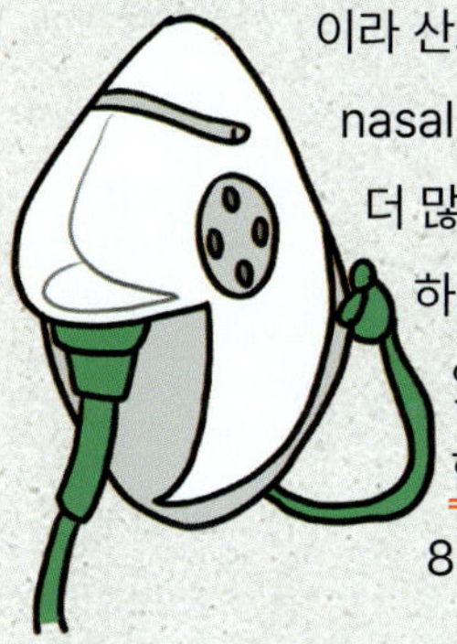

nasal cannula와 차이점은 마스크 형식이라 산소 저장 공간이 크므로 nasal cannula보다 산소 유량을 더 많이 줄 수 있습니다. 하지만 100% O_2를 저장할 수 있는 저장낭이 없어 Fio_2에 한계가 있으므로 산소 유량은 8~10L/min까지 적용합니다.

FIO_2 50~66%

partial - rebreathing mask

단순 마스크 + 저장낭이 있습니다. 저장낭에 O_2가 채워져 있지 않으면 환자가 내쉰 가스가 저장낭에 공급되는 O_2와 섞이게 되므로 꼭 저장낭을 O_2로 채우고 적용해야 합니다. 저장낭에 O_2가 채워지고 나면 호기 시 CO_2는 마스크 옆 구멍으로 빠져나가므로 CO_2가 재호흡되지 않습니다.

reserve mask

저유량 산소요법 중 가장 높은 FIO_2 제공

부분재호흡마스크와 비슷하나 저장낭에 one-way 밸브가 있어 흡기 시에는 저장낭 안에 산소가 공급되고, 호기 시에는 마스크 옆의 구멍으로만 호기 가스가 나가도록 해줍니다. 마스크를 통한 산소 공급은 nasal cannula보다는 비강 점막이 건조해지지 않습니다. 이론적으로는 저장낭 내에 대기가 흡입될 수 없다고 하나 FiO_2가 90% 이상 되기가 어렵습니다.

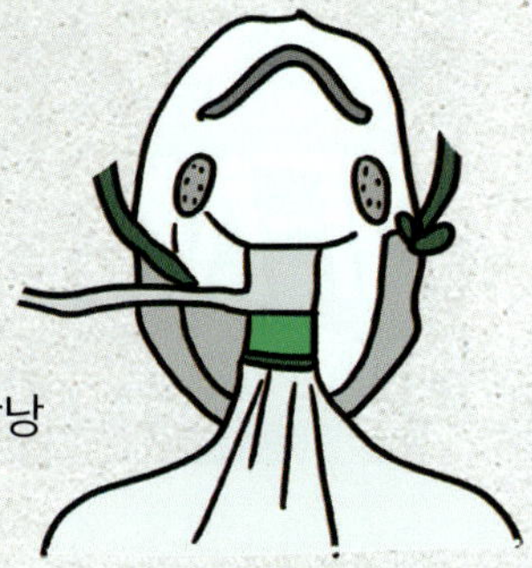

FiO2 21~100%
Flow 최대 60L/min까지

high flow nasal cannula (HFNC)

Facial mask 보다 자주 사용하는 HFNC!! 완벽 숙지해볼까요?

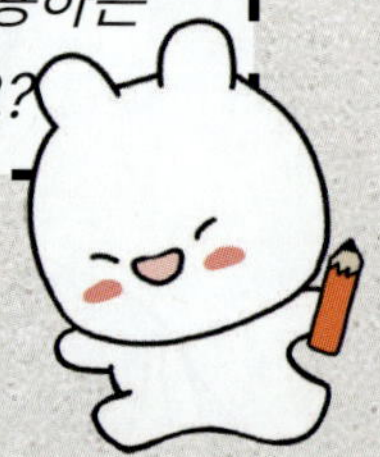

: Air/Oxygen blender를 이용하여 산소 제공 농도를 조절할 수 있습니다.
또한 humidifier와 heated circuit을 이용하여 humidificated gas를 공급할 수 있습니다.

(1) Anatomical dead space washout

Nasopharynx로 산소가 공급됨으로 인하여, 이산화탄소의 배출이 쉽고, 재호흡은 감소합니다.
따라서 dead space는 감소하고, exercise tolerance 가 증가하고, dyspnea는 감소합니다.

(2) PEEP effect

고유량의 산소가 공급되어 expiratory flow에 저항이 발생하여 airway pressure가 증가하고, continuous positive airway pressure effect가 생깁니다.

보통 35 L/min에서 입을 벌린 경우, 2.7 cmH_2O,
입을 다문 경우 1.2 cmH_2O의 양압이 발생한다고 한다.

(3) Humidification

humidifier와 heated circuit을 통해 conditioned gas가 제공됨으로써 환자의 compliance가 좋아지고, oxygenation&tolerance가 증가합니다. 또한 humidified gas는 점액 배출을 돕고 atelectasis를 감소시킵니다. Airway mucosa가 마르는 것을 방지하여 airway constriction을 최소화하고, work of breathing을 감소시켜 산소가 폐까지 잘 운반되도록 돕습니다. 이런 작용은 특히 COPD 환자에서 유용합니다.

(4) Control of FiO2

기존의 저유량 산소요법에서는 호흡 양상과 O_2 flow에 따라 FiO_2가 달라지므로, 정확한 FiO_2를 공급하기 어려웠습니다. 하지만 HFNC system은 calculated FiO_2와 환자에게 전해지는 실제 FiO_2가 거의 비슷하게 나타났습니다.

HFNC를 어떻게 적용하는지 궁금하다면..
쥬디와 함께 유튜브로 고고!

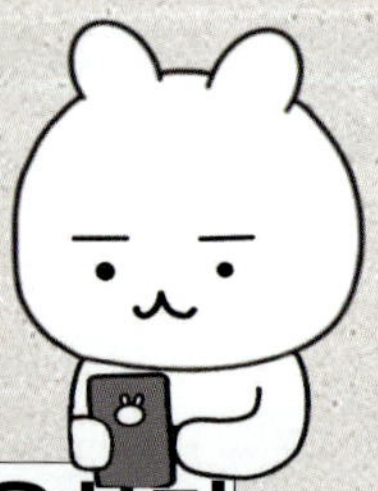

@rn_theboy

HFNC 적용하기

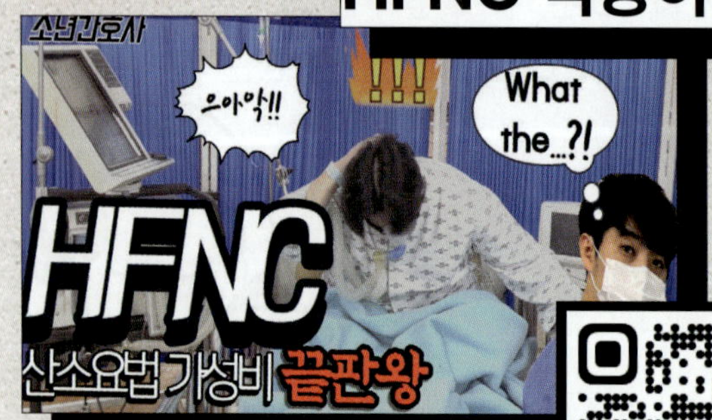

HFNC 어떻게 준비하는지 모른다면..
쥬디와 함께 유튜브로 고고!

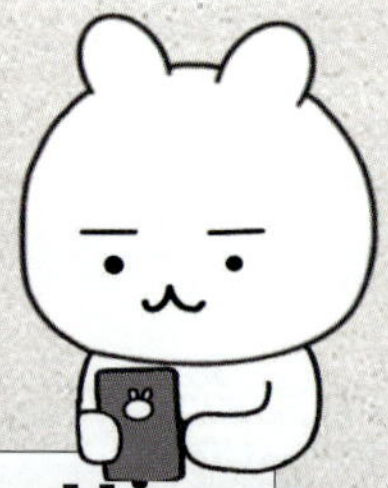

@rn_theboy

HFNC setting

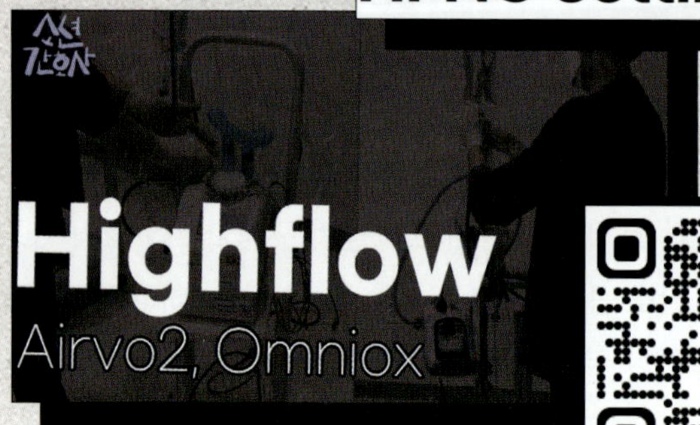

실제 임상 어려움과 해답!

HFNC는 환자에게 FiO2를 100%까지
적용할 수 있으니 계속 하고 있어도 되나요?
그럼 인공호흡기 치료는 언제 하는거죠?
기도삽관 타이밍을 어떻게 알 수 있나요?
ABGA상 PO2 60mmHg 이하일 때?
환자가 힘들어하면?

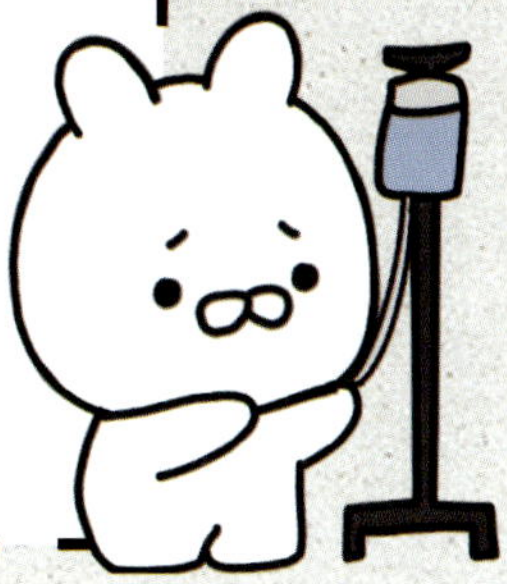

HFNC의 위험인자 중 하나는 삽관(Intubation)을 지연시키는 것입니다. 이러한 삽관 지연은 환자의 예후를 불량하게 하는 요인이 될 수 있으나, 무턱대고 삽관을 해버리면 안되겠죠? 이를 위하여 산소포화도(SpO_2)와 흡입산소분율(FiO_2), 그리고 호흡수(Respiratory Rate)를 통해 계산된 ROX index가 있습니다.

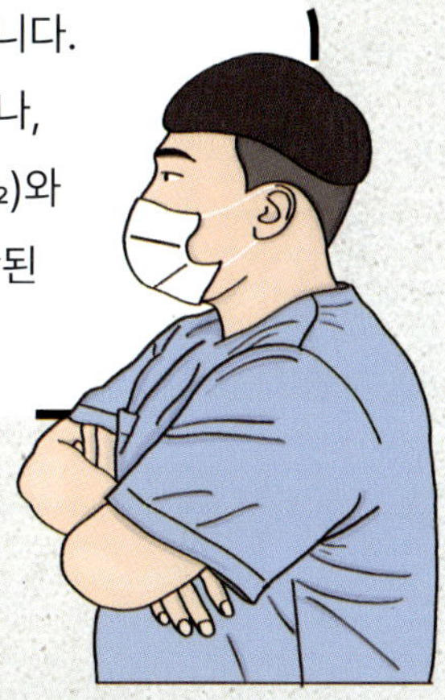

* ROX index
(the ratio of oxygen saturation
as measured by pulse oximetry)
= (SpO_2 / FiO_2) / RR(Respiratory Rate)

SpO2 92%, HFNC FiO2 90%, 호흡 수(RR) 15회
→ "ROX index가 6.8이네, 아직 intubation 상황이 아니구나!"
→ 갑자기 호흡 수(RR)가 30회?! 호흡 수가 너무 빨라!
→ "ROX index가 3.4밖에 안되네.. intubation이 필요할지도... ㅠㅠ

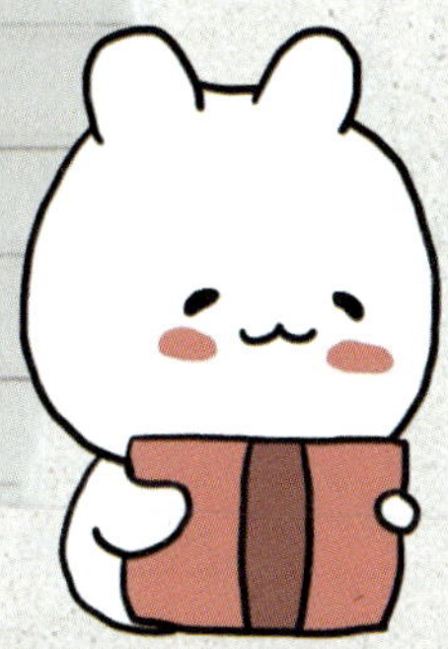

ROX index

ROX index 하면 4.88!!
꼭 기억하기!!

* ROX index가 4.88보다 낮게 계산된다면 HFNC 치료 실패 가능성이 크며, 기관삽관(intubation)이 필요하다고 판단할 수 있습니다.

** 환자의 intubation을 결정하는데 SpO_2와 흡입하고 있는 FiO_2 뿐만 아니라 환자의 호흡수가 매우 중요하다는 사실 꼭 기억해주세요!

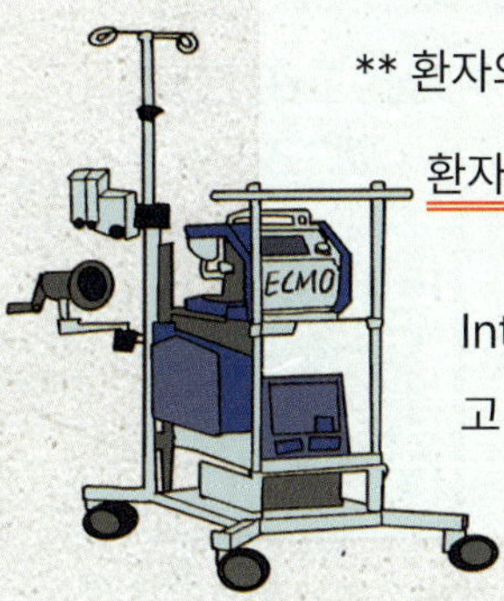

Intubation을 시행한 뒤 ventilator apply를 할 수 있으나, 이후에도 환자의 저산소증이 개선되지 않고 악화된다면, 환자의 폐를 지지할 수 있는 VV ECMO를 적용할 수 있어요.

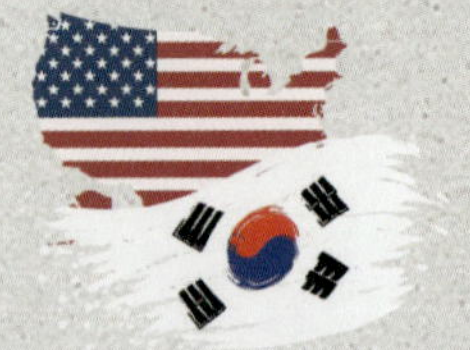

한국 & 미국 CPR guideline

＊단순한 가슴압박과 인공호흡으로 구성되는 기본 소생술(BLS, Basic Life Support),

＊보다 더 전문적인 심전도 분석, 약물 투여, 전기적 치료(제세동 등) 등을 포함하는 개념인 ACLS(Advanced Cardiovascular Life Support)

미국 심장협회(American Heart Association, AHA)는 심정지 환자를 소생시키기 위한 심폐소생술(CPR, Cardiopulmonary Resuscitation) 의 전문화를 위해 5년마다 ACLS 알고리즘을 연구하고 개정하고 있다.

ACLS 알고리즘은 심정지 뿐만 아니라, 서맥이나 빈맥과 같은 부정맥 등 생명을 위협하는 응급 상황에서 의료 전문가들이 체계적으로 대응하기 위한 표준화된 지침이다. 한국에서도 AHA에서 제공하는 ACLS 알고리즘을 표준으로 적용하고 있으며, 대한심폐소생협회(Korean Association of Cardiopulmonary Resuscitation, KACPR)가 AHA의 ACLS 가이드라인을 바탕으로 국내 심폐소생술 교육과 인증을 진행하고 있다.

BLS와 ACLS에 관련해서는 구글 검색으로 알고리즘을 쉽게 찾아볼 수 있으며, 해당 자료와 아래 영상을 통해 CPR을 학습하면 최적의 효과를 거둘 수 있을 것이다.

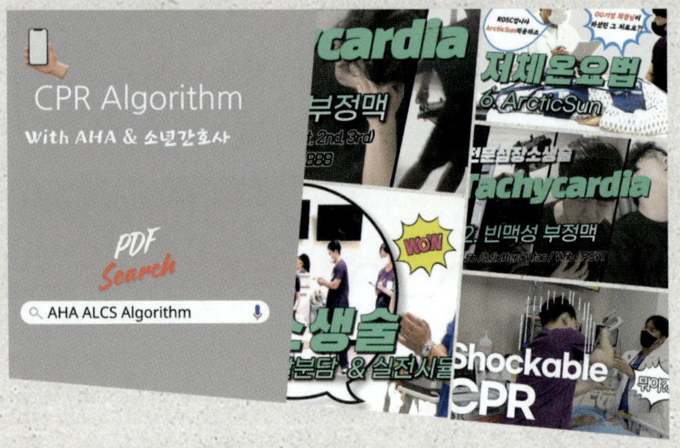

심장이 빨리 뛰면 어떡하지? 빈맥 알고리즘

심장이 느리게 뛰면 어떡하지? 서맥 알고리즘

가장 중요한 기본소생술(BLS)

전문소생술(ACLS) 알고리즘

응급실 ACLS 과정을 알아보자

Shock을 해야 하는 CPR은 어려워

일반병동에서 CPR이 발생한다면?

ROSC됐다! 저체온요법? 갑자기?!

기도삽관은 어떻게 하는걸까?

기도삽관도 프로토콜이 있다고?!

호주 & 뉴질랜드 CPR guideline

호주 뉴질랜드는 별도의 guideline이 있다. The ANZCOR (Australian and New Zealand Committee on Resuscitation) guidelines 이며, 우리나라와의 BLS, ACLS와 비슷하지만 모르면 당황할 수 있는 CPR 알고리즘이다. 만약 호주에서 간호사로 일을 하는 것을 생각하고 있는 분들에게는 다음 BSL, ACLS 특징이 도움될 것이다.

DRSABCE

Danger, Response, Send for help, Airway, Breathing, Circulation, Exposure

- **D** 주변 환경에서 위험 요소 파악 구조자와 환자 안전 확보
- **R** 환자 반응(의식 여부) 확인
- **S** 즉시 구조 요청(응급구조대 호출)
- **A** 기도 상태 확인 및 기도 확보
- **B** 환자 호흡 확인
- **C** 혈액 순환 평가. 심폐소생술 시작
- **E** 출혈이나 부상 여부 확인 추가적 처치 필요한지 평가

COACHRED

- **C** Continue compression and Echo 가슴압박 지속
- **O** Oxygen Away 산소공급장치 멀리 떨어뜨리도록 조치
- **A** All others clear 제세동기 충격 전 사람들이 떨어지도록 지시
- **C** Charging 제세동기 충전
- **H** Hands off 제세동기 충전 후 "손 떼주세요"
- **R** Rhythm check/record Echo 리듬확인과 Echo확인
- **E** Evaluate 심장리듬 평가
- **D** Deliver shock 전기 충격 전달

1) BLS와의 차이

The DRSABCD (danger, responsiveness, send for help, airway, breathing, CPR, defibrillator) 의 약어를 사용하면서 특히 'Send for Help'를 굉장히 중요시하게 여기고 있습다. 호주의 병원 간호시스템은 꼭 간호사가 2인 1조로 일을 하는데, BLS에서도 그 특징이 눈에 띄며, 실제로 병원 면접을 볼 때에도 '같이 일하는 동료에게 도움을 요청할 수 있나' 여부를 중요하게 여긴다.

2) ACLS와의 차이

BLS와 마찬가지로 ACLS도 우리나라와 비슷하지만, 확연히 다른 점이 있다. CPR 도중 Rhythm check를 하는 과정에서 집중 심초음파(focused echocardiography)를 시행하여 심초음파를 녹화하는 과정이 포함된다.

집중 심초음파(focused echocardiography)는 심폐소생술(cardiopulmonary resuscitation, CPR)에서 예후를 예측하고, 심정지의 특정 가역적 원인을 식별하며, 심정지 환자에 대한 추가적인 치료 및 절차를 안내하는 데 유용한 도구가 될 수 있다.

하지만 실제로 많은 임상 간호사, 의사들 사이에서 심초음파가 심장 압박의 중단 시간을 연장시킨다는 이유로 방법에 대한 우려를 가지고 있다. 또한, 집중 심초음파를 rhythm check에 포함시키는 명확한 프로토콜 및 훈련이 부족할 경우, 이 방법이 익숙하지 않은 의료인들 사이에서 혼란이 발생할 수 있으며, Shock을 전달하는 동안 심초음파 검사자의 안전 문제도 제기될 수 있다. 그렇기 때문에 실제 제가 일하고 있는 병원에서는 이 COACHRED에 대한 훈련을 매 달 진행하고 있고, 병동마다 이 방법에 대한 안내책자를 CPR 카트 뿐만 아니라 병동 곳곳에 비치해두고 있다.

이 COACHRED를 호주에서 고수하는 이유는, 가슴 압박 중단을 최소화하는 데 도움이 되는 현재까지 확인된 최고의 환자 소생 전략들을 통합하고 있기 때문이다. 시뮬레이션 환경에서 CPR 국제 지침이 권장하는 시간 내에 가슴 압박 중단을 유지하면서 리듬 확인에 집중 심초음파를 포함시키는 것이 가능하다는 것을 입증한다.

초음파 검사자는 가슴 압박에 대한 접근을 방해하지 않거나 팀 리더의 모니터 시야를 가리지 않도록 자신과 기계를 위치시켜야 한다. 또한 호주에서 12 lead ECG 검사는 간호사의 업무이기에, 간호사는 심전도 촬영 방법을 알고 있어야 한다.

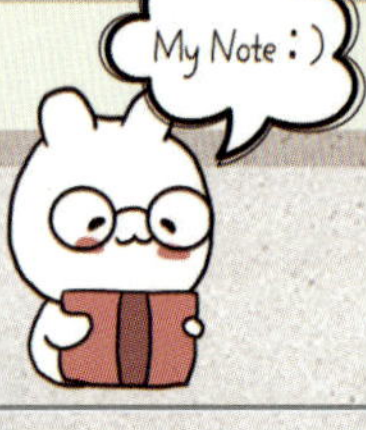

공통 간호

공통 간호 부분은 2024년도 현재까지 임상에서 간호사로 지내며 보다 나은 간호 실무 교육을 위해 힘쓰시는 알엔지야(RNjiyaTV), 소년간호사, 해찬이의 간호일지에서 자료를 제공해주었다.

이를 통합하여 각 챕터에 대해 핵심적 내용만을 담았으니 임상에서 적극 활용해보자.

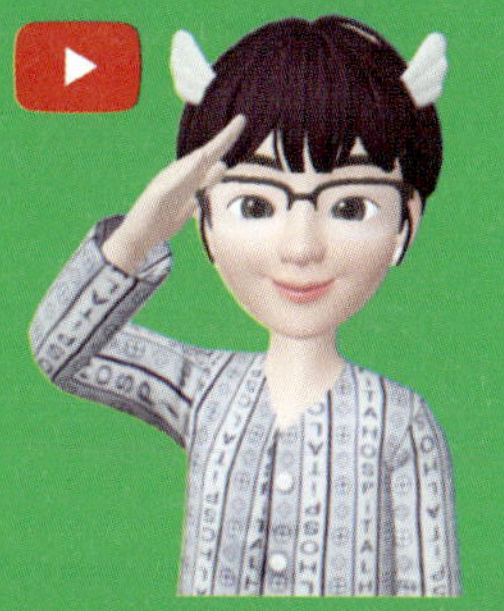

알엔지야TV

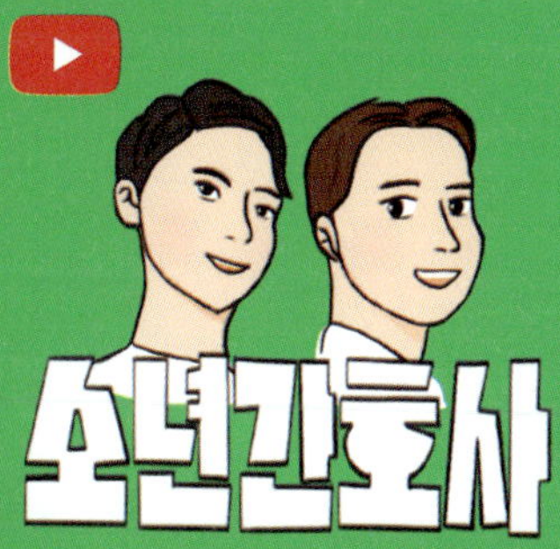

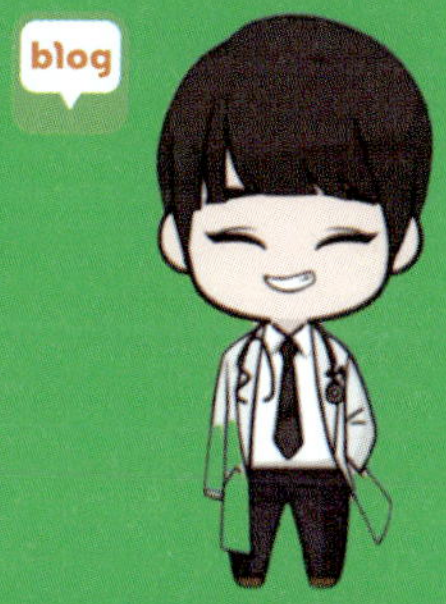

해찬이의 간호일지

<공통간호 참고문헌>

- 알엔지야TV의 병원이야기 1. 포널스.
- 알엔지야TV의 병원이야기 2. 포널스
- 알엔지야에게 인계받기. 포널스
- 크램북 vol1 벼락치기 임상간호 매뉴얼. 포널스
- 크램북 vol2 벼락치기 환자파악 매뉴얼. 포널스
- 서울아산병원 내과학교실 (2020). 내과매뉴얼 5판. 군자출판사
- 성균관대학교의과대학, 삼성서울병원내과 (2021). Handbook of Internal Medicine. 군자출판사
- ESCMIO(2024). Clinical Microbiology and Infection. ScienceDirect, 30(5).
- 한국 질병관리청 다제내성균 감염증 예방 및 관리 지침
- 미국 질병관리예방센터 Antibiotic-Resistant Bacteria
- 아마사와 히로/안상현(역자). 항생제 스타터(2017). 대한의학
- 아마사와 히로/안상현(역자). 항생제 마스터(2017). 대한의학
- Samanthi(2017). Difference Between Gram Stain and Culture. Science & Nature articles.
- Wikipedia . The free encyclopedia, Wikipedia articles in English.
- A free learning & collaboration community for medical students : Gram-Positive Bacteria & Gram-negative Bacteria. (2019).
- Ream Al-Hasani & Michael R Bruchas. (2011). Molecular Mechanisms of Opioid Receptor-Dependent Signaling and Behavior. Anesthesiology, 7(2), 1363-1381.

정맥주입요법

정맥주입요법

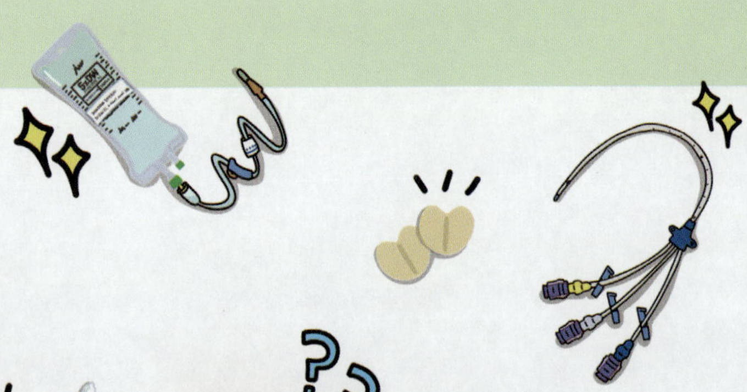

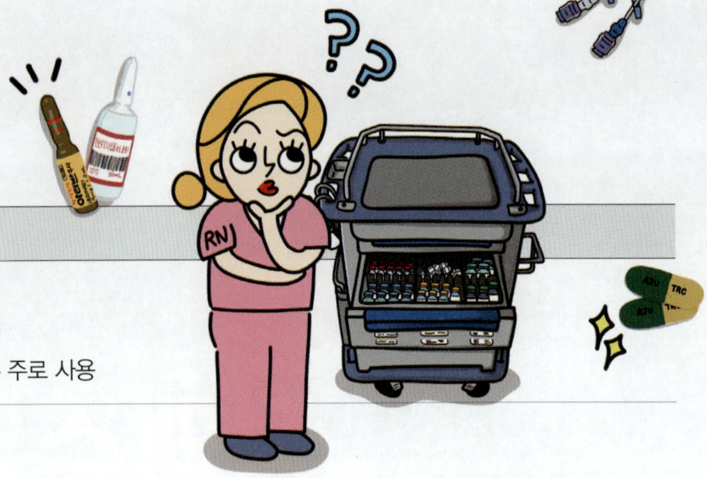

1 약물 주요 투약 방법

종류	특징
정맥주사 (Intravenous, IV)	- 약물을 직접 혈관 내로 주입하는 방법 - 효과가 빠르고 정확한 용량 조절이 가능 - 응급 상황이나 빠른 약효가 필요한 경우 주로 사용
근육주사 (Intramuscular, IM)	- 약물을 근육 내에 주입하는 방법 - 정맥주사보다 흡수 속도가 느리지만 지속적인 효과를 기대
피하주사 (Subcutaneous, SC)	- 약물을 피부 바로 아래 지방층에 주입하는 방법 - 흡수 속도는 느리지만 일정하게 약물이 흡수되어 지속적인 효과 유지 - 인슐린, 항응고제, 조혈제 등에 주로 사용
설하복용 (Sublingual, SL)	- 약물을 혀 밑에 넣어 녹여 흡수시키는 방법 - 흡수 시 정맥으로 바로 흡수되어 효과가 빠르게 나타남 - 협심증 치료제, 진통제 등에 주로 사용
경구복용 (Oral, PO, per os)	- 약물을 입으로 삼켜 소화기관을 통해 흡수시키는 가장 일반적인 투약 방법 - 복용이 편리하지만 약물에 따라 간을 거치면서 일부가 분해되어 효과가 감소할 수 있음

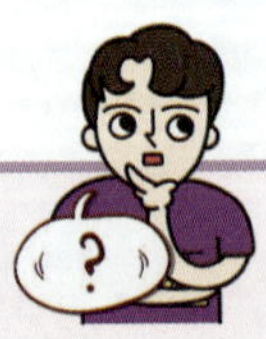

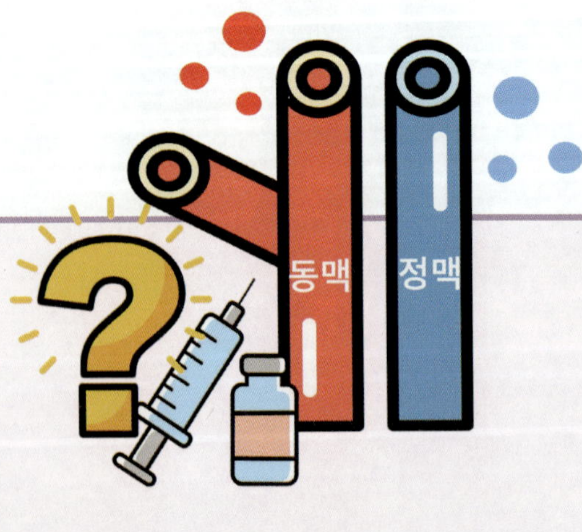

주사제를 정맥이 아닌 동맥으로 투여하면 안될까? 똑같이 혈관인데?

종양 표지자 검사(Tumor marker)는 혈액이나 기타 체액에서 암 발생과 관련된 특정 물질의 수치를 측정하는 검사로, 암 주사제 약물을 정맥이 아닌 동맥에 투약하면 동맥과 정맥의 해부학적, 생리학적 차이로 심각한 부작용을 초래할 수 있다.

1. **혈류 특징**: 동맥은 높은 압력으로 혈류속도가 빠르고 정맥은 압력이 낮고 혈류 속도가 느리다. 따라서 동맥에 약물을 투여하면 약물이 빠른 속도로 전신에 퍼져 특정 장기나 조직에 고농도로 축적되어 독성이나 괴사를 유발할 수 있다
2. **약물 특성**: 혈관수축제나 항암제 등 일부 약물은 동맥에 직접 투여 시 특히 위험하다. 항암제는 괴사 위험, 혈관수축제는 동맥 경련의 위험이 초래될 수 있다. 그 외 본래 약품성질이 아닌 부작용 발생 위험이 매우 높다.

따라서 약물은 정맥주사용으로 개발되며, 간호사는 이를 꼭 숙지하여 동맥으로 어떠한 약물도 투약되지 않도록 주의하자!

2
주요 정맥

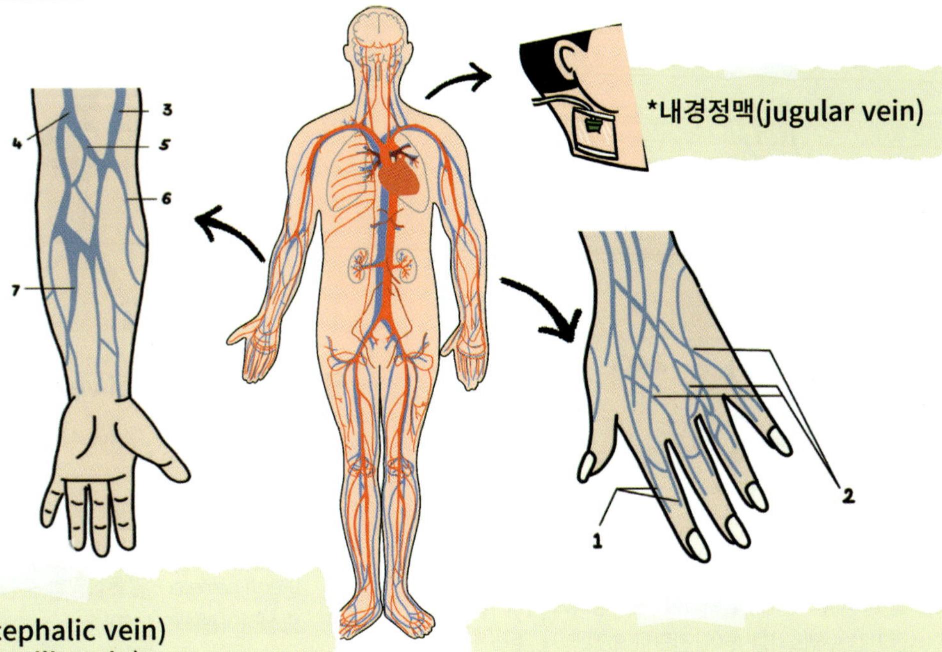

3. 요측 피정맥(cephalic vein)
4. 척측 피정맥(basilic vein)
5. 전완정맥(antecubital vein)
6. 요측 정중피정맥(median cephalic vein)
7. 중앙 척측피정맥(median basilic vein)

1. 손가락 정맥(Dorsal digital vein)
2. 중수 정맥(dorsal metacarpal veins)

환자의 편의성으로 정맥주사를 위한 경로 정맥주사를 위한 위치는 손과 팔이 선택된다. 환자에 따라 정맥이 쉽게 보이지 않는 경우가 있으므로 주요 혈관 위치는 대략적으로 기억하는 것이 좋다. 다음의 Key point를 기억하자

- 치료 초기 정맥치료에 잘 사용되는 부위: 중수 정맥(2)
- 채혈과 주요 정맥 확보를 위한 부위: 요측 피정맥(3, 수혈을 위한 최상의 정맥), 척측 피정맥(4), 요측 정중피정맥(6)

→ 혈관조영 검사를 위한 조영제 투약을 위해 권장되는 혈관

- 혈관확보 어려울 시 선택되는 부위: 손가락 정맥(1), 중앙 척측피정맥(7)
- 응급 상황 시 선택되는 부위: 내경정맥(*)

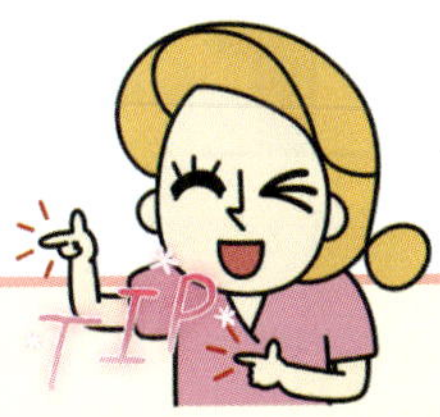

IV는 말초혈관부터 사용하는 것이 권장

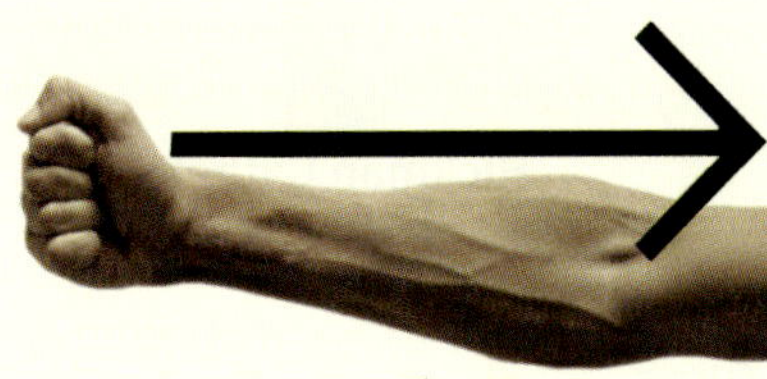

오랫동안 치료를 받아야 하는 환자들은 상부 쪽의 좋은 혈관들은 보호해주는 것이 오래오래 혈관을 사용할 수 있는 방법이다. 만약 상부 혈관을 사용하다 만약 혈관 밖으로 수액이 새서 팔이 부었을 때 손등에 다시 IV를 하면 수액은 심장쪽으로 흘러가므로 결국 또 다시 팔이 붓게 된다. 따라서 말초에서부터 혈관을 선택하는 습관을 들이도록 하자

* 진단이나 치료로 사용해서는 안되는 부위

- 만성신장질환으로 투석 치료가 필요한 환자의 팔: 동정맥루 형성 등을 대비한 혈관 보호
- 유방 절제술 또는 액와절제술 받은 방향의 팔: 림프 순환 장애에 따른 부종, 통증, 감염 위험
- 뇌혈관 장애로 마비가 온 팔의 정맥은 사용 주의: 마비와 감각저하 정도에 따라 혈액 순환이 원활하지 않아 혈관 손상, 감염 위험, 혈전 생성 위험이 높음
- 방사선 치료를 받은 부위의 정맥: 방사선 치료로 주변 정상 조직에 영향을 미칠 수 있기에 혈관 손상 위험이 높음

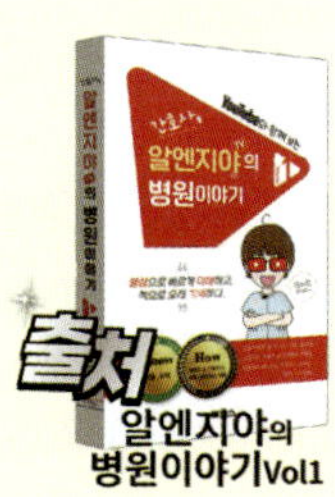

3 정맥관 종류와 특징

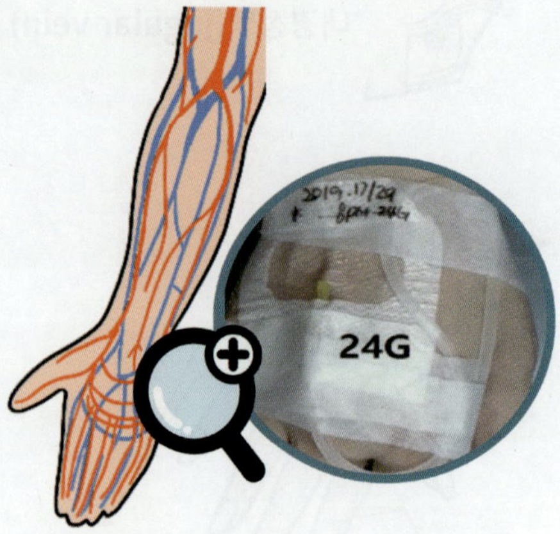

말초정맥관(peripheral venous line)

- 팔, 손, 발 등 피부 가까이에 위치한 작은 정맥에 삽입
- 용도 : 단기간 수액&약물 투여, 간단한 혈액 검사, 수혈
- 삽입이 비교적 간단하나 유지기간이 최대 4일 정도(의료기관마다 상이함)

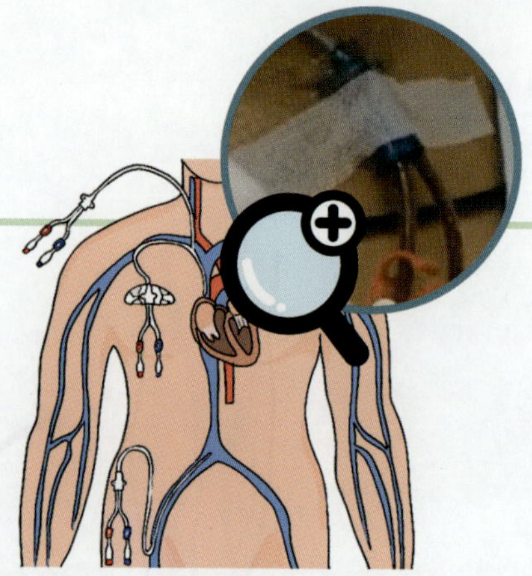

중심정맥관(Central venous line)

- 목, 가슴, 대퇴 등 큰 정맥에 삽입되어 심장 근처 대정맥에 위치하는 정맥관
- 목적과 삽입 방법에 따라 다양한 종류가 존재
  → 비터널식 중심정맥관, 터널식 중심정맥관(Perm catheter), 말초삽입형 중심정맥관(PICC), 이식형 중심정맥관(케모포트) 등
- 장기간 수액&약물 투여(항암제, 고농도 영양수액 등)
- 혈액 투석, 중심정맥압 측정, 자극적 약물 투여
- 삽입이 어려우나 유지기간이 카테터 종류에 따라 2주 ~ 몇 개월로 다양
- 장기간 유지를 위해 주기적인 카테터 삽입 부위 소독 (드레싱)이 필요하며, 드레싱 제품에 따라 시행 주기가 다름

암 환자를 위한 중심정맥관

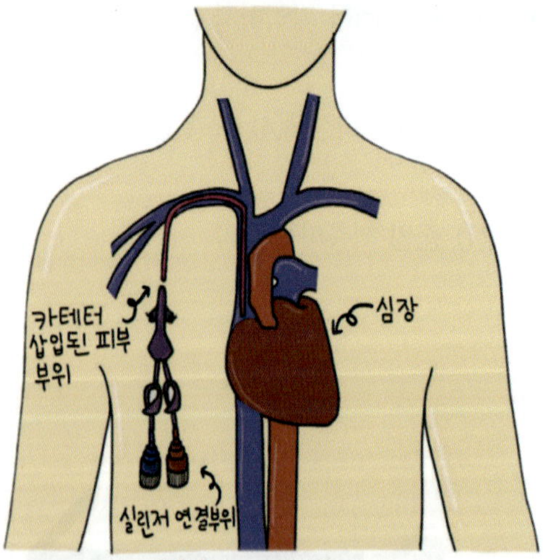

Hickman Catheter
히크만 카테터

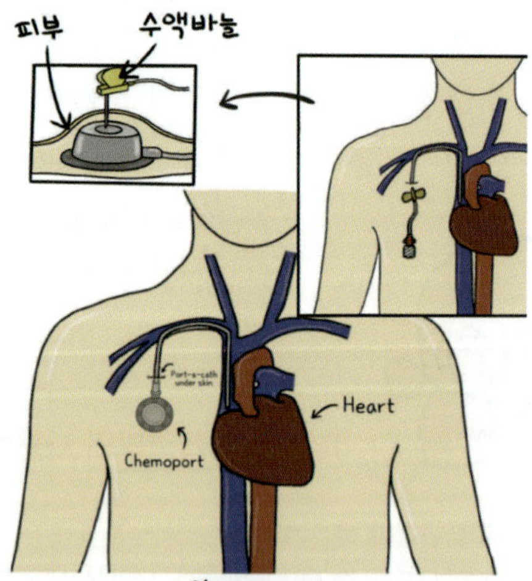

Chemoport
케모포트

히크만 카테터

- 강한 자극성 항암제 등을 투여해야 하는 경우 삽입. 반복적 정맥 주사 불편함 감소
- 사용기한: 6개월 이상(피부 아래 터널식 삽입이라 감염에 강함)
- 주로 혈관조영실에서 삽입
- 시술 전 Permission(동의서), PLT(혈소판) 등 출혈위험 확인
- Dressing(드레싱) : Gauze(2일), Film(7일)

케모포트

- 항암제, 항생제, 혈액제제 등 지속적 주입이 필요한 경우
- 히크만 카테터와 달리 바늘을 제거했을 경우 밖으로 보이는 장치가 없기에 간헐적 항암 요법의 경우 주로 사용
- 사용기한 : 6개월 이상 ~ 수 년까지
- 시술 전 Permission(동의서), PLT(혈소판) 등 출혈위험 확인
- Dressing(드레싱) : Gauze(2일), Flim(7일)
- 케모포트 니들(needle) 삽입 시 멸균술 준수
- 케모포트 니들(needle) 미삽입 시 생리식염수로 케모포트 주기적으로 Flushing(보통 4주), 또는 1:100 Heparin locking(보통 1주)

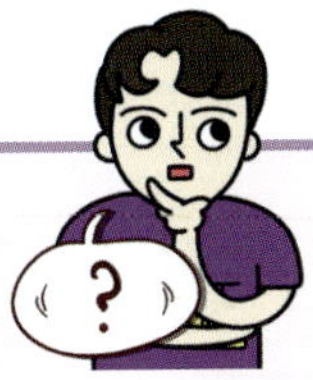

Midline catheter?

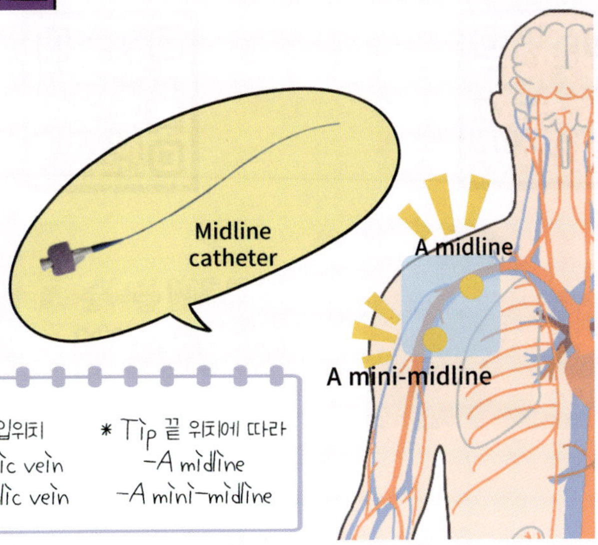

* 삽입위치
- basilic vein
- cephalic vein

* Tip 끝 위치에 따라
-A midline
-A mini-midline

Midline catheter는 말초정맥에 삽입되지만, 말초정맥관보다 더 깊숙한 곳에 위치한 정맥에 삽입하는 도관이다. 상완 부위 피정맥(척측피정맥-basilic vein & 요측피정맥-cephalic vein)처럼 두꺼운 혈관이 선택되며, 이들은 말초삽입형 중심정맥관(PICC)의 삽입 부위이기도 하다.

즉, 이름 그대로 Midline catheter는 말초정맥관과 중심정맥관의 중간적인 특징을 가지고 있으며, 유지기간은 최대 4주, 임상에서는 주로 중환자실에서 응급상황에 이용하고 있다.

- **장점**: 삽입 위치는 말초정맥이지만, 카테터 길이가 길어 심장과 가까운 큰 정맥까지 도달하므로 중심정맥관과 유사한 기능을 수행할 수 있다.
- **단점**: 중심정맥관처럼 우심방 가까이 도달하는 카테터는 아니므로, 혈관 자극성이 높은 약물이나 고삼투압 용액 투여에는 적합하지 않다.

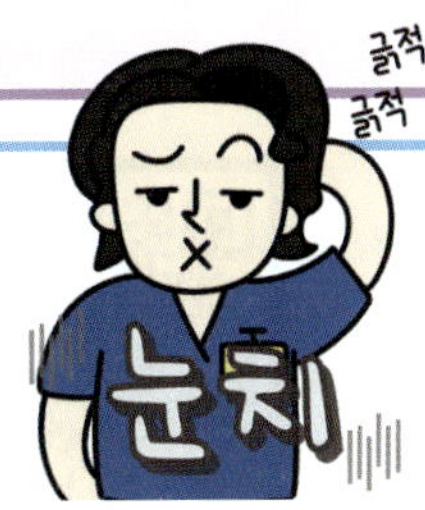

"약물마다 중심정맥용, 말초정맥용.. 다르고,, 어떤 약물은 말초로 주면 안된다고 하고… 이유도 각각 다르던데, 왜 그런가요?"

혈관 관련 합병증 때문이다. 혈관이 좁은 말초정맥관이 중심정맥관에 비해 합병증 발생 위험이 높다. 여기에는 pH와 삼투압이 작용하는데, 특히 삼투압이 높은 약물은 일반적으로 혈관 자극과 염증을 유발할 가능성이 높으므로 중심정맥관을 통해 투여하는 것이 안전하다.

하지만 삼투압의 기준은 약물의 종류, 환자 상태, 투여 속도 등에 따라 달라질 수 있어 명확한 숫자로 제시하기는 어렵다 정상 혈장의 삼투압 농도는 275-300mOsm/L이며, 보통 500mOsm/L 이상의 삼투압을 가진 약물은 혈관 자극성이 높다고 간주되어 중심정맥관 투여를 권장한다. 삼투압이 높아도 천천히 투약하면 합병증 위험을 줄일 수 있다. 사실 약품 일일이 삼투압을 알고 있어야 하는 것은 아니므로 최근에는 약품오더마다 "중심정맥용"이라는 말을 약제부에서 명시하고 있다.

다음의 약품들은 삼투압이 높아 중심정맥관으로 투여가 권장되므로 알아두자

- 50%Glucose, 3%Sodium chloride, 항암제, 고농도 영양수액 주의점으로 Main Fluid에 간헐적으로 들어가는 약물을 Side로 걸어 투약하기도 하는데, 만약 main fluid에 TPN이 주입되고 있다면 Side로 약물을 투약하지 않는 것이 좋다.
  고용량 혈관수축제도 중심정맥관 삽입의 필요성을 암시하므로 오히려 간호사의 적극적인 중심정맥관 삽입 제안이 필요하다.

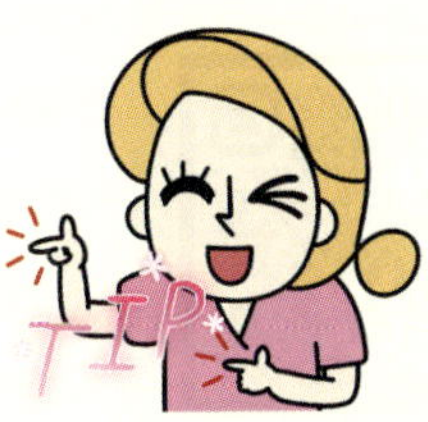

말초정맥관 Gauge에 따른 주요 사용 범위

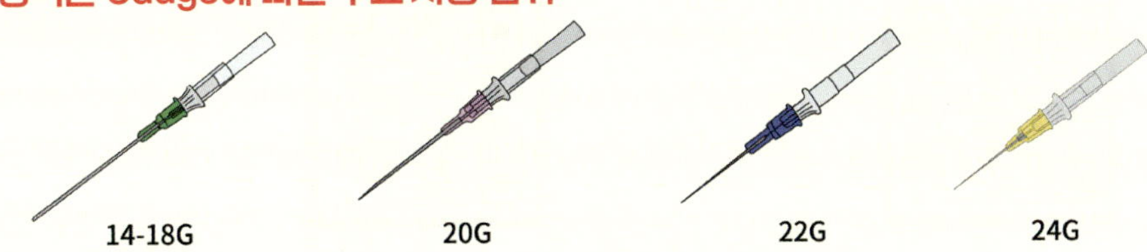

Gauge	활용(*G숫자가 작을수록 바늘 직경이 굵어짐)
14-18G	빠른 속도로 많은 양의 수액이나 혈액제제를 투여할 때 - 수술, 수혈, 고농도 수액, 응급상황, 외상환자(Trauma) * Long 18G needle은 흉수천자(Thoracentesis) 시 사용 가능
20G	일반적 주입, 수혈, 항암요법(Chemotherapy), 정맥 조영술
22G	소량의 수액이나 약물 투여, 혈장 수혈, 항암요법(Chemotherapy)
24G	소량의 수액 투여, 신생아나 영유아에게 사용, 피부가 얇거나 혈관이 약한 환자에게 사용. 혈액 채취에는 부적합하고 투여 속도가 느림

영상으로 알아보는 정맥관 관리 방법

정맥관 관리 핵심

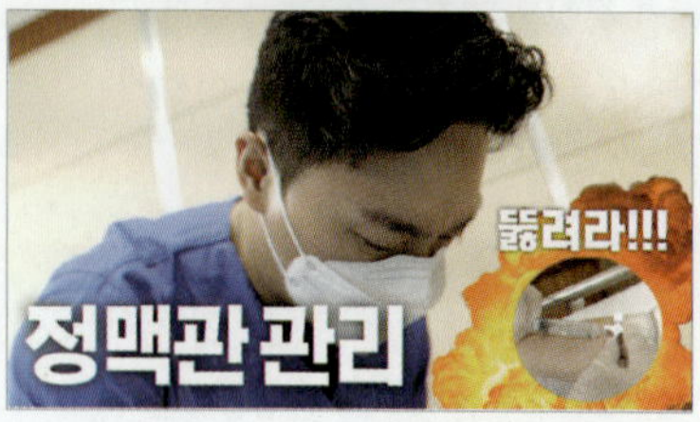
뚫려라!!!
정맥관 관리

Filter 수액세트 제대로 사용하기

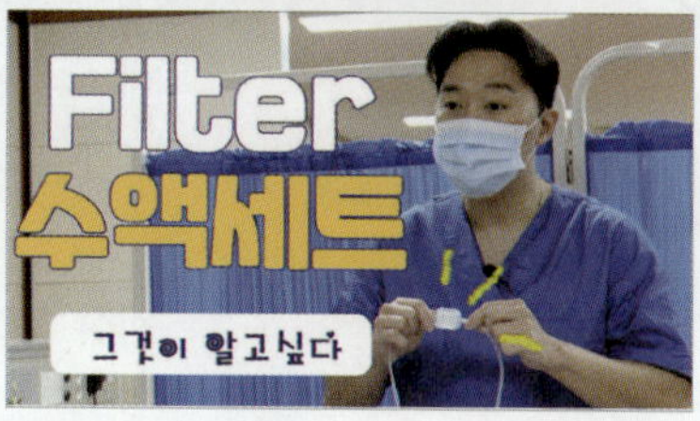

꼭 알아둬야 할 정맥관 채혈

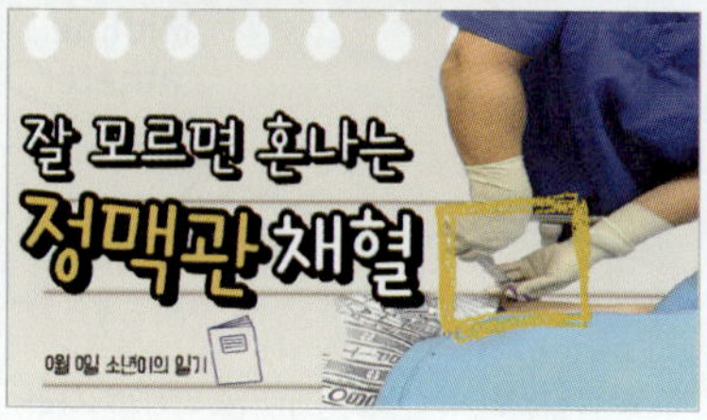
잘 모르면 혼나는
정맥관 채혈

IV 삽입 6가지 근거

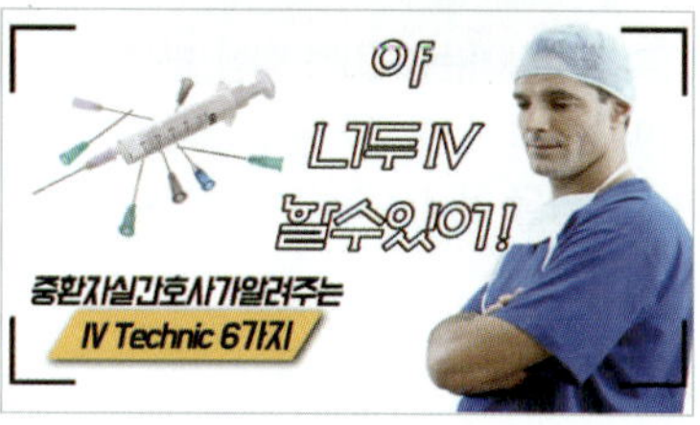

초음파 유도 IV삽입

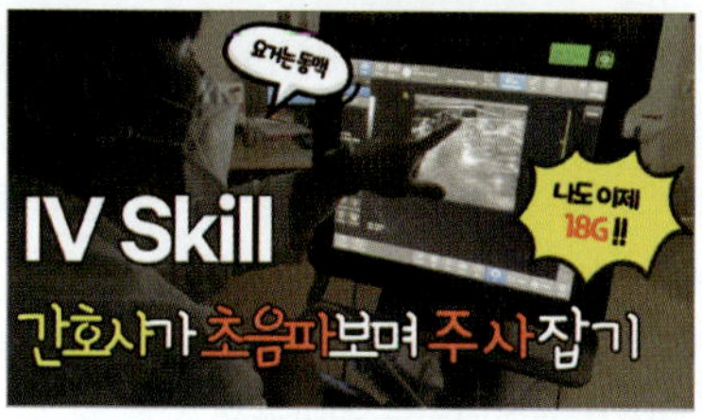
나도 이제 18G!!
IV Skill
간호사가 초음파보며 주사잡기

중심정맥관 관리 모음

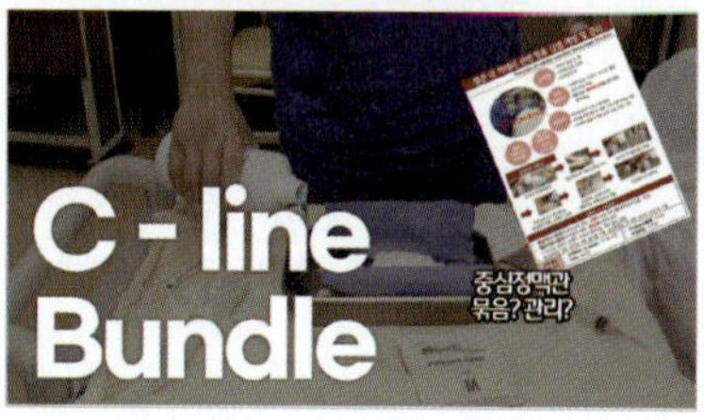
C - line
Bundle

근육주사와 피하주사

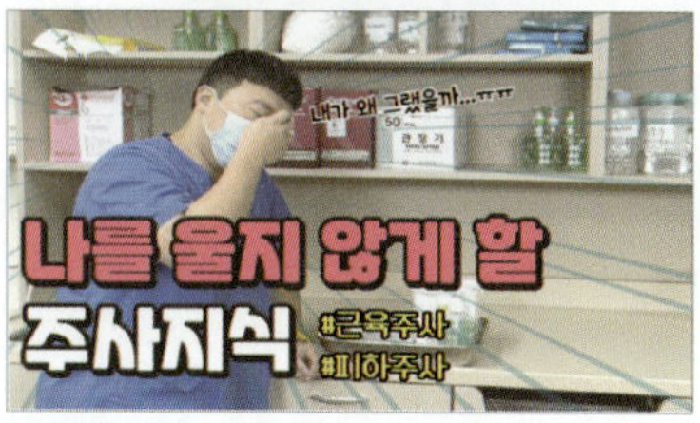

Flushing 핵심 알기

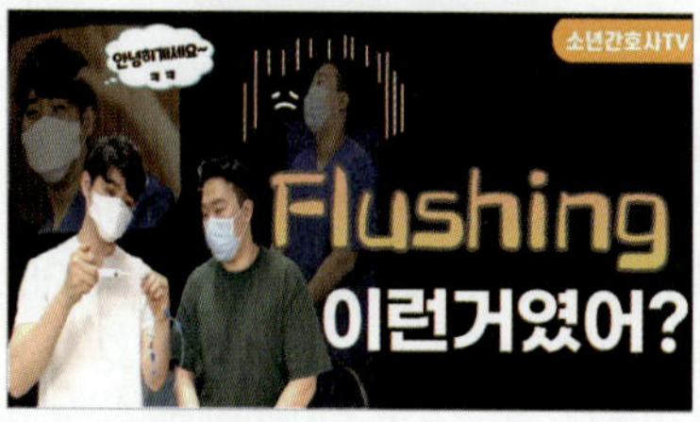

중심정맥관 삽입 후

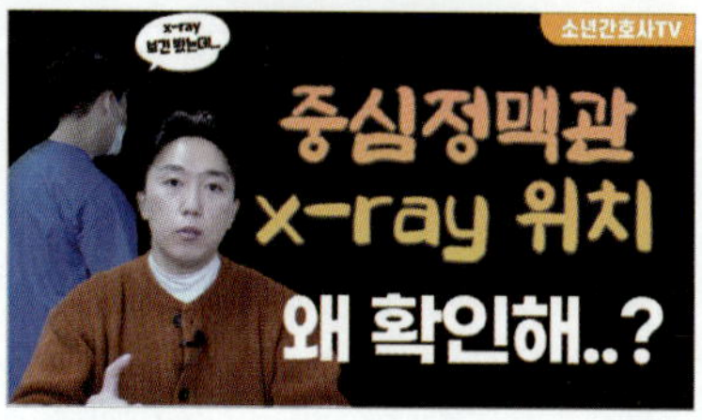
소년간호사TV
중심정맥관
x-ray 위치
왜 확인해..?

케모포트 니들링

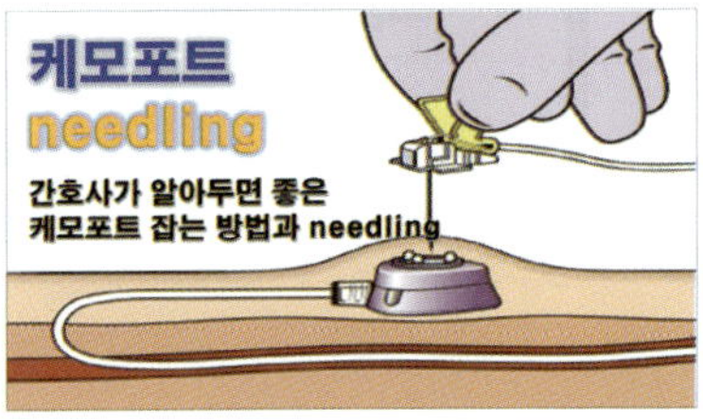

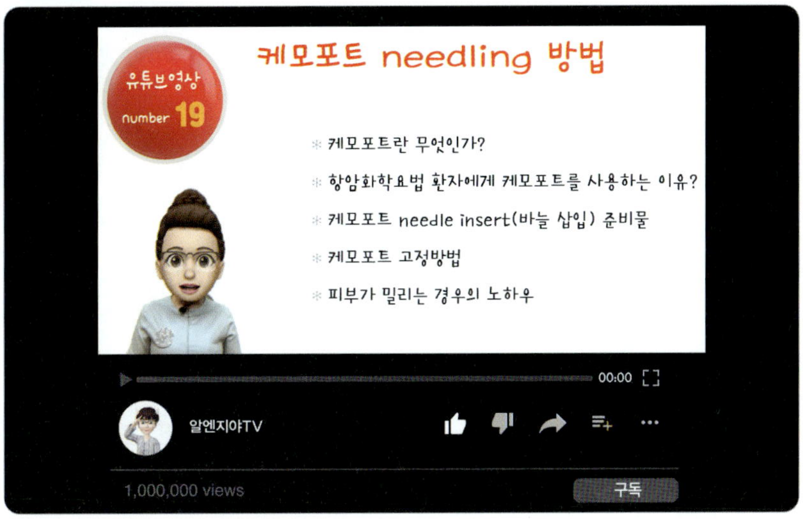
케모포트 needling 방법
유튜브영상
number 19
※ 케모포트란 무엇인가?
※ 항암화학요법 환자에게 케모포트를 사용하는 이유?
※ 케모포트 needle insert(바늘 삽입) 준비물
※ 케모포트 고정방법
※ 피부가 밀리는 경우의 노하우
00:00
알엔지아TV
1,000,000 views
구독

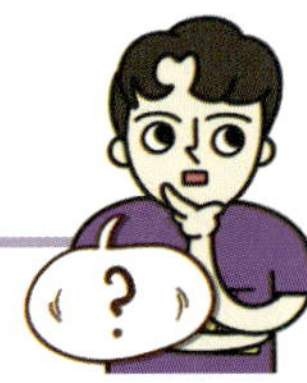

정맥관 관련 합병증?

합병증 종류	특징	대처
Ecchymosis & Hematoma (반상출혈, 혈종)	- 바늘이 혈관을 뚫을 때 주로 발생 - 피부색 변화와 부종	- 카테터 제거, 가벼운 압력 드레싱 적용 - 혈종이 커지는 것을 막기 위해 ice bag 적용
Infiltration (침윤)	- 약물이나 용액이 주위 조직으로 스며든 현상 - 카테터 삽입 부위 피부가 단단히 만져지고 피부가 창백하고 차가움	- 카테터 제거, 멸균 드레싱 적용 - 등장액 침윤 시 온찜질 - 고장액 침윤 시 냉찜질
Extravasation (일혈)	- 발포성(vesicants) 약물이나 용액이 혈관에서 주변 조직으로 새어나간 현상 - 수포나 근육괴사 유발 가능	- 즉시 주입 중단 - 약물 종류에 따라 길항제가 있다면 조직에 주입 - 카테터 제거 후 멸균 드레싱 - 필요 시 외과적 중재
Phlebitis (정맥염)	- 정맥의 염증 - 통증이나 압통, 발적, 부종 발생 가능	- 통증, 발적, 부종 정도에 따라 카테터 제거 (Visual Infusion Plebitis Score와 같은 표준화된 정맥염 사정 도구로 평가) - 중심정맥관 감염 예상 시 배양검사 - 상황에 따라 온&냉 찜질

Catheter 삽입 부위 드레싱

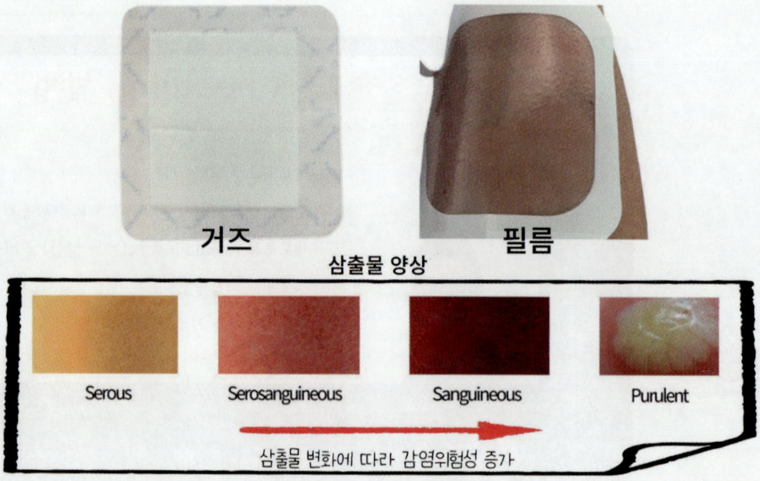

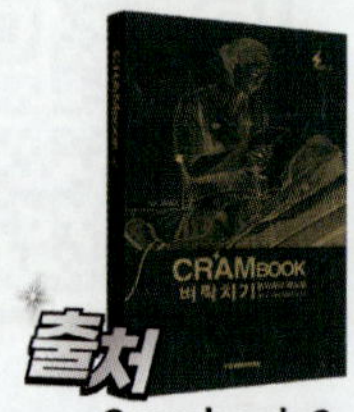

Crambook 2
벼락치기 환자파악 매뉴얼

카테터 삽입 부위는 카테터가 존재하는 한 회복되지 않는 상처로, 이 부위의 감염 예방을 위해 주기적인 소독을 해야 한다. 카테터 삽입 부위 주변으로 삼출물은 존재할 수 있으나, 그 양상 변화에 따라 감염을 시사하기 때문에 삽입 부위 관찰이 필수다. 카테터 삽입 부위 Dressing은 대표적으로 거즈 드레싱과 투명 필름 드레싱이 있다.

거즈 드레싱(gauze dressing)

- 삼출물이 있는 상처에 적용
- 교환주기 : 2일
- 상처 삼출물 흡수 기능이 뛰어나다. 드레싱이 너무 오래되지 않도록 보통 2일에 한 번 드레싱을 시행해 준다. 삼출물로 인해 정상 피부가 연화되는 피부의 침연을 방지해주지만, 습윤 환경을 유지하거나 세균 감염에 대해서 취약하다.

필름 드레싱(film dressing)

- 삼출물이 없는 상처에 적용
- 교환주기 : 7일
- 폴리우레탄 성분으로 산소와 수증기 교환이 가능한 반투과성 막이며, 방수성이라 외부로부터 세균 침입을 방지하는 기능이 있다. 내부에서부터 삼출물이 생기지 않는 상처에 대해 적용한다., 투명이라 상처 관찰이 용이하다는 장점이 있다

영상으로 알아보는 카테터 드레싱 관리 방법

Dressing의 기본 원리

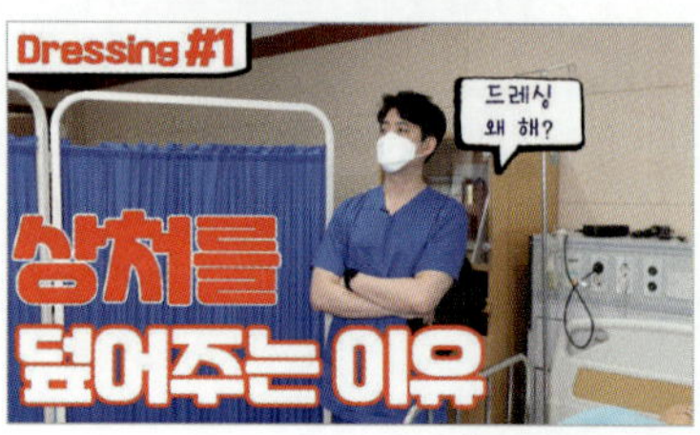

카테터 주위 관리 방법

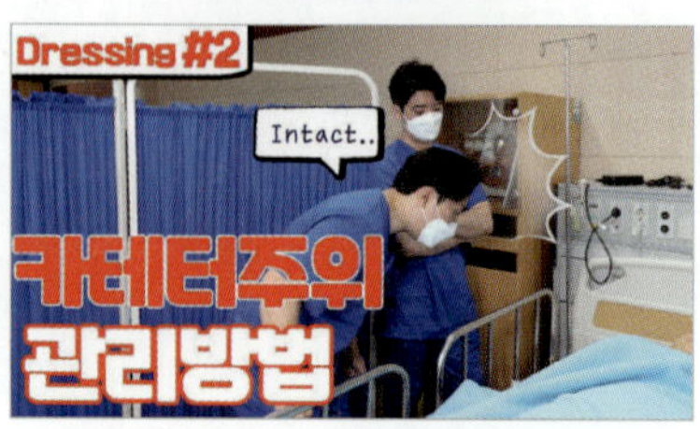

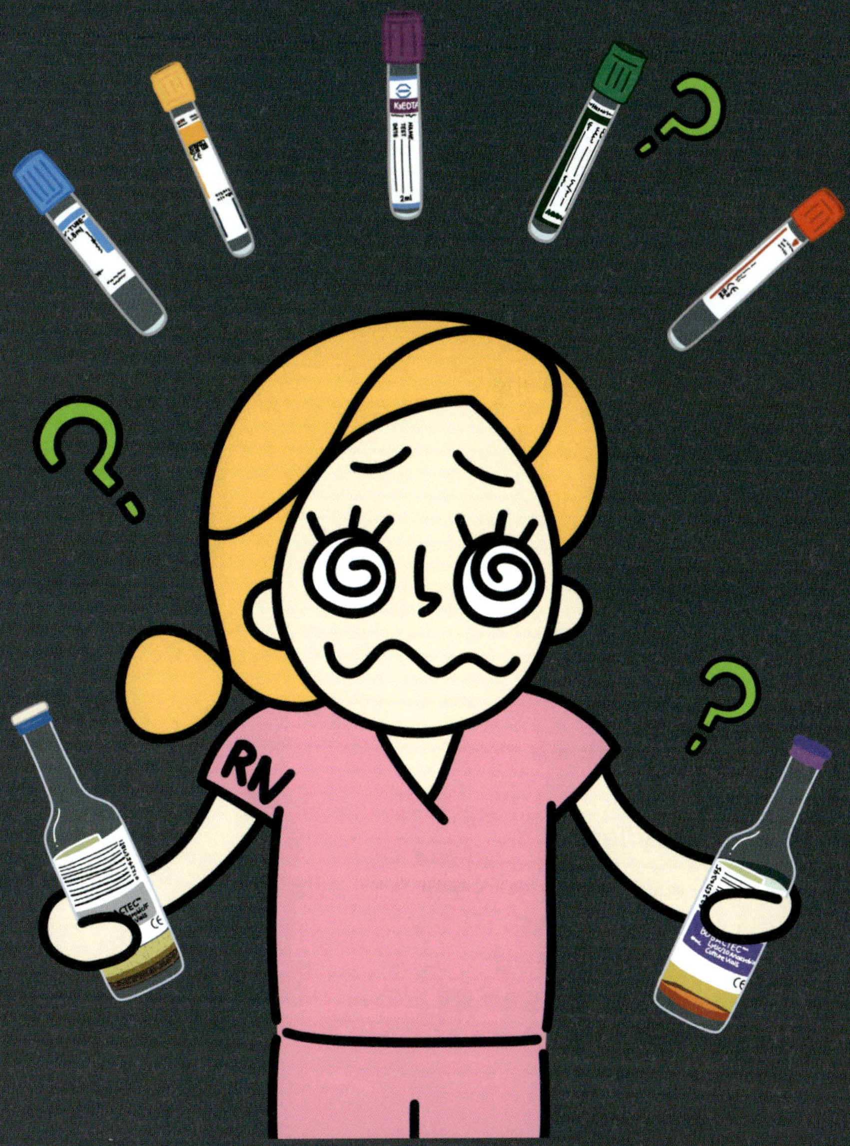

혈액 검사

혈액 검사는 우리 몸 안에서 일어나는 다양한 변화를 확인할 수 있는 중요한 검사이다. 마치 건강 상태를 들여다보는 창문과 같다. 병원에서는 수많은 종류의 혈액 검사를 시행하고 있지만, 모든 검사를 완벽하게 이해하기보다는 각 검사가 어떤 의미를 가지는지, 어떤 검사 용기에 담아야 하는지, 그 맥락을 파악하는 것이 중요하다. 본 챕터에서는 간호사들이 자주 접하는 혈액 검사 항목들을 중심으로 각 검사의 특징에 대해 설명하고자 하니, 병원에서 맞닥뜨리는 혈액 검사에 대한 이해를 향상시키는 데 도움이 되기를 바란다.

혈액 검사

1 주요 혈액 검사 종류와 검체

일반혈액검사 (Complete Blood Count, CBC)

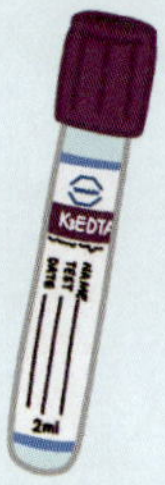

- 헤모글로빈(Hb): 적혈구 내 산소 운반 단백
- 헤마토크릿(Hct): 혈액에서 적혈구가 차지하는 용적 비율
- 적혈구(RBC): 혈액 내 산소 운반 담당 세포
- 백혈구(WBC): 면역 반응에 관여하는 세포
- 혈소판(Platelet): 지혈 작용에 관여하는 세포

혈액 응고 검사 (Coagulation Test)

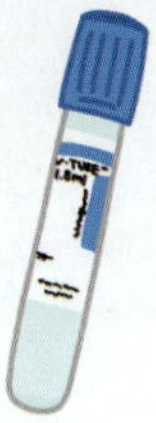

- PT(Prothrombin time): 혈액 응고에 걸리는 시간 측정
- aPTT: 혈액 응고 인자들의 기능을 평가
- INR: PT결과를 표준화한 값
- D dimer: 혈전 생성 및 분해 과정에서 발생하는 물질

혈액 화학 검사(Blood Chemistry Test)

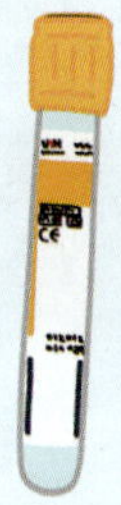

- **전해질** (Electrolyte): 혈액 내 이온 농도를 측정하여 체내 수분 및 전해질 균형을 평가
- **나트륨** (Sodium, Na+): 체내 수분 조절에 중요한 역할
- **칼륨** (Potassium, K+): 심장 및 근육 기능에 중요한 역할
- **염소** (Chloride, Cl-): 체내 수분 및 산-염기 균형에 중요한 역할
- **칼슘** (Calcium, Ca2+): 뼈 건강, 신경 전달, 근육 수축 등에 중요한 역할

신장 기능 검사

- **혈액 요소 질소** (Blood Urea Nitrogen, BUN): 신장에서 배설되는 노폐물로, 신장 기능 저하 시 증가합니다.
- **크레아티닌** (Creatinine): 근육에서 생성되어 신장으로 배설되는 노폐물로, 신장 기능 저하 시 증가합니다.

간 기능 검사

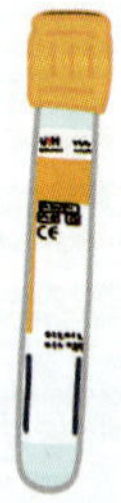

- AST (Aspartate Aminotransferase): 간세포 손상 시 증가합니다.
- ALT (Alanine Aminotransferase): 간세포 손상 시 증가합니다.

심장 표지자 (Cardiac Marker): 심근 손상 여부를 평가합니다.

- **트로포닌** (Troponin): 심근 손상 시 혈중으로 방출되는 단백질로, 급성 심근경색 진단에 중요한 지표

염증 검사

- **C-반응성 단백질** (C-Reactive Protein, CRP): 염증 반응 시 증가하는 단백질로, 감염 및 염증 질환 진단에 사용

지질 검사 (Lipid Profile)

- 콜레스테롤, 중성지방 등 지질 수치를 측정하여 심혈관 질환 위험을 평가

혈액 배양 검사(Blood culture)

- Gram(+) cocci, Gram(+) Bacili, Gram(-) cocci, Gram(-) Bacilli, Fungus 등을 보고
- 각각의 혐기성, 호기성 균 배양을 위해 Blood culture order 1개에 bottle은 2개로 나뉨

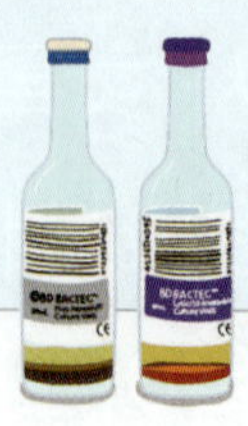

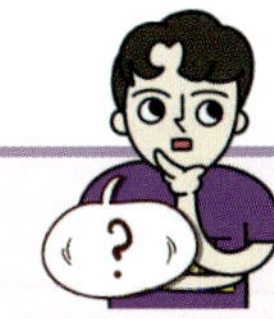

가장 많이 사용하는 혈액 검사 용기?

앞서 살펴본 것처럼 혈액검사 중 화학검사는 특히 그 종류가 매우 다양하다. 따라서 의료기관별로 어떤 항목을 검사할 것이냐에 따라 처방 오더가 달라지는데, 검체 용기는 SST tube로 동일하다. 간호사는 화학검사에 대한 각 처방이 어떤 항목을 분석하는지는 아는 것이 효율적 업무를 위해 중요하다. 다행히 화학검사 오더에 따른 분석 항목은 EMR 상 기능이나 의료기관 매뉴얼 등에 서술되어 있으므로 아래 내용은 화학검사 종류와 오더 이해를 위한 참고용으로 살펴보자.

화학검사 오더 이름과 분석 항목 예시

오더명	분석 항목
Electrolyte Panel	Na, K, Cl, Total Calcium
일반화학 7종	BUN, Creatinine, Na, K, Cl, Total Calcium, Glucose
Liver Panel 6종	Total protein, Albumin, T-bilirubin, ALP, AST, ALT
Admission panel 13종	Total protein, Albumin, T-bilirubin, ALP, AST, ALT, 일반화학7종
Lipid Panel	Total cholesterol, Tiglyceride, HDL,, LDL
Other	Phosphorus, Uric Acid, r-GTP, Amylase, LDH, CRP, CPK, C3, C4 emd

2 혈액 검사 종류에 따른 검체 & 특징 & 채혈 순서

검체 종류	검사 항목	특징	채혈 순서
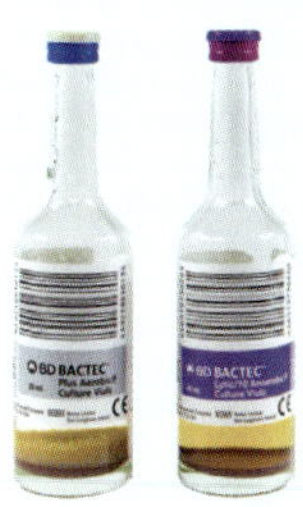 Blood culture	혈액배양검사	- Aerobic vial ➜ Anaerobic vial순으로 채집 - 채혈 부위 주변 70%isopropyl alcohol또는 ethanol로 소독 후 채혈 - 혈액 내 간헐적으로 균이 출현하는 경우가 대부분이므로 보통 다른 채혈 부위로 2쌍 이상 채집	세균오염 위험성을 없애기 위해 최우선 채혈
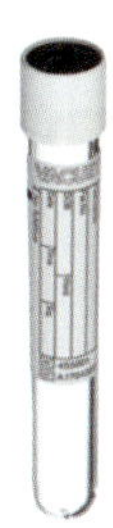 No additive tube	CSF(cerebrospinal fluid) 또는 흡인물질(객담, 체액 등)	- 혈액검사 보다는 Spinal tapping이나 객담이나 체액, 이상물질 등 다양한 검사에 활용됨	첨가제가 들어 있는 다른 tube로부터 첨가제가 혼합되는 것을 방지하기 위해 우선적으로 채집. 주사침으로 피부를 찌를 때 유리되어 나오는 tissue thromboplastin을 먼저 받기 위해 이용되기도 함
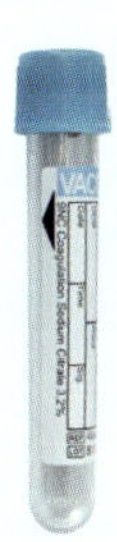 Citrate tube (coagulation)	- 혈액응고검사 - PT, Aptt, FDP, D-dimer, Fibrinogen등	- 항응고제:혈액 = 1:9가 되도록 반드시 눈금선까지만 채혈(보통 2.7ml)	다른 첨가제가 혼입되는 것을 예방하기 위해 첨가제가 들어 있는 tube 중 맨 처음 담는다.

검체 종류	검사 항목	특징	채혈 순서
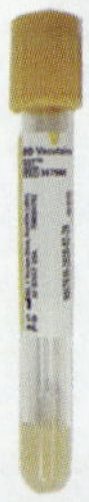 SST tube (serum separation tube)	임상화학, 혈청, 약물검사 등 혈청(serum)을 이용하는 모든 검사 - na, K, Cl, Ca등	- Clot activator(응고촉진제)와 검체가 충분히 섞이도록 천천히 5-10회 정도 상하로 흔들어 줌 - 하얗게 묻어있는 응고촉진제와 혈액을 5-10회 흔들며 혼합하면 혈액이 빨리 굳어 30분이면 원심분리가 가능	SST에 들어있는 응고 촉진제인 silica입자들이 특히 혈액응고용 tube에 혼입되면 안되므로 citrate tube다음 순서로 담는다. silica입자들은 다음 뽑을 항응고제가 들어있는 tube에 혼입되더라도 영향을 주지 않음
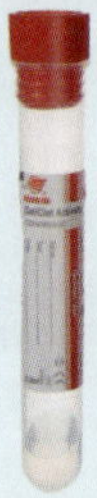 Non-gel tube	미생물검사, 체액화학검사, 수탁 약물 검사	흔들지 말고 수직으로 보관	
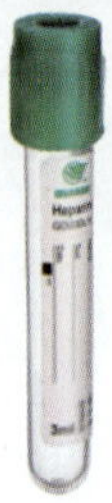 Heparin tube	ABGA	공기차단 후 즉시 검사실로 보냄	Heparin tube에 들어 있는 heparin은 다른 tube에 혼입되더라도 혈액응고검사 외에는 큰 영향을 주지 않으므로 citrate검체 이후로 혈액을 담는다.
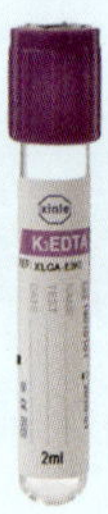 EDTA tube	일반혈액 (Hb, Hct, WBC, Plt 등), HbA1c, ACTH, Renin, Ammonia, 체액세포수제산 등	약 10회 정도 상하로 부드럽게 흔들어 혼합	EDTA tube는 다른 tube에 혼입되면 검사결과에 큰 영향을 주므로 가장 나중에 담는다.(Na, K증가, Ca, iron감소, PT, aPTT증가)

3 그 외 중요 검사

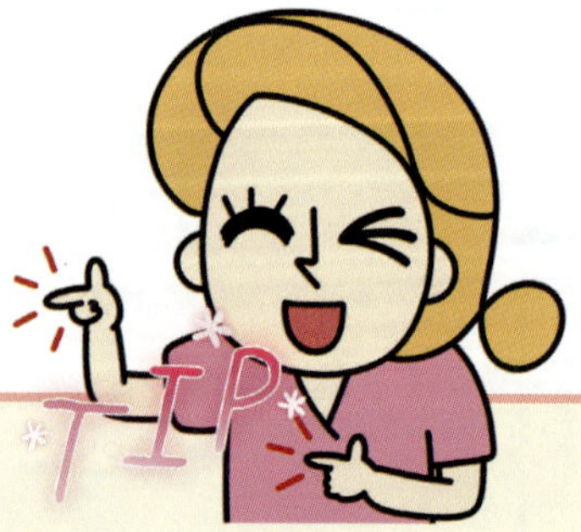

다양한 검체 용기들 (객담 검체와 특수 혈액 검사 용기)

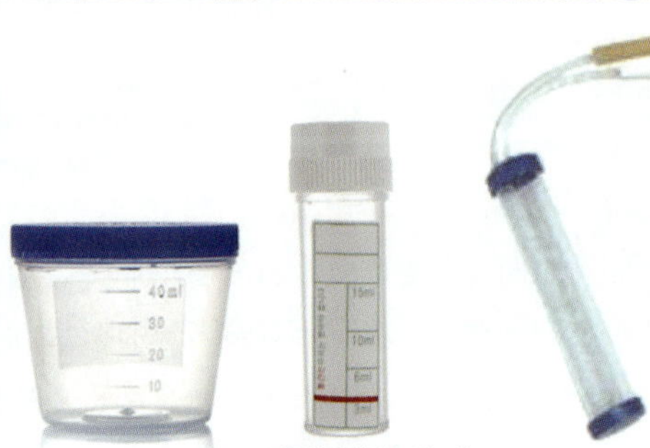

객담 검체 용기
(일반객담, PCR, Aspiration 용)

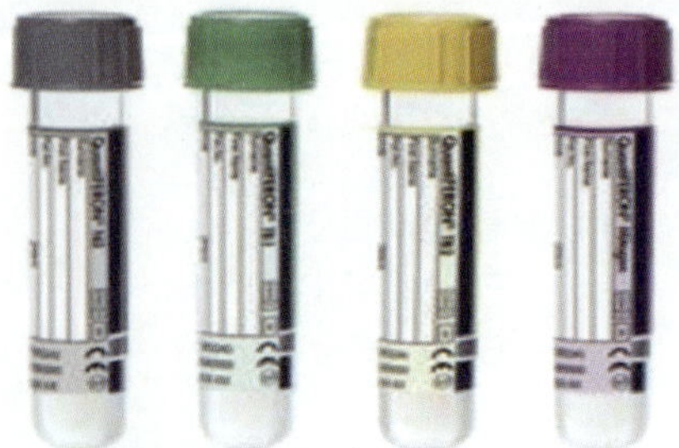

결핵균 특이항원 INF-r 거체 용기

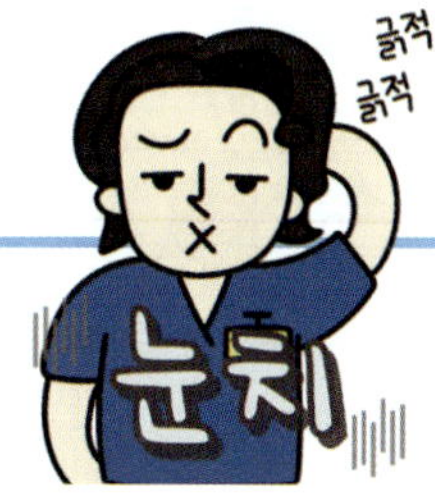

"diff count라고 하나요? 검사실에서 막 중간보고 결과 알려준다고 전화오던데, 디프카운트가 뭐에요?"

＊체액 Differential count(Diff count, 백혈구 백분율 검사)

체액 diff count검사는 흉수, 복수, 뇌척수액 등 체액 내 백혈구 종류와 비율을 분석하는 검사이다. 이 검사는 체액 내 염증이나 감염 여부를 판단하고, 질병의 원인을 파악하는 데 도움을 준다. 백혈구 감별 결과는 다른 검사 결과와 함께 종합적으로 판단하여 정확한 진단을 내릴 수 있다.

- 보고 항목: polymorphonuclear leukocyte(호중구 백혈구), Lymphocyte(림프구), Mononuclear cell(monocyte, Marcrophage, 단핵구), other(mesothelial cell, atypical cell)등을 %로 보고

호중구 백혈구 (Polymorphonuclear Leukocyte)	- 정상 = 50-70% - 비율 증가: 세균 감염, 염증, 화상 등 - 비율 감소: 바이러스 감염, 백혈병, 비장 기능 저하
림프구 (Lymphocyte)	- 정상: 20-40% - 비율 증가: 바이러스 감염, 림프종, 백혈병 등 - 비율 감소: 면역 결핍 질환, 스테로이드 치료 등
단핵구 (Mononuclear cell)	- 정상: 20-40% - 비율 증가: 바이러스 감염, 자가면역 질환 등 - 비율 감소: 백혈병, 면역 결핍 질환 등
기타(Other)	- 정상: 0-10% - 비율 증가: 기생충 감염, 백혈병, 골수 기능 저하 등

- 체액 검사는 첨가물이 없는 bottle에 담아 검사를 수행한다. 첨가물이 없는 검체를 No additive tube라 하며, 맑은 검체라서 Plain bottle이라 부르기도 한다. 이 bottle은 주로 복수천자, 흉수천자, 경피적배액술, 뇌척수액검사 등으로 뽑아낸 체액에 대한 검사를 수행한다.

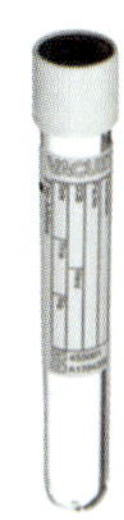

Pneumobacter PCR 검사

세균성 폐렴	폐렴쌍구균, 연쇄상구균, 포도상구균, 폐렴간균 등
바이러스성 폐렴	리노바이러스, 인플루엔자바이러스, 아데노바이러스, 에코바이러스, 코로나바이러스 등

배양검사는 시간이 많이 소요되므로 screening test에는 적합하지 않기에, PCR방법은 높은 민감도와 특이도를 나타내 임상적으로 중요한 검사. PCR전용용기에 채취한다.

의료기관별로 일반객담용기를 이용하거나 객담 배출을 못하는 환자의 경우 흡인기로 aspiration하여 검체를 채집하는 용기도 있다.

결핵균 특이항원 자극 INF-r (QuantiFERON-TB INF-r)

혈액검사로써, 결핵의 원인인 mycobacterium tuberculosis의 감염여부를 정확히 진단할 수 있는 검사로 BCG백신과 NTM에 영향을 받지 않으며 Tuberculin skin test를 대체할 수 있는 검사이다. TB antigen이 특수 코팅되어 있는 tube에 환자로부터 채혈한 혈액을 넣어 TB antigen에 대한 effector cell의 Cytokine 분비를 확인한다. 전용 용기에 채취하여야 하며, 용기에 담는 순서와 이송 방법 등 올바른 검사 결과 보고를 위한 지침이 의료기관별로 마련되어 있다.

Swab에도 종류가 있다고?! Viral swab & Bacterial swab

상처(Wound)에서 감염이 있는지 확인하기 위해 배양검사를 시행할 수 있다. 상처 배양 검사는 검체 채취의 비침습적 간편성과 효율적 검체 채취에 대한 이유로 일종의 면봉(Swab)을 이용하는데, 검사에 따라 달라지는 Swab의 종류에 대해 꼭 알도록 하자.

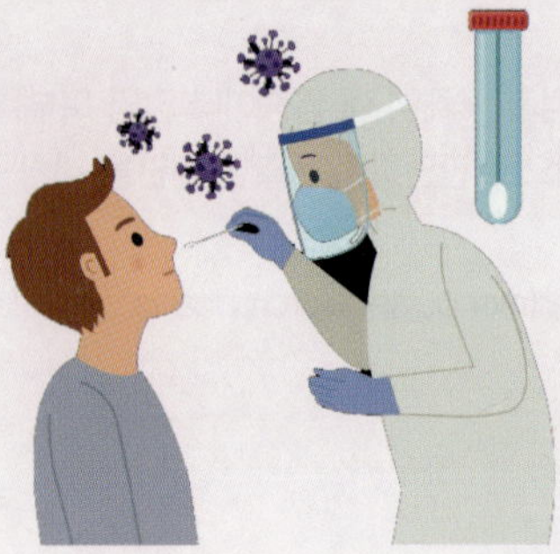

Viral swab

- 바이러스성 감염을 확인하기 위한 검사
- 주로 코 안쪽(비인두, nasopharynx), 목 안쪽(인두, pharynx) 등에서 확인
- 민감한 상&하기도에서 주로 검사를 시행하므로 얇고 길거나 짧은 swab으로 구성되었다.
- 바이러스는 세균보다 훨씬 작고 상피세포 안에 숨어 있을 수 있기 때문에 환자의 불편감을 최소화하기 위해 얇은 swab이 적합하다.

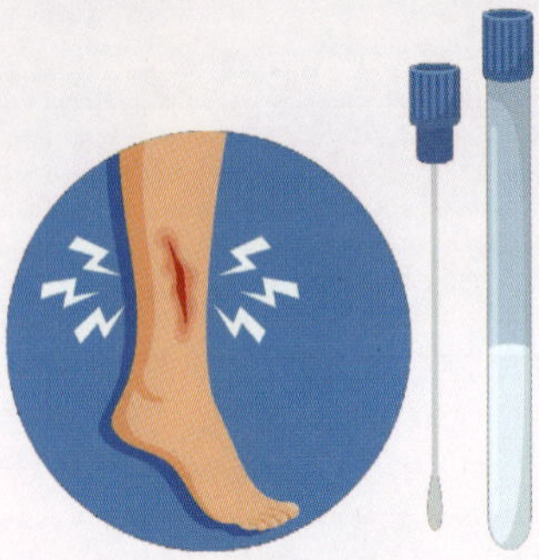

Bacterial swab

- 세균성 감염을 확인하기 위한 검사
- 주로 상처, 인후(목구멍), 피부, 코 등에서 확인
- 상대적으로 접근이 용이한 부위이므로 swab이 짧고 조금 더 두꺼운 형태로 구성되었다.
- 세균은 표면에서 자라는 경우가 많기에 표면 세균을 충분히 흡착할 수 있도록 넓은 면적을 덮을 수 있는 두께의 swab이 유리하다.

호주 신규 간호사들도 viral swab과 bacterial swab culture bottle의 차이점을 잘 모른답니다. 솔직히 검사 수행에 대해 관심이 없다면 경력 간호사라 할지라도 이 차이를 모르는 경우도 있답니다. 여러분들은 Swab이라고 다 같은 swab이 아님을 꼭 알아주세요!

My Note :)

미생물 검사와 항균제

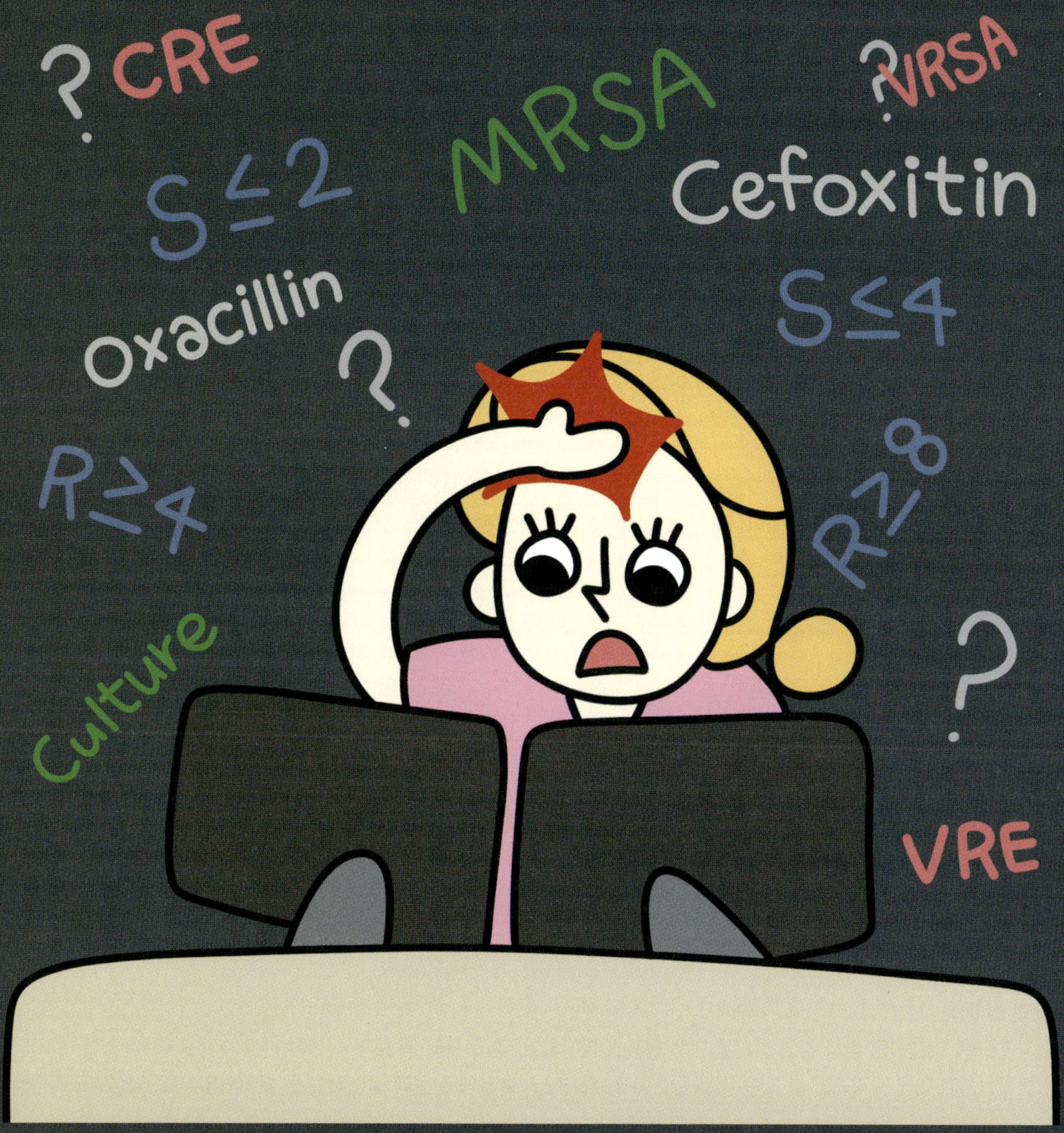

미생물 검사와 항균제

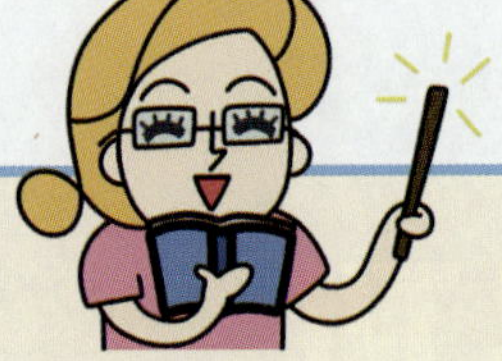

What is 미생물 검사

미생물 검사는 박테리아, 곰팡이, 바이러스 같은 미생물의 존재를 확인하기 위해 수행하는 검사이다. 미생물 검사는 혈액, 소변, 객담, 대변, 피부나 상처 삼출물, 카테터 팁 등 다양하게 시행할 수 있다. 이 검사는 감염의 원인을 진단하고 적절한 치료를 제공하기 위해 중요하며, 미생물 검사의 세 가지 주요 유형에 대해 알아보자

배양(Culture)

검체를 영양 배지에 배양하여 미생물의 성장을 촉진한다. 미생물의 종류를 식별하기 위한 검사.

→ 음성(Negative, No growth): 미생물이 자라지 않음. 시간 경과에 따라 “No growth at 5day”라는 결과가 보고

→ 양성(Positive): 감염을 일으킬 수 있는 미생물이 성장함. 미생물 이름이 명시됨.

감수성 검사(Sensitivity Test)

항생제에 대한 미생물의 감수성을 확인한다. 이 결과는 해당 미생물에 대한 적절한 한생제를 처방하는 데 도움이 된다.

→ 감수성 있음(Susceptible = 해당 약물로 미생물 자랄 수 없음)

→ 내성(Resistant = 약물이 있어도 미생물이 성장할 수 있음)

→ 중간(Intermediate = 성장을 방지하기 위해 더 많은 양의 항생제가 필요. 중간 내성이라 생각하면 됨.

그람 염색(Gram stain)

박테리아는 세포벽의 차이에 따라 크게 두 그룹으로 분류되며, 이를 나누는 데 사용되는 염색 기술이 그람 염색법이다. 배양 검사 결과가 보고되기까지 시간 소요가 되므로, 빠르게 미생물의 종류를 식별하기 위한 검사이다.

→ 그람 양성: Gram Positive & G (+)

→ 그람 음성: Gram Negative & G (-)

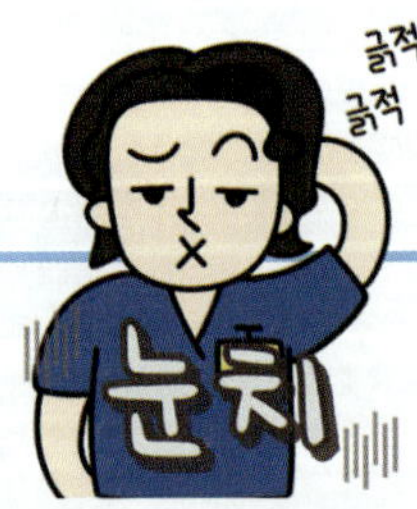

“미생물 검사와 항균제.. 의사가 알아서 하는 것 아니에요? 간호사가 굳이???”

미생물 검사 결과에 따른 항생제 처방은 의사의 고유 권한이 맞다. 하지만 간호사도 미생물 검사 결과와 항생제 처방에 대한 기본적인 이해가 필요하다. 왜그럴까?

① 환자 간호의 질 향상

미생물 검사 결과를 이해하면 환자 감염 상태를 더욱 정확히 파악하고, 격리 관리 등 보다 적절한 간호 수행을 할 수 있다. 환자의 불안이나 불확실성에 대해 관리해줄 수 있는 것은 물론이고, 환자나 보호자의 질문에 답변하는 등 환자와의 라포 형성에도 도움이 된다.

② 의료진 간 협력 증진

미생물 검사 결과나 항균제 처방 변경이 왜 중요한지, 왜 필요한지 간호사가 알고 있으면 의사와의 협력에 큰 도움이 된다.

③ 의료 과실 예방

미생물 검사 결과와 항생제 처방에 대한 이해는 투약 오류나 부작용 발생을 예방하는 데 도움이 된다. 의사의 처방이 모두 옳지는 않은 법이므로, 환자의 가장 곁에 있는 간호사의 도움은 필수적이다.

1 Gram (+) (−) 결과에 따른 미생물 분류

Gram Positive Negative에 따라 바뀌는 항생제 처방이나 재검사…?
어려운 내용 기억하지 말고, 환자 검사 결과에 따라 특징을 찾아보자.
어느새 후배 간호사에게 미생물 검사 결과에 대해 설명하고 있는 나를 발견할지도?:)

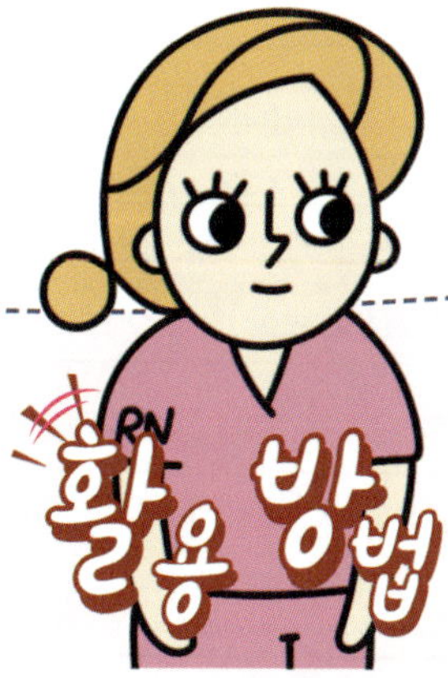

Gram Positive bacteria - G(+)

: 세포벽의 구조로 그람 염색이 되어 그람 양성균으로 분류

Gram-Positive Cocci: 그람양성구균 = Gram 양성 동그란 균, GPC		
포도상구균 (Staphylococcus)	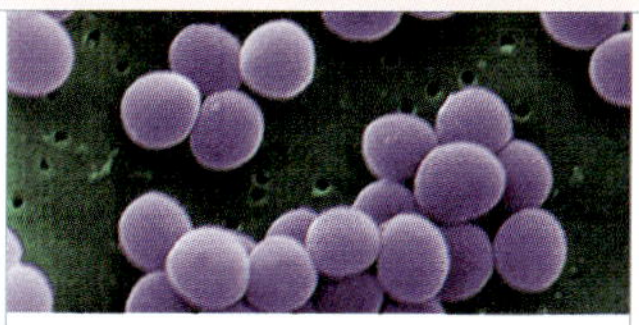 황색 포도상구균 (Staphylococcus aureus)	- 병원성 균주는 종종 강력한 독성 인자를 생성하여 감염을 촉진 - Methicillin- resistant의 경우 MRSA진단 - 병원 획득 감염의 가장 흔한 5가지 원인 중 하나
	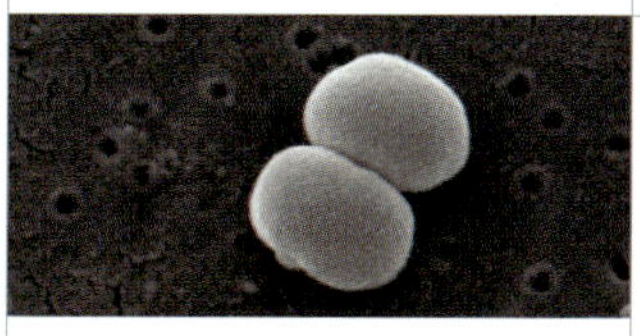 표피 포도상구균 (Staphylococcus epidermidis)	- 일반적으로 피부 식물상으로 병원성이 없지만 면역 저하 환자에게 감염 발생 위험이 있다 - Blood Culture를 무균적(Aceptic)으로 수행하지 않으면 보고되는 빈번한 오염물질
	부패성 포도상구균 (Staphylococcus, saprophyticus)	- 요로감염(UTI)의 10- 20% 유발하는 요로감염의 가장 흔한 원인 - 인간 요로상피에 선택적으로 부착하는 능력을 가지고 있다
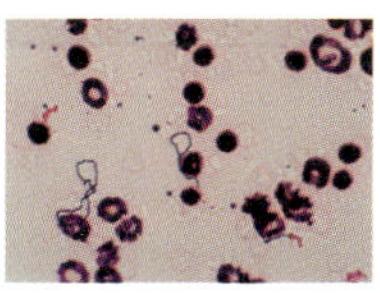 연쇄상구균 (Streptococcus)	화농성 연쇄상구균 (Streptococcus pyogenes)	- 인후, 생식기 점막, 직장 및 피부에 서식 - 인두염, 류마티스 열, 류마티스 심장병, 성홍열과 같은 다양한 질병 유발 가능
	스트렙토코커스 아갈락티아 (Streptococcus agalactiae)	- 건강한 성인의 30%의 위장관, 비뇨생식기관에 서식하는 미생물 - 무해한 공생 박테리아이지만 신생아나 노인 등 면역저하 환자에게 침습성 감염을 일으킬 수 있다
	폐렴구균 (Streptococcus pneumoniae)	- 중요한 인간 병원성 세균으로 폐렴의 주요 원인이 되기도 함 - 호흡기, 부비동 및 비강에 서식하는 건강한 보균자에게 무증상으로 존재하나 면역저하 시 박테리아가 병원성을 나타내 다른 위치로 퍼지며 감염을 유발
	녹색연쇄구균 (Streptococcus viridans)	- 입 안에 가장 풍부하며, 이들이 혈류로 유입되면 특히 심장 판막이 손상된 환자에게 심내막염을 유발할 수 있다 - 발치 후 감염의 원인이 됨
장내세균 (Enterococcus)	엔테로코커스 패시움 (Enterococcus Faecium)	- 위장관에 공생하며, 병원성이 발현되면 신생아 수막염이나 심내막염과 같은 질병 유발 가능 - Vancomycin- resistant의 경우 VRE진단 - 혈류 감염, 요로 감염, 카테터 또는 상처 감염의 주요 원인이 됨
	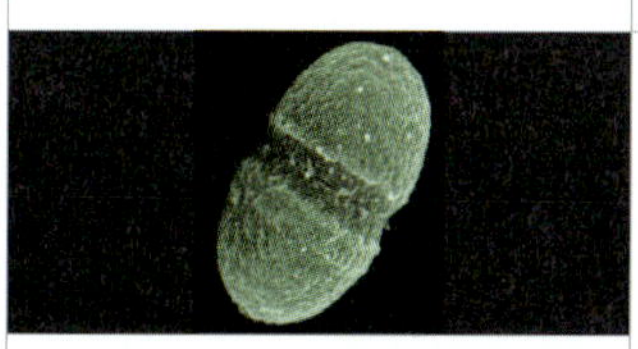 엔테로코커스 패칼리스 (Enterococcus Faecalis)	- 건강한 인간에서 발견되며 프로바이오틱스로 사용할 수 있으나, 병원 환경에서 생명을 위협하는 감염을 유발할 수 있다 - Vancomycin- resistant의 경우 VRE진단 - 심내막염, 패혈증, 요로감염, 수막염 등 다양하게 감염을 일으킴

Gram-Positive Bacilli=Rods: 그람양성간균 = Gram 양성 막대모양 균, GPR		
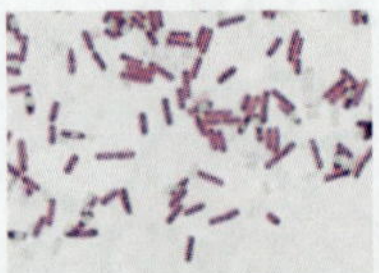 Bacillus	Bacillus weihenstephanensis Bacillus pumilus Bacillus subtilis Geobacillus kaustophilus Bacillus coahuilensis Bacillus halodurans Bacillus anthracis(파상풍균)	- 266개의 명명된 종이 있는 막대모양의 G(+) 박테리아이며 절대 호기성 또는 통성 혐기성의 특성을 지님. - Bacillus 포자는 열, 방사선, 소독제 및 건조에 내성이 있어 의료 및 의약품 재료에서 제거하기 어렵고 오염의 빈번한 원인이 됨
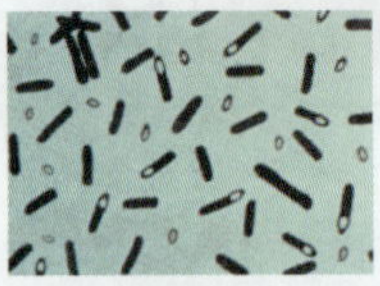 Clostridium	Clostridioides difficile Clostridium botulism Clostridium perfringens Clostridium tetani(파상풍균)	- 설사의 중요한 원인 - 내생포자를 생성할 수 있는 절대 혐기성 미생물 - Clostridium difficile검출 시 CDI 진단 - Clostridium Botulism은 상처에서 보툴리눔 독소를 생성할 수 있으며, 이는 흔히 알고 있는 보톡스로 활용됨
Listeria	L.monocytogenes	- 감염력은 낮지만 강건해 4°C의 온도에서 자랄 수 있다. 조리되지 않은 육류, 야채, 우유 등에서 발견되기도 함 - 면역 저하 환자에게 심각한 질병(패혈증, 수막염) 유발 가능
Erysipelothrix	Erysipelothrix rhusiopathiae Erysipelothrix tonsilarum	- 국내 돼지, 가금류 및 동물 종의 단독의 원인
Corynebacterium	Corynebacterium diphtheriae(디프테리아균)	- 대부분 무해하며 가장 일반적으로 숙주와 공생 관계로 존재하지만 숙주 방어 약화를 기회주의적으로 이용할 수 있음 - 편도선 주위와 인후 뒤쪽에서 백혈구, 적혈구 및 섬유소 위막을 특징으로 하는 급성 감염 유발 가능
Propionibacterium	Propionibacterium	- 땀샘, 피지샘, 기타 피부 부위에 많이 서식하며 어디에나 존재 가능 - 여드름 및 기타 피부 상태와 관련
Mycobacterium	Mycobacterium tuberculosis Mycobacterium leprae(나병균)	- 결핵이나 나병을 포함하여 포유류에서 심각한 질병을 일으킴 - 페니실린과 같이 세포벽 생합성을 방해하는 여러 항생제에 자연적으로 내성이 존재
Actinomyces	Actinomyces actinomycetemcomitans	- 일반적으로 잇몸에 존재하며 치과 치료 및 구강 농양 감염의 가장 흔한 원인
Nocardia	Nocardia asteroids Nocardia brasiliensis Nocardia spp(방선균)	- 비피부 침습성 질환이나 피부 노심증을 일으킴 - 면역 저하 환자에게 폐렴을 유발

*Gram Negaitive bacteria - G(-)

: 세포벽에 더해 외막이 존재하여 그람 염색이 되지 않음. 페니실린과 같은 세포벽 합성 억제 항생제의 효과가 적다.

Gram-Negative Cocci: 그람음성구균, GNC = Gram 음성 동그란 균, GNC		
나이세리아 (Neisseria)	N.meningitus	- 수막구균으로 불리는 G(-)박테리아 - 세균성 뇌수막염의 주요 원인
	N.ponorrhoeae	- 임균(singular)으로도 알려진 G(-)쌍구균 박테리아 - 비뇨생식기 감염 임질, 패혈성 관절염 등을 유발
Moraxella	Moraxella catarrhalis	- 호흡기, 눈, 중추신경계 및 관절의 감염원 - 기관지 폐 감염의 중요한 원인으로 확인

Gram-Negatiive bacilli=Rods: 그람음성간균, GNR = Gram 음성 막대균, GNR		
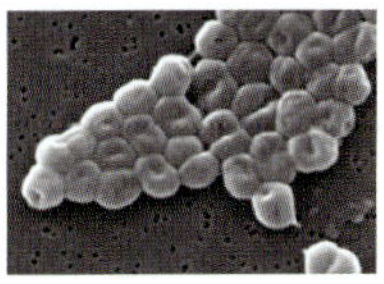 아시네토박터 (Acinetobacter)	Acinetobacter baumannii	- 쇠약해진 환자의 주요 감염원으로 병원 감염에서 흔함 인공호흡기 관련 폐렴, 피부 및 상처 감염, 균혈증 및 수막염을 비롯한 다양한 감염성 질병 유발 - 항생제에 대한 내성 개발 능력이 있음. 카바페넴계, 아미노글리코사이드계, 퀴놀론계에 내싱어 있는 경우 MRAB진단
브루셀라 (Brucella)	Brucella abortus Brucella melitensis	- 육아종, 간염, 농양이 보이며 관절염, 위장관 감염과 관련 - 6주 간의 리팜피신이나 겐타마이신, 독시사이클린을 매일 2회 투약하는 치료가 효과적이라고 보고됨
볼데테라 (Bordetella)	Bordetella pertussis Bordetella parapertussis Bordetella	- 운동성이 있는 종류가 있고, 호흡기 에어로졸 비말이나 매개체 접촉에 의해 호흡기 질병 유발 - 백일해로 알려져있고, 유아에게 가장 일반적으로 나타날 수 있다.
헤모필루스 (Haemophilus)	Haemophilus Influenzae	- 바이러스 감염을 포함한 상부 호흡기 감염의 초기 증상을 포함 - 천명성 기관지염과 함께 수일 내 하기도로 진행 가능 - 베타락타마제를 생성하여 페니실린 계열의 항생제에 내성을 가졌으며 2세대, 3세대 Cephalosporin계나 퀴놀론계 항생제가 적합
파스퇴렐라 (Pasteurella)	Pasteurella multocida	- 상처 부위의 부기, 봉와직염 및 혈변과 관련 - 감염은 주로 관절로 진행되어 관절염이나 농양을 유발
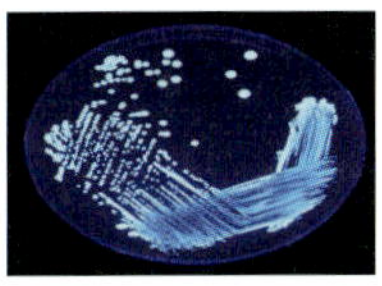 레지오넬라 (Legionella)	Legionella pneumophilia	- 병원성 G(-)세균의 한 종류로 폐렴형 질병과 폰타악 열(Pontiac fever)이라는 가벼운 독사 유사 질병을 포함 - 전구 증상으로는 독감 증상, 진행되며 위장관과 신경계에 문제를 일으킴 - 레지오넬라는 배관 시스템이나 수도꼭지, 샤워기, 스프링쿨러를 통해 에어로졸화 될 수 있음
	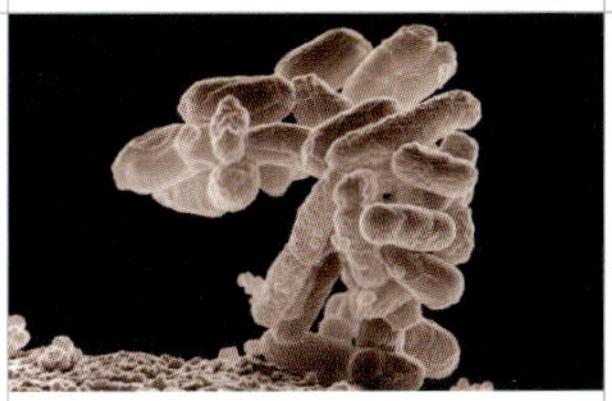 Escherichia coli(E.coli) (대장균)	- 막대 모양의 대장균 박테리아 - 유기체의 하부 창자에서 일반적으로 발견 - 일부 혈청형은 숙주에서 심각한 식중독을 일으킬 수 있어 식품 오염 사고의 원인이 됨 - 박테리아는 호기성 조건에서 3일 동안 신선한 대변에서 대량으로 성장하지만 이후 천천히 감소 - 카바페넴계 내성을 가질 경우 CRE진단
	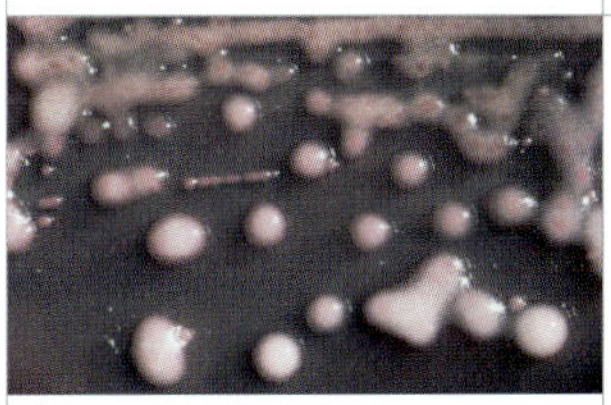 Klebsieella pneumoniae (폐렴간균)	- 흡인하면 인간의 폐포에 파괴적 변화를 일으켜 폐렴, 기관지염 유발 - 병원 감염에서 중요한 병원체 - 폐렴 외에 요로, 하부 담도 및 수술 상처 부위에 감염을 일으킬 수 있어 카테터 관련 감염으로도 많이 발견됨 - 아미노글리코사이드, 세팔로스포린계 항생제가 효과적이지만, 카바페넴계 내성을 갖는 경우 CRE 진단
장내세균 (Enterobacteria)	Proteus	- 자연계 널리 분포되어 있으나 병원 내 요로 및 패혈증 감염을 일으키는 기회주의적 병원체 - 요로 감염의 주된 원인으로 암피실린과 세팔로스포린계 항생제에 민감하다
	Salmonella(살모넬라균)	- 대부분의 감염은 동물 배설물이나 사람의 배설물로 오염된 음식 섭취로 인해 발생 - 살모넬라 혈청형은 장티푸스(thyphoidal)와 비장티푸스 두 가지 주요 그룹으로 나누며, 인체 내 기관을 침범하여 패혈증을 유발할 수 있다.
	Shigella	- 유전적으로 E.coli와 밀접한 관련 - 설사의 주요 박테리아 원인 - 특징적 병리로 위 경련, 헛배부름, 고통스러운 배변 유발
	Yersinia	- Yersinia Pestis는 페스트의 원인균 - 감염된 소변이나 대변에 오염된 식품 섭취를 통해 발생할 수 있다. - Y.enterocolitica에 의해 유발되는 질병은 "어시니아증"이라 하며 염증성 자가면역 질환인 크론병과 관련 있을 수 있다.

Gram-Negatiive bacilli=Rods: 그람음성간균, GNR = Gram 음성 막대균, GNR		
Bacteroides	Bacteroides fragilis Bacteroides melaninogenicus	- 혐기성이지만 일시적으로 공기에 내성이 있어 복강 내에서 생존할 수 있음 - 베타락탐계, 아미노글리코사이드계 등 많은 종들이 다양한 항생제에 내성을 가진다
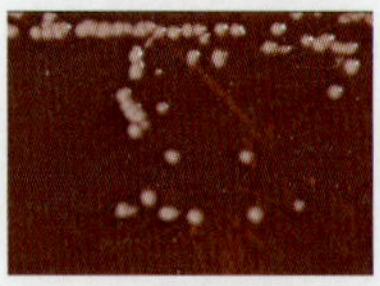 휴도모나스 (Pseudomonas)	Pseudomonas aeruginosa(인간병원체, 녹농균) P. syringae (식물병원체) P.putida(토양 박테리아) P.fluorescens(식물 성장 촉진)	- 대부분의 Pseudomonass는 베타락탐계 항생제에 자연적으로 내성이 생기나 피페라실린, 이미페넴, 시프로플록사신에는 민감 - 녹농균은 기회감염 병원체로 점차 인식되며, 항생제 감수성이 낮아서 문제가 됨 - 카바페넴계, 아미노글리코사이드계, 퀴놀론계에 내성을 가질 경우 MRPA진단
캄필로박터 (Campylobacter)	Campylobacter jejuni Campylobacter coli	- 총 12종의 campylobacter가 인간 질병과 관련 - C.jejuni가 약 80~90%로, 세균성 식인성 질병의 주요 원인 중 하나로 인식되며. 기회감염 병원체로 유발. - 감염증은 대증 치료로 충분하며 항생제 치료는 고위험 환자를 제외하고 권장되지는 않음
헬리코박터 (Helicobacter)	Helicobacter pylori Helicobacter billis Helicobacter mustelae Helicobacter suis	- 포유동물과 조류의 간뿐만 아니라 상부 위장관 내막에 서식 - H.pylori는 소화성 궤양, 만성 위염, 십이지장염, 위암과 밀접한 연관성으로 인간에게 병원성 - H.cinaedi와 H.canis는 주로 동물에 노출된 면역 저하 환자에게 심각한 감염 가능
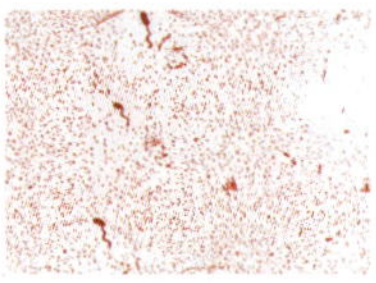 비브리오 (Vibrio)	Vibrio cholerae(콜레라균) Vibrio parahaemolyticus Vibrio vulnificus	- V.cholerae는 콜레라의 원인 병원체. 일반적으로 오염된 물에 의해 전염 - 비브리오 종은 일반적으로 덜 익힌 해산물 섭취와 관련된 식인성 질병을 일으킬 수 있음 - 비브리오 위장염은 대부분의 환자에서 자가 제한적이므로 특별한 의학적 치료가 필요하지 않을 수 있음 - 고열이나 기저질환이 있는 경우에는 독시사이클린이나 퀴놀론계 경구 항생제 치료를 시작할 수 있음

2 다제내성균 (Multi-drug Resistant Organism, MDRO)

항생제는 처음부터 강한 것을 사용하지 말아라? 라는 말이 있다. 수많은 세균과 이를 사멸하기 위한 항생제가 있지만, 항생제 내성균이 등장하고 있다. 이 과정이 반복되다 보면 나중에는 균이 항생제에 내성을 가지게 되어 결국 사용할 수 있는 약이 없는 경우가 생기기도 하며, 이런 균들을 우리는 다제내성균, 슈퍼박테리아라고 칭하기도 한다.

또 다른 문제는 다제내성균의 경우 면역저하 환자에게 전파 가능성이 있기에 병원에서는 접촉격리가 필요하다는 것. 항생제 내성을 가지고 있지 않는 민감한 상태의 균은 전염력이 적고 항생제로 효과적으로 치료되므로 접촉격리가 필요하지 않지만, 항생제 내성을 가진 균으로 성장할 경우 전염성이 강해지고 쉽게 치료되지 않으므로 병원 내 접촉격리가 필요하다. 만약 면역력이 약한 환자들이 존재하는 병원에서 감염 관리에 취약하다면 이들은 급속도로 퍼져나갈 수 있다. 따라서 올바른 감염관리를 시작하기 전, 우리는 배양 검사에서 보고된 결과에 따라 다제내성균인지 확인하는 것이 중요하다.

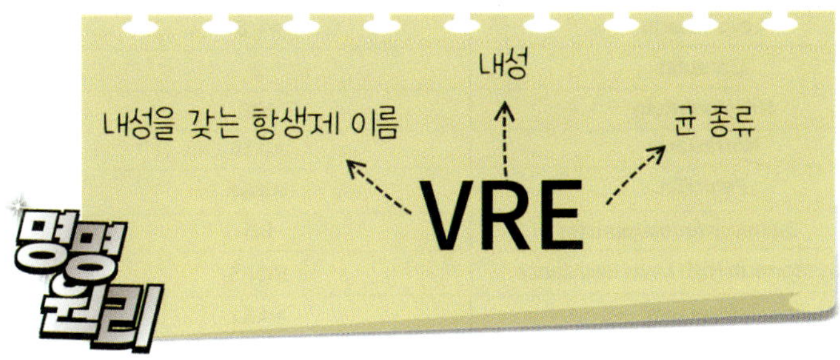

다제내성균 종류	내성 항생제 종류
VRSA (Vancomycin resistant Staphylococcus aureus) 반코마이신 내성 황색포도알균 VRE (Vancomycin resistant Enterococci) 반코마이신 내성 장알균 *균 종류 = E.Faecium or E.Faecalis	Vancomycin
CRE (Carbapenem resistant Enterobacteriaceae) 카바페넴 내성 장내세균속균종 *균종류 = K.pneumonia, E.coli 등	Carbapenem계 (Imipenem, Meropenem, Ertapenem)
MRSA (Methicillin resistant Staphylococcus aureus) 메티실린 내성 황색포도알균	Oxacillin or Cefoxitin (MRSA 내성 검출을 위해 oxacillin 디스크 확산법, Cefoxitin 검출법이 효과적으로 이용됨)
MRPA (Multidrug resistant Pseudomonas aeruginosa) 다제 내성 녹농균 MRAB (Multidrug resistant Acinetobacter baumannii) 다제 내성 아시네토박터바우마니균	Carbapenem계 (Imipenem, Meropenem, Ertapenem) Aminoglycoside계 (Amikacin, Gentanicin, Tobramycin) Fluoroquinolone계 (Ciprofloxacin, Levofloxacin)

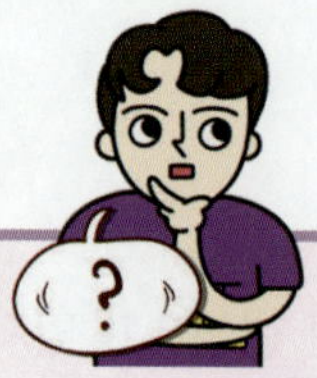

다제내성균 판정?

[미생물] 일반세균검사 [Catheterized urine]

검사명	결과	판정
Genitourinary culture & susceptibility(MIC)		
Genitourinary, cul	Growth of Gram postive cocci	
10^5↑(CFU/ml)	GPC → Enterococcus faecium	
Ampicillin	>=32	R
Ampicillin/sulbactam	>=32	R
Ciprofloxacin	>=8	R
Gentamicin High Level Resistance	SYN-R	R
Imipenem	>=16	R
Levofloxacin	>=8	R
Linezolid	2	S
Nitrofurantoin	128	R
Norfloxacin	>=16	R
Penicillin	>=64	R
Quinupristin/dalfopristin	0.5	S
Streptomicin High Level Resistance	SYN-S	S
Teicoplanin	>=32	R
Tetracycline	<=1	S
Tigecycline	<=0.12	S
Trimethoprim/sulfamethoxazole	80	R
Vancomycin	>=32	R

* VRE 판정 예시

미생물 검사 결과는 위의 이미지처럼 보고된다. 미생물 검사 결과가 가장 위에 명시되고, 항생제 감수성 결과가 보고된다. 해당 표에 따라 미생물이 어떤 항생제에 효과가 있는지, 내성이 있는지 알 수 있으므로, 내성이 있는 항생제 종류에 따라 다제내성균을 진단할 수 있다.

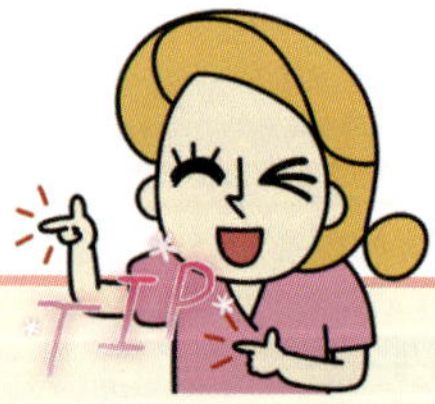

다제내성균 TIP!

* 경우에 따라 항생제 감수성 이름을 붙여 부르기도 함: VSE -반코마이신 민감 Enterococci
* MRPA 또는 MRAB의 경우 두 계열만 내성을 보이는 경우 곧 세 계열에 내성을 보일 수 있으므로 진단 전 예방적으로 접촉격리를 하는 것이 권장됨
* 녹농균(P.aeruginosa)의 경우 Imipenem에만 내성이 있는 경우 IRPA로 분류 가능.
* ESBL(Extended-Spectrum Beta-Lactamases): 일부 항생제에 있는 베타락탐 구조를 분해할 수 있는 효소를 생성하기에 내성을 갖는 균으로 여기고, 접촉격리가 권장됨

CRE (carbapenem-resistant Enterobacteriaceae)

- 장내세균속(Enterobacteriaceae)은 장관 내에 살고 있는 정상 상재균으로, CRE 판정은 다양한 장내세균 종류로 어려울 수 있다.
  → 흔히 경험하는 균으로는 Escheria coli(E-coli), Klebsiella pneumoniae, Enterobacter Cloacae, Proteus spp, Serratia spp 등.
- CRE 중에서 카바페넴 분해효소를 생성하는 장내세균을 CPE(carbapenemase-producing Enterobacteriaceae)라 하며, CPE의 종류로는 KPC, NDM, VIM, IMP, OXA 등이 있다. CPE의 경우 균주 간 전파가 용이하다는 점에서 심각한 문제가 되고 있기에 감염 관리에 특별히 더 신경써야 한다.

균주에 따라 권장되는 항생제 정리

다제내성균 결과가 보고되면, 이를 사멸하기 위해 항생제 처방을 올릴 필요가 있다.

항생제 결정은 의사가 감수성 결과와 환자의 상황, 감염 심각도 등을 종합적으로 고려하여 결정하므로 아래 내용은 참고만 하도록 하자.

균주	권장 항생제
Gram Positive	- 페니실린계: nafcillin - 세팔로스포린계: 1세대. G(-)도 같이 잡기 위해서는 2 & 3세대. MSSA를 잡기 위해서는 4세대 권장. - VRE에 대해서 아미노글리코사이드계
Gram Negatie	- β-lactamase억제제를 첨가하여 페니실린계를 보완한 ampicillin+sulbactam(유박신), 녹농균까지 cover하기 위해서는 piperacillin+tazobactam(타조신).
VRSA (Vancomycin resistant Staphylococcus aureus) 반코마이신 내성 황색포도알균	- Daptomycin: VRSA 치료에 가장 많이 사용되는 항생제 - Linezolid: 효과가 제한적일 수는 있다
VRE (Vancomycin resistant Enterococci) 반코마이신 내성 장알균 *균 종류 = E.Faecium or E.Faecalis	- 아미노글리코사이드계(Amikacin, Gentamicin) - 퀴놀론계(Ciprofloxacin, Levofloxacin) - Linezolid - Quinupristin-dalfopristin(상품명 Synercid): Enterococcus faecium에는 감수성이 있지만 E.faecalis에는 내인성 내성이 있다.
CRE (Carbapenem resistant Enterobacteriaceae) 카바페넴 내성 장내세균속균종 *균종류 = K.pneumonia, E.coli 등	- Tigecycline: CRE 치료에 가장 많이 사용되는 항생제 - Polymyxins: Colistin, Polymyxin B 등 - Amikacin: 일부 CRE 균주에 효과적일 수 있다
MRSA (Methicillin resistant Staphylococcus aureus) 메티실린 내성 황색포도알균	- Vancomycin: MRSA 치료에 가장 많이 사용되는 항생제 - Teicoplanin: Vancomycin에 내성이 있는 경우 사용 가능 - Linezolid - Daptomycin - Tigecycline
MRPA (Multidrug resistant Pseudomonas aeruginosa) 다제 내성 녹농균	- Clindamycin: MRPA 치료에 자주 사용되는 항생제 - Doxycycline: Clindamycin에 내성이 있는 경우 사용 가능 - Ceftolozane/Tazobactam(상품명 저박사): 녹농균의 주요 내성기전에 대응 - Polymyxins: Colistin
MRAB (Multidrug resistant Acinetobacter baumannii) 다제 내성 아시네토박터바우마니균	-Polymyxins: Colistin, Polymyxin B 등 -Tigecycline: 일부 MRAB 균주에 효과적일 수 있음 -Amikacin:일부 MRAB 균주에 효과적일 수 있음
ESBL (Extended-Spectrum Beta-Lactamases)	- 카바페넴계: ESBL치료에 가장 많이 사용 - amikacin: 일부 ESBL 균주에 효과적 - Tigecycline - Polymyxins: Colistin, Polymyxin B 등 - Ceftolozane/Tazobactam(상품명 저박사): 녹농균의 주요 내성기전, ESBL 생성 장내세균에 대응

3 항균제

항균제(Antibacterial agents)와 항생제(antibiotics)는 모두 세균 감염을 치료하는 약물이지만, 몇 가지 차이가 있다. 항균제는 세균의 성장을 억제하거나 죽이는 모든 약물을 포함한다. 항생제는 미생물이 생성한 물질에서 유래한 경우를 말한다. 따라서 항균제의 한 종류가 항생제이다.

항균제에는 다양한 "계통"이 존재하는데, 이는 세포를 어떻게 사멸하는지 방법에 따른 분류이므로 알아두자.

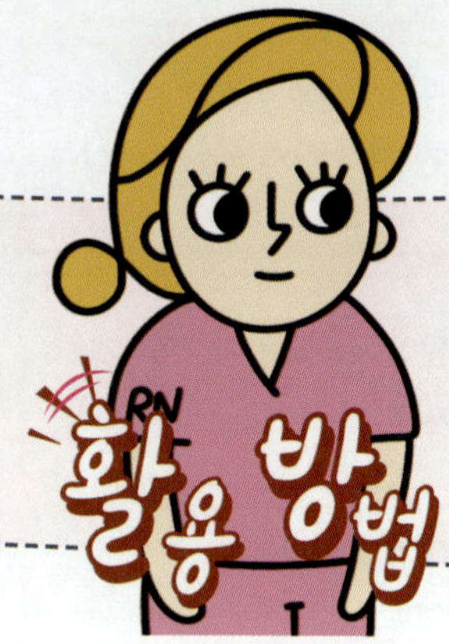

내가 담당한 환자의 항생제는 어떤 특징이 있을까?
이것도 역시 암기하지 말고(불가능;;) 환자에 맞춰 찾아보다 보면?
"아! 이래서 이 환자분에게 항생제 처방이 바뀌었구나~"

베타락탐계(β-lactams)-세포벽 합성 억제

화학구조상 베타락탐고리를 기본 구조로 하는 항생제. 임상에서 가장 폭넓게 사용되며, 투약 전 항생제피부반응검사(AST)를 수행하고 있다.

➜ 페니실린계, 세팔로스포린계, 카바페넴계, 모노박탐계, 옥사세펨계

페니실린계(Penicillins)	
페니실린(Penicillin)	- G(-)균에 효과가 적음(그람음성균의 β -lactamase에 의해 파괴)
아목시실린(Amoxicillin) - 아모크라	- 페니실린에서 G(-)효과를 보강한 항생제 - 대장균, 비뇨기감염, 폐렴 등 - MSSA의 경우 Nafcillin이 가장 표준적 항균제
나프실린(Nafcillin)	
암피실린(Ampicillin) - 펜브렉스	- 폐렴, 폐농양, 심내막염, 간농양, 복막염에 적용
* 참고: 현재 대부분의 staphylococcus aureus가 Penicillinase를 생성하고 있기에 oxacillin, nafcillin, cloxacillin 등을 이용하고 있다. G(-)에 대한 항균 범위를 넓힌 ampicillin, amoxicillin, ticarcillin, piperacillin 역시 β-lactamase inhibitor를 병합하지 않는 한 MSSA(Methicillin-susceptible S.aureus)에도 듣지 않는다.	
(ampicillin+sulbactam) - 유나신 or 유박신	- β-lactamase억제제를 첨가하여 페니실린계를 보완함 - 폐렴, 비뇨기 감염, 복막염, 패혈증, 장염 등 적용 - 타조페란은 녹농균까지 포함하는 광범위항생제
(piperacillin+tazobactam) - 타조페란:타조신,타박신	

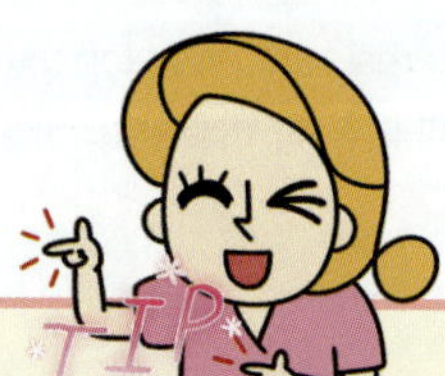

세팔로스포린계 이해를 위한 TIP!

* 2세대, 3세대는 1세대에 비해 그람 음성균에 대한 항균 범위를 넓힌 것!

세팔로스포린계(Cephalosporins)		
1세대	세파졸린(Cefazolin)	- G(+)에 광범위하게 적용(G+항균력이 우수) - 반감기가 길어 사용이 편하고 수술 환자에게 자주 사용 - 폐렴, 피부감염, 상기도 감염, 비뇨기 질환, 생식기 감염증에 많이 사용 - BBB(혈관뇌장벽)를 통과하지 못해 중추신경계 침범 감염에는 효과가 없음
	세프테졸(Ceftezole) - 세트라졸	- 세뇨관, 요관, 신우신염, 방광염에 많이 사용
	세파제돈(Cefazedone) - 파제론	- 산부인과 수술 환자에게 많이 사용되는 항생제 - 자궁 내 감염, 자궁부속기염 등 부인과 감염증에 많이 사용 - 요로 감염, 피부감염에도 사용
2세대 - 1세대에 비해 G(-)저항력을 증가. 3세대 보다 G(+)에 효과적	세포티암(Cefotiam) - 제티암	- 세파졸린보다 대장균에 대한 외막 투과가 2-10배 빨라 수술 후 감염예방에 많이 사용 - 담낭염, 복막염, 피하 농양, 대장균, 중이염 등 다양하게 적용
	세포테탄(Cefotetan) - 야마테탄	- 폐렴, 기관지염, 편도염, 기관지확장증, 담낭/담관염, 복막염에 적용
	세푸록심(Cefuroxime) - 세팍틸정, 센서프주	- 호기성 G(+, G(-)에 효과적. 전반적으로 고루 사용 가능
3세대 - 2세대 보다 G(-)에 대한 항균력 향상. G(+)는 2세대 보다 약함	세포탁심(Cefotaxime)	- 광범위 항균제(세균성 수막염, 하기도 감염, 피부, 복부감염, 뼈, 요로감염 등) - 녹농균에는 약한 단점
	세프트리악손(Ceftriaxone)	- 광범위 항균제 - 세포탁심에 비해 반감기가 약 8시간으로 길어 하루 한 번 투약으로 충분
	세프타지딤(Ceftazidime) - 타짐	- G(+), G(-), 녹농균 모두에 항균력이 좋음 *녹농균(Pseudomonas)=농(고름)을 생성하는 균 - MSSA에 대한 항균력은 거의 상실
4세대 - 3세대에비해 베타락탐 분해효소 안정성과 G(-)항균력이 좋음	세페핌(Cefepime) - 맥스핌	- G(-)간균, 황색포도상구균, 녹농균에 강력하고, 복강 내 수술 감염 예방, 복부 감염 합병증, 중증 폐렴, 피부 감염 등에 사용됨 - 세프타지딤과 다르게 MSSA에도 강한 항균제 - MRSA에서는 효과가 없음

카바페넴계(Carbapenems)	
에르타페넴(Ertapenem) - 인반즈	- 복잡한 복부 내 감염이나 복잡성 피부, 요로 감염 등 중증 감염에 사용 - 프리페넴보다는 적용 범위가 좁긴 하지만 광범위 항생제에 속함 - P.aeruginosa와 A.baumannii에 대한 항균력이 제한적
이미페넴(Imipenem)	- 페니실린, 세파계 항생제 내성이 생긴 환자에게 적용 - 중증 감염, 패혈증, 염증성 괴사 등 - G(-) 세균에 대해 가장 광범위 항균력을 가지고 있다
메로페넴(meropenem)	- 세균성 수막염, 부비동염, 폐렴, 담낭염, 간농양, 등 광범위 항생제. - 장내구균과 레지오넬라 균에는 효과가 없음
Cilastatin + Imipenem - 프리페넴	- Imipenem 분해 효소를 억제하는 Cilastatin이 더해진 항생제.

* Carbapenem계는 G(+). G(-) 뿐만아니라 혐기성 세균에도 모두 항균력을 갖는 가장 광범위한 항균제
➜ 카바페넴계 내성 균주는 그래서 강력하고 치료하기 어렵다 (MRPA, MRAB, CRE 등)
➜ CRE는 카바페넴계 내성 장내세균(Carbapenem-Resistant-Enterobacteroceae

모노박탐계 (Monobactams)	Aztreonam	- 모든 호기성 그람 음성 막대균에 항균력이 있지만 그람 양성 알균과 혐기성 세균에는 효과가 없다
옥사세펨계 (Oxacephems)	Flomoxef sodium - 후루마린	- 반감기가 길어 bid처방으로 수술 환자에게 자주 사용

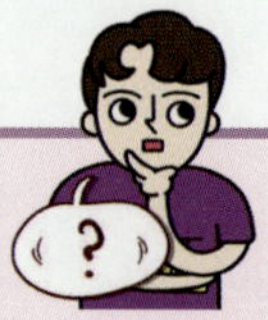

경험적 항생제? Mero & Vanco 병용 요법?

* 경험적 항생제

오랜 시간 동안 “인체의 어떤 부분에 어느 균이 잘 자라서 질병을 일으키더라”라는 경험을 통해 첫 투약 항생제를 결정하는 것. 어떤 미생물과 연관된 감염인지 모르므로 주로 광범위 항생제를 처방한다.

* Meropenem & Vancomycin

메로페넴은 카바페넴계로 장내구균과 MRSA, CDI에는 효과가 좋지 못하다. 때문에 메로페넴에 더해 글리코펩타이드계 반코마이신을 병용하여 투약하면 커버하지 못할 균이 거의 없게 된다. 심각한 중증 감염 상태에서 항생제 Escalation을 하게 되면 “메로 반코”라는 말을 들을 수 있을 것이다.

퀴놀론계(Quinolones) – DNA합성 억제(핵산 합성 억제)

퀴놀론계(Quinolones)		
2세대	씨프로플로사신(Ciprofloxacin)	- G(-) 효과적, G(+)효과가 좋지 못함. 녹농균이나 황색포도상구균에는 효과적 ➜ G(+)에도 효과적인 개발품은 레보플로사신, 목시플로사신 - 신장, 요로감염, 하기도 감염, 피부조직 또는 뼈 감염시 사용 - 임질을 포함한 성기 감염, 산부인과적 감염증, 패혈증과 복막염에도 사용
3세대	레보플로사신(Levofloxacin)	- G(-), G(+)에 효과적, 혐기성균에는 효과없음. - 2세대와 다르게 폐렴에도 효과적 - 급성신우신염, 요로 감염, 피부 감염, 부비동염, 기관지염에도 사용
4세대	목시플로사신(Moxifloxacin) -아벨록스	- 3세대와 비슷하나 요로감염에는 효과 없음 - 간에서 분해되어 신장에 큰 영향을 미치지 않으므로 신기능 저하 환자에게 유용함

아미노글리코사이드계(Aminoglycosides) – 단백질 합성 억제

아미노글리코사이드계(Aminoglycosides)	
아미카신(Amikacin)	- G(-)에 효과적 - 중증 감염에 사용
겐타마이신(Gentamicin)	- 내성이나 약물 독성으로 많이 사용하지는 않음 - 장내구균, 녹농균에 효과적
토브라마이신(Tobramycin)	- 겐타마이신과 비슷하나 항균 범위가 넓지 않아 잘 사용하지 않음

* aminoglycoside계는 G(+)에 대한 항균력이 제한적(Streptococci에 항균력이 없고, S.aureus에 대해서도 임상적 효능이 증명되지 않아 단독으로 투약하지는 않음) Enterococci도 ampicillin이나 vancomycin 등과 병합해야만 항균력을 갖음.

린코사마이드계(Lincosamides) – 단백질 합성 억제

린코사마이드계(Lincosamides)	
클린다마이신(Clindamycin) - 훌그램	- 항균범위가 넓지는 않지만 페니실린계 약물 알레르기 환자에게 적용
린코마이신(Lincomycin)	- 유효균종 포도구균, 연쇄구균(장내구균 제외), 폐렴구균, 이질균. 종기, 기관지염, 편도염 인두염 등에 적용

마크로라이드계(Macrolides) – 단백질 합성 억제

마크로라이드계(Macrolides)	
아지스로마이신(Azithromycin) - 아지탑스	- 폐렴, 골반감염증에 유용.
클래리스로마이신(Clarithromycin)	- 폐렴구균, 헤모필루스 인플루엔자, 마이코박테리아로 인한 균종에 많이 적용 - 상/하기도 감염증, 폐렴 등에 적용 - 소아에서도 용량에 주의하여 많이 사용함

테트라사이클린(Tetracyclines) – 핵산 합성 억제

세균 증식에 필요한 과정인 DNA복제와 전사, RNA생성을 방해하여 항균작용

테트라사이클린계(Tetracyclines)	
독시사이클린(Doxycycline)	- 재발성 아프타성 구강궤양에 사용
티게사이클린(Tigecycline)	- G(+) 의 MRSA, VRE, 그리고 G(-)의 ESBL생성 Enterobacteriaceae, MRAB에 항균력을 가짐 - P.aeruginosa에 대한 항균력은 없다 - 신기능 관련 용량 조절은 필요 없고 약물 상호 작용이 흔하지 않으나 오심 구토가 흔한 부작용

글리코펩타이드계(Glycopeptides) – 세포벽 합성 억제

주로 그람양성균에만 작용하는 비교적 좁은 항균 영역이지만 강력하다.

글리코펩타이드계(Glycopeptides)	
반코마이신(Vancomycin)	- 베타락탐계 내성을 가진 박테리아 중 G(+)에 적용. - MRSA에 대항할 수 있는 항생제 - 홍인증후군(Red-man syndrome) 주의를 위해 천천히 투약해야 함 - 외막을 가지고 있는 G(-)에는 효과없기에 G(-)을 커버할 수 있는 다른 약제와 병용 투약함 - 신장을 통해 배설되므로 신기능과 혈중 약물 농도 감시가 중요
테이코플라닌(Teicoplanin)	- 반코마이신과 비슷하지만 반감기가 길어 하루 1회 정도 투약하며 장내 구균과 일부 혐기성균에 좀 더 효과적 - 홍인증후군 부작용이 적음 - 신장을 통해 배설되므로 신기능에 주의

설파계(Sulfonamides) – 엽산 합성 억제

핵산 합성에 엽산은 필수 요소이며, 엽산 생합성 과정에 장애를 주어 항균작용을 한다.

설파계(Sulfonamides)	
Sulfamethoxazole + Trimetoprime - 박트림, 셉트린	- 폐포자충폐렴(Pneumocystis carinii)에 효과적. - G(+)와 일부 G(-), 그람음성 간균, 헤모필루스 인플루엔자, 클라미디아 등에 효과적이다. - 폐렴, 방광염, 장염 등에 적용
테이코플라닌(Teicoplanin)	- 반코마이신과 비슷하지만 반감기가 길어 하루 1회 정도 투약하며 장내 구균과 일부 혐기성균에 좀 더 효과적 - 홍인증후군 부작용이 적음 - 신장을 통해 배설되므로 신기능에 주의

그 외 – 내성균의 등장과 함께 현재도 다양한 원료의 항균제들이 개발되고 있다.

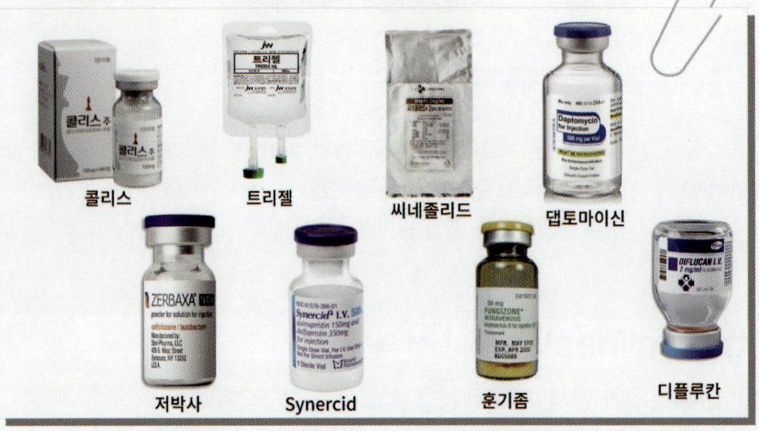

폴리믹신계(Polymyxin): 콜리스틴(Colistin) - 콜리스	세포막 투과 변화 (기능억제)	- 다제내성균 감염질환에 탁월한 치료효과. - G(-) 막대균에 효과적. 녹농균, Acinetobacter baumanii, 백일해균에 강한 항균력 - 신장독성과 신경독성 때문에 제한적으로 사용 - 다제내성균 감염 증가로 위험성을 감수하고 치료에 적용.
메트로니다졸(Metronidazole) - 트리젤	항생제, 항원충제	- 혐기성균에 의한 패혈증, 트리코모나스증, 균혈증, 폐렴, 골수염, 수술 후 창상감염증 등 - CDI 치료제 * 무산소 조건에서만 증식이 가능한 세균들을 혐기성 세균이라 하며, 구강, 위장관(특히 대장), 여성 생식기에 많이 존재한다. 이에 대한 항혐기성 항균제의 대표가 Metronidazole.
Oxazolidinone계: 리네졸리드(Linezolid) 자이복스, 씨네졸리드	50s리보솜 억제	- G(+)작용 - VRE 대항 항균제 - 폐렴, 피부감염 등에 사용
Lipopeptide계: 댑토마이신 (Daptomycin)	- G(+)으로 중증 전신감염의 치료에 사용 - 다제내성균의 치료에 사용	
Ceftolozane/Tazobactam: Zerbaxa(저박사)	- 베타락탐계 항생제 조합으로 세팔로스포린계에 속함 - 베타락타마제를 생성하는 세균에 대한 효과를 유지하는 광범위 항균 스펙트럼을 가지고 있다.	
quinupristin-dalfopristin - Synercid(시너시드)	- Staphylococci와 VRE(vancomycin-resistant Enterococcus faecium)에 효과적인 복합항생제. Pristinamycin에서 추출한 streptogramin항생제이다.	
Amphotericin B deoxycholate - 훈기좀(Fungizone), 암비솜	- 중증 진균 감염에 대한 치료	
Azole계 항진균제: 플루코나졸(Fluconazole) - 디플루칸	- 진균을 억제하는 기능	

주요 감염증 적용 항생제

폐렴(Penumonia)	• 경증 - β-lactam 또는 Fluoroquinolone 단독 투여 - 비정형 폐렴 의심 : β-lactamase + Macrolide • 중증 - β-lactam + azithromycin/fluoroquinolone 병용요법 - MRSA 의심 시 vancomycin, teicoplanin, linezolid 사용. Clindamycin이나 rifampin 추가 고려
요로감염(UTI)	• 경증 - Ciprofloxacin 경구 제제, Amoxicillin - 3세대 Cephalosporin 제제, piperacillin+tazobactam, ampicillin+sulbactam • 중증 - ESBL가능성 있는 중증 신우신염의 경우 Carbapenem계 가능

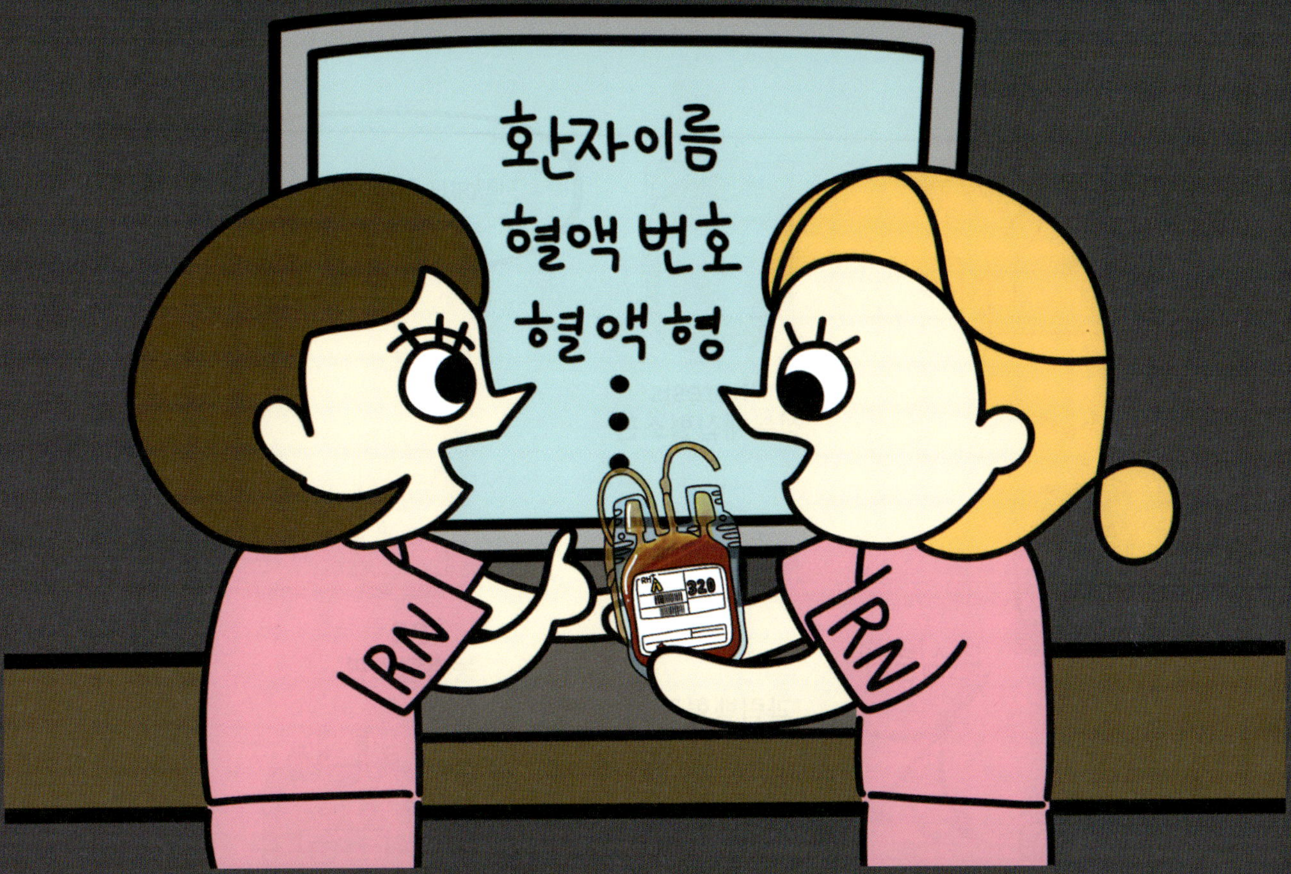

수혈

수혈은 위험성이 많다. 순환 과부하나 감염의 위험 증가, 특히 반복적인 수혈은 면역 반응을 유발하여 수혈 효과가 감소되거나 부작용 발생 위험이 급격히 상승할 수 있다. 따라서 최신 임상에서는 환자의 질환이나 상태에 따라 필요한 혈액 성분만 수혈하는 것이 권장되며, 이는 치료 효과를 높이고 부작용을 줄일 수 있는 방법이다.

각종 성분 수혈을 이해하기 위해서 헌혈을 통해 얻은 전혈이 혈구와 혈장으로 분리되는 과정을 알아두면 각 혈액제제에 대한 특징이 보다 쉽게 다가올 것이다.

수혈

1 수혈제제 모음

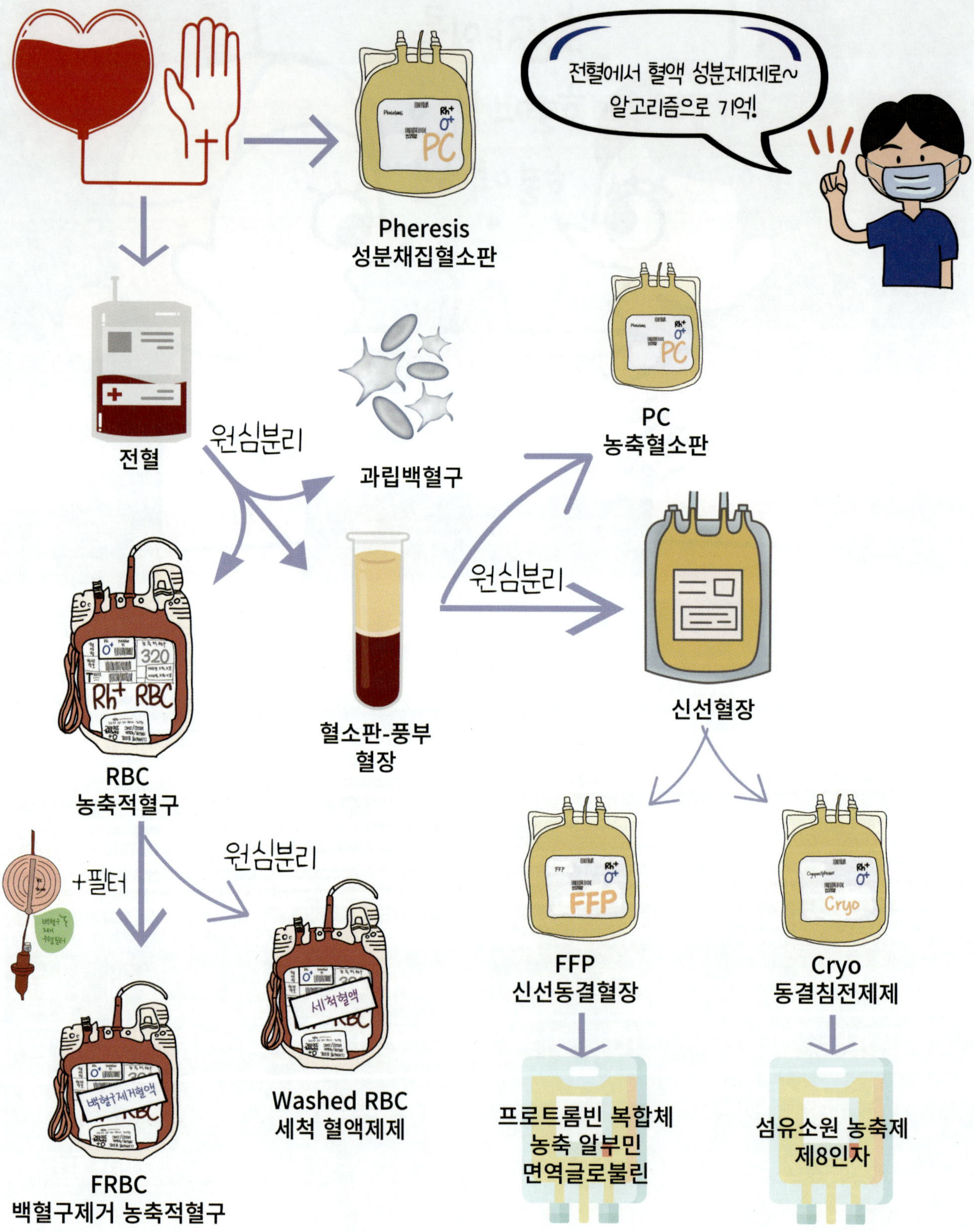

전혈에서 혈액 성분제제로~
알고리즘으로 기억!
Pheresis
성분채집혈소판
전혈
원심분리
과립백혈구
PC
농축혈소판
원심분리
혈소판-풍부
혈장
신선혈장
RBC
농축적혈구
+필터
원심분리
FFP
신선동결혈장
Cryo
동결침전제제
백혈구제거혈액
세척혈액
Washed RBC
세척 혈액제제
프로트롬빈 복합체
농축 알부민
면역글로불린
섬유소원 농축제
제8인자
FRBC
백혈구제거 농축적혈구

수혈 제제	특징
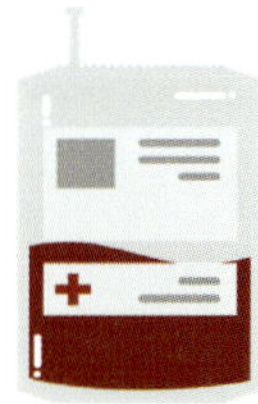 전혈	전혈은 더 이상 임상에 거의 사용되지 않고, 다량의 전혈 수혈시 혈장량과부하, 심부전, 요독증 및 간부전 등과 같은 부작용이 호발하므로 농축 적혈구를 수혈하는 것이 더 효과적이다
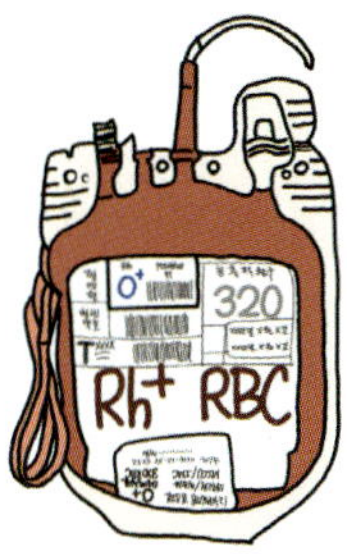 Red Blood Cells (RBC, 농축적혈구)	전혈(Whole Blood)로부터 원심분리에 의해 16-200ml의 혈장성분을 제거하여 제조. 헤마토크리트는 약 70%정도. - 혈색소 수치 7-10g/dL의 경우 임상적 판단에 따라 수혈. 7미만의 경우 대부분 RBC수혈 필요. - RBC 1unit 당 기대효과 Hb 1g/dL & Hct 3% 증가 - 4시간 이내 수혈을 마치는 것이 원칙. - 경우에 따라 알부민 또는 ABO 동형의 혈장과 혼합하여 수혈할 수 있다
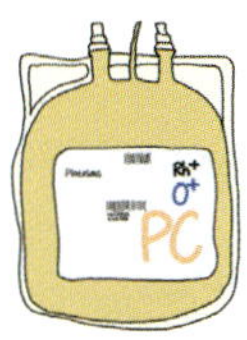 Platelet concentrate (PC, 농축혈소판)	혈소판풍부혈장을 강하게 원심분리하면 혈소판이 아래에 가라앉고 상층액은 혈액내 세포 성분이 없는 FFP가 만들어진다. 상층액 150ml 정도를 다른 bag으로 넘기고 남아있는 40-50ml정도의 혈소판을 이용해 제조. - 출혈 없는 안정 상태 : 혈소판 1-2만 이상 유지 - 출혈 없으나 불안정 상태 : 혈소판 2-5만 유지 - 출혈 있거나 침습적 처치를 시행하는 경우 : 혈소판 5~10만 유지 - PC 1unit 당 기대효과 혈소판 5,000~10,000 상승
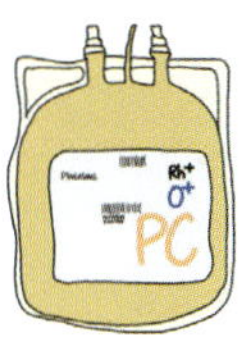 성분채집혈소판 (Apheresis Platelet) : single donor platelets)	한 명의 헌혈자로부터 혈소판만을 채집하는 방법으로 대개 1-2시간이 소요된다. 농축혈소판 6-8단위에 해당하는 양의 혈소판이 들어있고 혈장량은 약200-250ml정도. 환자에게 노출되는 헌혈자의 수를 줄여 그 만큼 HLA 동종면역이나 수혈전파성 질환 감염 기회를 줄일 수 있다. - 1unit 당 기대효과 혈소판 30,000~60,000 상승
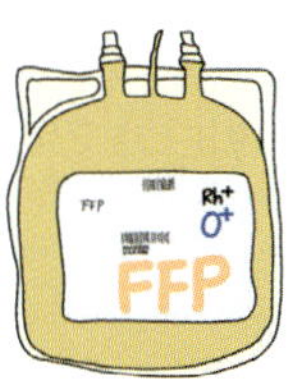 Fresh Frozen Plasma (FFP, 신선동결혈장)	농축혈소판을 제거하고 남은 신선혈장을 급속 냉동시킨 혈액성분제제. 제10번, 13응고인자를 포함한 모든 혈액응고인자를 함유하고 있어 혈액응고인자 결핍의 보충을 위해 사용. - 응고인자 보충을 위한 치료적 투여(섬유소원-fibrinogen, 각종 응고인자를 함유) - 해동 후 가능한 빠른 시간 내 수혈(최대 3시간 이내), 수혈관련 급성폐손상과 순환량 과다 발생 위험성이 높으므로 주의(최소30분~2시간 정도 수혈). - 출혈 예방 목적 : INR 1.7이상시 FFP 수혈 권장 - FFP도 감염과 알레르기성 반응의 위험성이 있음
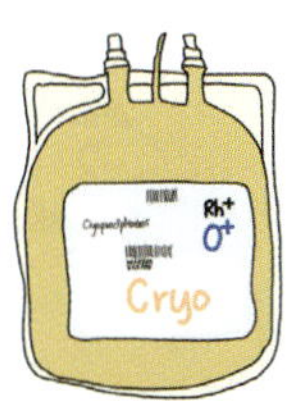 Cryoprecipitates (Cryo, 동결침전제제)	신선동결혈장 1단위를 녹이면 흰색의 침전물질이 남는데 상층의 혈장을 제거하면 백 아래에 소량의 혈장이 남는다. 이를 다시 동결시킨 것이 동결침전제제이다. - 제8응고인자, 폰빌레브란트인자, 섬유소원(fibrinogen), 제13응고인자 공급 - 섬유소원 〈 100mg/dL 혹은 기능 이상과 관련된 출혈 상황에 수혈 - 체중 10Kg당 Cryo 1단위 정도 수혈. - 해동 후 가능한 빠른 시간 내 수혈(해동 후 1시간 이내 수혈 권장) - 대량주입시 고섬유소원혈증 유발로 혈전색전증을 초래할 수 있으므로 섬유소원(fibnogen) 농도를 추적감시 필요

수혈 제제	특징
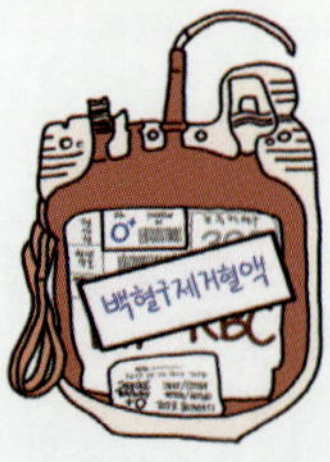 Leukocyte-reduced bloods (백혈구제거 혈액제제)	- 발열성 비용혈성 수혈반응 예방 - 혈소판수혈불응증 예방 - CMV, HTLV 등 백혈구를 통해 전파되는 감염증의 예방 - 심혈관 수술환자 ➜ 적혈구 제거 필터 사용 시 99.9%의 백혈구를 제거할 수 있기에 비용혈성 발열 반응은 효과적으로 감소된다.
Irradiated bloods (방사선조사 혈액제제)	- 세포독성 T림프구가 환자 체내의 조직에 대해 이식편대숙주병을 일으키는데, 혈액제제에 방사선(감마선 또는 X-선)을 조사하여 이를 예방 - 면역결핍/부전 환자에게 적용 - 골수나 장기이식, 조혈모세포 채집, 백혈병, 악성림프종 등 - 전혈, 적혈구, 혈소판, 백혈구제제에 방사선을 조사.
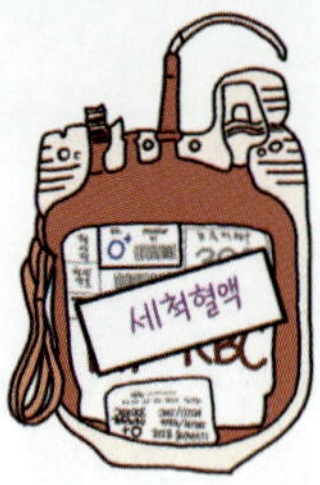 Washed Bloods (세척 혈액제제)	- 농축적혈구에 생리식염수를 섞은 후 원심분리 시키고 세척하여 혈장을 거의 제거한 혈액. 세척과정을 통해 백혈구와 혈소판이 함께 제거되어 이로 생길 수 있는 부작용이 방지된다. - 전처치에 불응하는 초과민반응 또는 반복적으로 심한 알레르기 수혈 반응이 있는 환자에게 적용 - 백혈구와 혈소판이 함께 제거되므로 혈장이나 백혈구에 의해 생기는 부작용을 방지할 필요가 있는 경우에도 적용
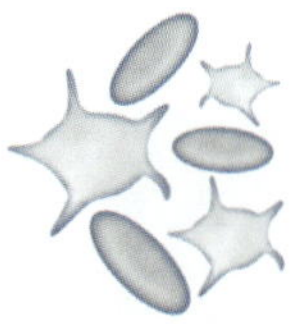 Granulocyte (과립백혈구)	- 전혈을 원심분리하여 농축적혈구를 생산하는 과정에서 과립백혈구가 얻어진다. 단일 공혈자로부터 백혈구 성분채집술을 이용해 얻을 수 있다. - 백혈구 헌혈자에게 12시간 전 G-CSF를 투여하고 혈액성분채집기를 이용하여 채집. 채집 후 가능한 한 빨리 수혈해야 함 - 골수형성부전증, 백혈구 감소증, 패혈증 등에 적용

2 일반적인 수혈 tip

- **수혈세트 사용**: 수혈세트는 혈액백 내의 Microclots, aggregates 및 debris등을 걸러주는 미세 필터가 갖추어져 있어 이들에 의한 색전증을 예방할 수 있다.

- **수액제제와의 혼합**: 혈액제제와 혼합할 수 있는 수액제제로는 생리식염수(0.9%NaCl)만 가능하다. 5% 또는 10%포도당 용액과 혈액제제 혼합시 용혈이 일어난다. 하트만 용액과 혈액이 혼합되면 하트만 용액 내 칼슘이온이 혈액제제 내 함유되어 있는 항응고제(Calcium chelator)의 효과를 없애 혈액응고가 유발될 수 있다. 일부 약제들은 pH가 높거나 낮으므로 약제와의 혼합도 안전하지 않다

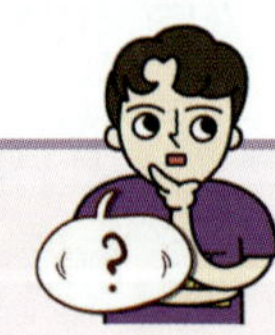

섞어서 투약되면 구체적으로 어떤 반응이?

종류	부작용
5%포도당	저장성으로 용혈을 일으킴
전해질용액	칼슘을 함유하여 구연산이 첨가된 혈액을 체외에서 응고시킴
약제와 동시 투여	용혈 부작용 발생 우려

혈액 주입 시간	
적혈구 한 단위	4시간 이내 (너무 오랫동안 혈액제제가 실온에 노출되면 세균 증식의 가능성이 있다)
혈액필터	6-8시간마다 교체 (RBC의 경우 1개 필터로 2unit 수혈 가능, PC는 1개 필터로 6-8unit 수혈 가능)
출고 이후 시간	출고된 후 실온에 30분 이상 방치된 혈액은 다른 환자에게 사용할 수 없음 (부서에 비치 된 혈액 냉장고 보관 시 혈액 보관 지침에 따라 사용 가능여부가 결정됨)

꼭 알아두어야 할 수혈 주의사항!

* 빠르고 연속적인 적혈구 수혈은 폐부종, 수혈 유발 순환용적 과부하를 발생시킬 수 있다. 특히 노인, 여자, 심부전, 신부전 환자에서 그 위험성이 증가한다.

* 단순히 검사결과가 낮거나 높다고 수혈을 권장하는 것이 아니고 종합적인 환자의 상태와 위험성 감지에 따라 수혈을 권장하는 습관이 필요.

대량 수혈에 따른 문제	저체온증, 저혈소판증(thrombocytopenia), 범발성혈관내응고증, 호흡곤란 증후군(미세응집괴의 색전형성), 희석 응고병증 등

* 빈혈은 혈액의 산소 운반량을 줄여 조직 허혈을 유발할 수 있다. 철, 비타민B12, 엽산, 적혈구생성인자의 투여로 교정 가능한 빈혈이라면 수혈 보다 우선하여 교정해야 한다.

→ 철분제, 정맥 철분제, 적혈구생성인자, 비타민B12, 엽산 투여 고려.

vit K ? 알부민 ?

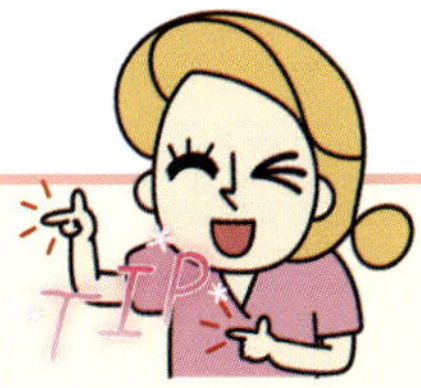

* Vit K

경구 항응고제로 인한 응고부전을 역전하기 위해 선호되며 연장된 PT를 정상화하는데 6-12시간 소요. INR연장에 대한 교정을 위해 Vit K 투약.

* 알부민(Albumin)

알부민은 우리 몸에서 가장 풍부하게 존재하는 단백질이다. 전혈 또는 혈장성분채집술로 얻어진 혈장으로부터 만들어진다.

- 알부민 투여 적응증: 혈장교환/투석 시 혈압 유지, 급만성 간부전에 이뇨 유발과 혈압 상승, 복수 동반 환자의 혈압 상승, 쇼크나 급성호흡곤란증후군에서 혈장단백 증가.

"혈액 가온기가 있던데.. 언제 사용하는 걸까요??"

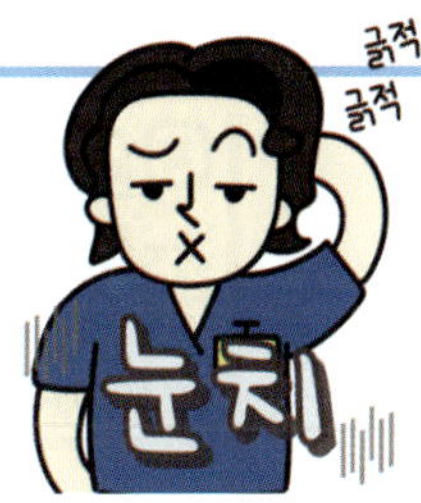

혈액의 가온 적응증

- 성인 환자에게 시간당 50ml/Kg 이상의 빠른 속도로 대량 수혈을 하는 경우
- 소아에게 시간당 15ml/Kg 이상의 수혈을 하는 경우
- 영아의 교환수혈
- 한랭응집소를 가진 환자에게 수혈하는 경우

수혈부작용	설 명
수혈관련 급성 폐손상	공여 혈액내 항체가 수혜자의 백혈구 항원과 반응하여 과립구에 결합 후 폐장혈관에서 과립이 방출되어 나타나는 증상. 수혈 후 4시간 이내 발생. 발열, 호흡곤란, 저산소혈증 등이 나타나며 Chest x-ray상 양측폐 침윤 관찰 가능
급성용혈반응	적혈구 항원에 대한 항체가 보체를 활성화하여 혈관 내 용혈반응을 발생. 저혈압, 신장부전, 파종혈관내응고, 출혈 등이 진행되기도 함
발열성 비용혈반응	백혈구를 포함하는 혈액제제를 수혈할 때 세포질유리 칼슘이 누출되면서 발열반응이 나타날 수 있다. 수혈 6시간까지 체온이 1도 이상 상승할 경우 의심 가능

수혈부작용	설 명
알러지 및 아나필락시스	환자의 혈액 내 항체가 공여 혈액 내 단백질 항원에 반응 발열반응 없이 호흡곤란증이나 저혈압 발생. 필요시 세척적혈구 사용 권장
패혈증 반응	수혈 관련 세균감염. 상온에서 보관하는 혈소판 제제에서 위험성이 가장 높다. 혈액 4-6단위에서 모은 혈소판 제제에서 감염률이 높다
비면역성 용혈반응	적혈구가 비등장성 정맥주사제와 혼합될 경우 발생 고열 발생 높은 압력으로 빠르게 수혈될 경우 물리적 변성에 의해 용혈이 초래

수혈 부작용 대처

- 주요한 수혈부작용은 수혈 후 15분 이내 나타나므로 수혈 후 15분 동안 가장 중요하게 환자를 관찰
- 수혈부작용 의심의 경우 수혈 즉시 중지
- 환자 정보와 혈액제제 이중 확인
- 혈액은행에 부작용 보고. 수혈세트와 혈액 백, 남은 혈액제제를 혈액은행에 반환
- 환자 혈액 채취 후 혈액은행과 검사실에 전송
- 저혈압성 쇼크, 수액 투여, 산소 공급, 승압제 등 처치.
- 아나필락시스는 에피네프린 0.2-0.5mg 근육주사(IM)
- 수혈 알러지 반응에는 25-50mg의 스테로이드(methylprednisolone)
- 해열진통제나 항히스타민제와 같은 수혈 전 예방적 투약은 임상적 근거가 부족

영상으로 알아보는 수혈 간호

수혈 간호 과정

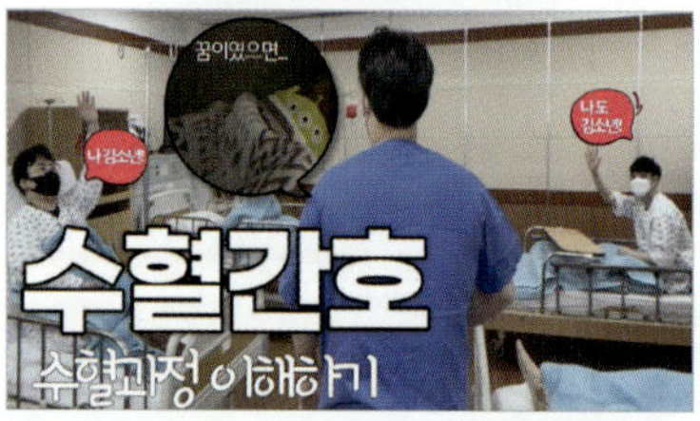

수혈제제 종류 이해하기

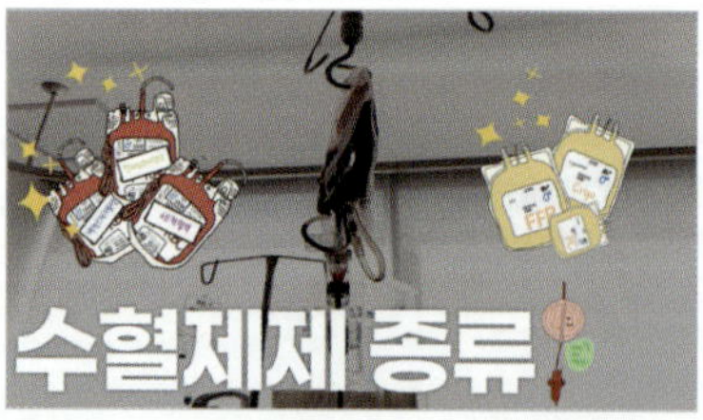

수혈 부작용 한 번도 안겪어봤는데..

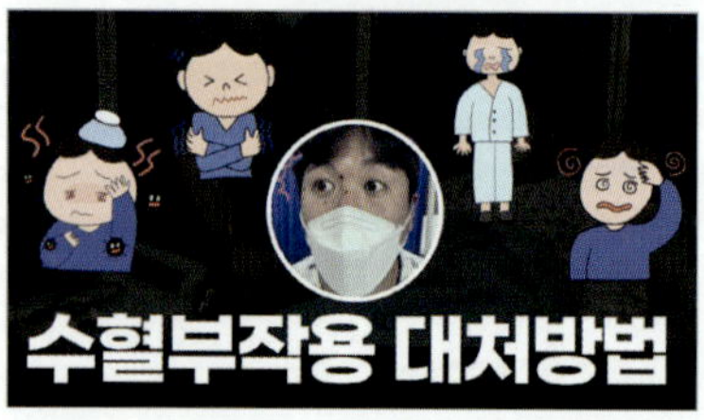

진통(analgesia) & 진정(sedation) & Acting Out

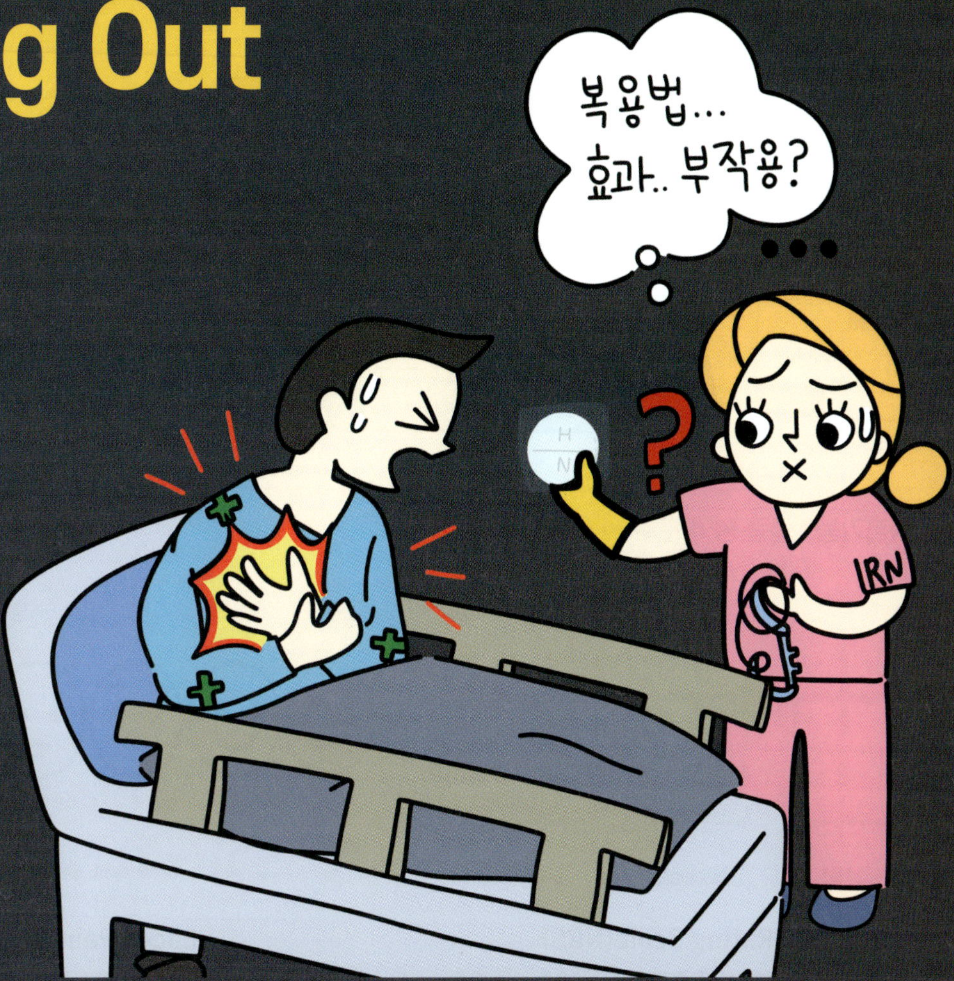

진통제는 통증 정도에 따라 적절하게 투약하는 것이 중요하다. 이는 통증 관리의 핵심 원칙 중 하나이며, WHO(세계보건기구)에서 제시하는 통증 사다리(WHO Analgesic Ladder)의 기본 개념이기도 하다. 경도 통증(비마약성 진통제), 중등도 통증(비마약성 진통제와 약한 마약성 진통제), 중등도 통증(강한 마약성 진통제) 등을 투약한다. 통증 강도에 맞는 진통제를 사용함으로써 통증을 효과적으로 조절하면서 진통제의 부작용을 최소화 하는 것이 가능하여, 궁극적으로 환자의 안전과 만족도를 향상시키는 데 기여한다.

진통 & 진정 & Acting Out

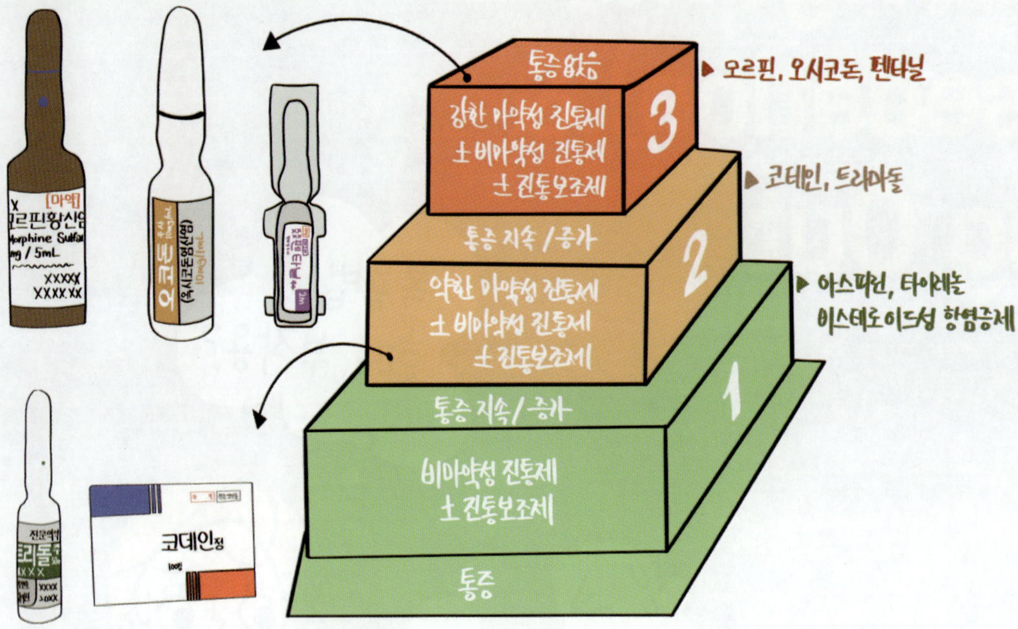

통증은 측정가능? 통증 평가 도구

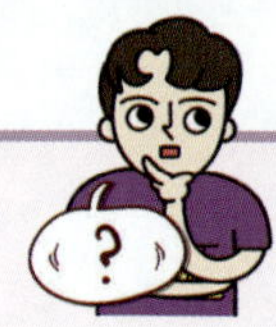

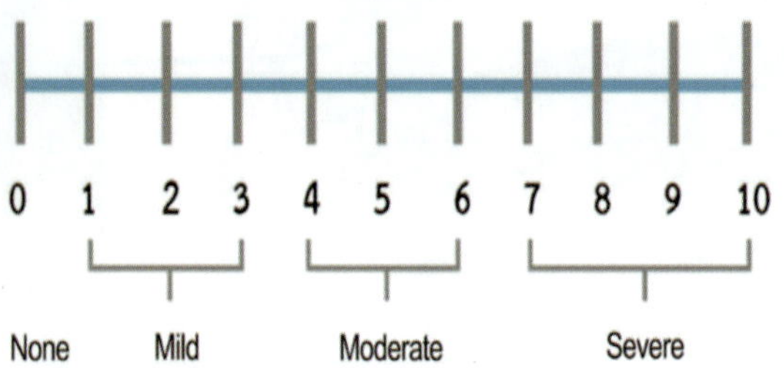

Numeric Rating Scale(NRS)

환자가 통증 정도를 표현하도록 하는 대표적인 통증 사정 도구

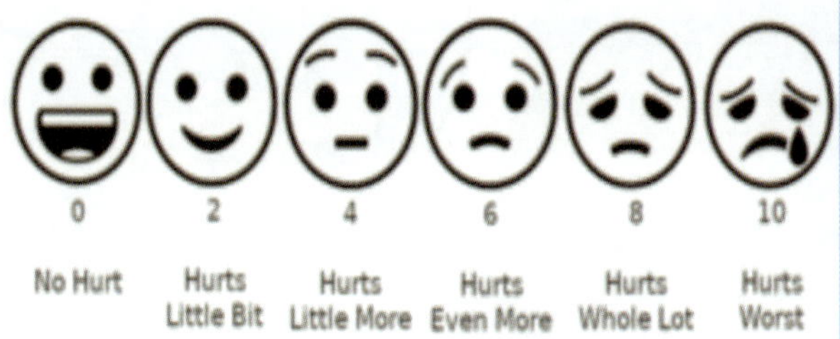

Faces Pain Scale(FPS)

소아를 위해 얼굴 표정이나 신체 반응을 통한 통증 사정 도구

	지표	점수	내용
1	얼굴표정	0	표정 변화 없음, 자연스러운 표정 유지
		1	미간을 찡그림, 눈살을 찌푸림, 눈물을 글썽임
		2	눈을 꽉 감음, 눈을 번쩍 뜸, 눈물을 흘림, 입을 씰룩거리며 눈 주위를 찡그림
		3	이를 악뭄, 얼굴이 우거지상으로 일그러짐, 기관내관을 밀어내거나 깨뭄
2	신체반응	0	움직임이 없음, 편안한 자세 유지, 저항 없이 이완됨
		1	느리고 조심스러운 움직임, 몸을 뒤척임, 일부 근육이 긴장됨
		2	통증부위를 만지려고 하거나 문지름, 고개를 흔들거나 사지의 움직임이 증가함, 온몸에 힘들 줌
		3	온몸을 흔들거나 비틀며 심하게 움직임, 공격적인 행동을 보임, 침대 난간을 치며 발버둥을 침, 근육이 뻣뻣해지고 활처럼 휨
3	기계호흡 순응도 (기관삽관만 한 경우 포함)	0	경보가 울리지 않고 인공호흡기에 잘 적응함, 기침 없음
		1	경보가 울리지만 곧 멈춤, 간헐적으로 기침을 함
		2	경보가 자주 울림, 기계호흡에 저항함, 기계호흡과 맞춰 쉬지 못하며 호흡수가 증가함, 기침을 주기적으로 함
		3	기계호흡과 심한 부조화를 보임, 지속적으로 기침을 하고 환기가 차단됨
4	또는 발성 (발관환자)	0	정상적인 말투, 신음소리를 내지 않음
		1	끙끙대며 신음소리를 냄, 앓는 소리를 냄, 한숨을 내쉼
		2	훌쩍거리거나 소리 내어 흐느껴 움, 불편함이나 통증을 짧은 단어로 표현함
		3	큰소리를 지름, 폭언을 함, 울부짖음

CNPS(Critical Care Non-Verbal Pain Scale)

통증사정 시 얼굴표정, 신체반응, 언어반응(기계호흡 시는 기계호흡 순응도)의 3가지 항목을 모두 함께 사정하여 종합적 판단을 하도록 평가도구. 중환자실에서 사용

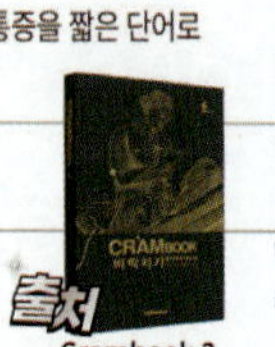

출처 Crambook 2 벼락치기 환자파악 매뉴얼

1
비마약성 진통제: 경증 통증에 투약

약제	특징	부작용
아세트아미노펜(Acetaminophen)	- 반감기 2시간 - 중추신경계의 Prostaglandin합성을 억제하여 진통효과	간기능장애 시 금기
케토로락(Ketorolac)	- 반감기 2.4-8.6시간 - 5일 이상 지속 투여 시 신부전 위험성을 2배로 증가	NSAID=위장장애,출혈,신기능저하
이브프로펜(Ibuprofen)	- 반감기 2.2-2.4시간 - COX-2억제에 의한 진통효과	
가바펜틴(Gabapentin)	- 반감기 5-7시간 - 신경학적 통증에 효과적	현기증, 진정, 혼동
트라마돌(Tramadol)	- 중추신경계에 작용하는 약한 마약성 진통제이나 의존성과 부작용이 낮아 국내에서는 마약으로 분류되지 않음	오심, 구토.

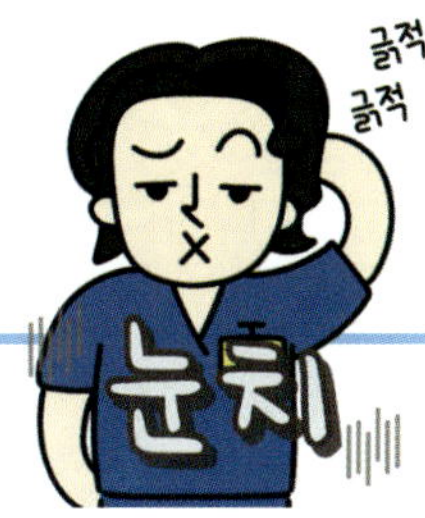

"NSAIDs는 많이 들어봤는데.. 담당 주치의가 입원 환자에게 NSAIDs 복용하지 않았는지 물어보더라구요? 좋지 않은 약인가요?"

통증이 있어 약국에 방문하면 흔하게 받을 수 있는 약품이 비스테로이드성항염증제(NSAIDs)이다. 그만큼 대중적으로 효과적인 약물이라 할 수 있지만, 일부 환자에게는 갑작스런 병원 입원치료까지 필요할 만큼 부작용이 심하다. 특히 진통제인만큼, 아프면 한 알, 두 알, 과복용하는 사태가 발생하는데, 이 때 부작용 위험성이 급격히 상승한다.

*** 비스테로이드성항염증제(NSAIDs – Nonsteroidal Anti Inflammatory drugs)**
= 나프록센(Naproxen), 이부프로펜(Ibuprofen), 케토로락(Ketorolac), 디클로페낙(Diclofenac)

위장관 출혈 위험	통증이나 염증을 유발하는 프로스타글란딘(prostaglandin) 생성을 억제하는데, 프로스타글란딘은 위 점막 보호 역할도 한다. 따라서 NSAIDs 복용 시 위 점막 보호 기능이 약화되어 위염, 위궤양, 심한 경우 위장관 출혈까지 발생할 수 있다.
신장 기능 독성	프로스타글란딘은 신장 혈관을 확장시키는 역할도 하는데, NSAIDs 복용 시 신장 혈관이 수축하여 신장 혈류가 감소한다. 결국 이는 신장 기능 저하로 이어질 위험이 있다. 신기능 저하시 핍뇨, 부종, 혈압 상승 등의 증상이 나타나므로 이를 통해 부작용을 감지할 수 있다.

2 마약성 진통제: 중등도 이상 통증에 투약

약제	동등용량	작용 발현시간	특징
펜타닐 (Fentanyl)	100mcg	1~2분	- 짧은 발현시간과 짧은 작용지속시간으로 급성 통증 환자의 신속한 진통에 효과적
레미펜타닐 (Remifentanil)	0.025 ~ 0.25mcg/kg/min	1~3분	- 기계환기 중인 중환자실 환자에서 적절한 진정 효과를 위해 주로 사용 - 작용발현 시간이 매우 빠르고 중단 후 작용지속시간 역시 3-10분으로 매우 짧아 지속적 정맥투여(Continuous iv)용법으로 사용.
모르핀 (Morphine)	10mg	5~10분	- 히스타민 유리 및 혈관확장에 의한 저혈압 초래 가능
하이드로모르폰 (Hydromorphone)	1.5mg	5~15분	- 작용시간은 모르핀과 유사하나 강력한 진통효과

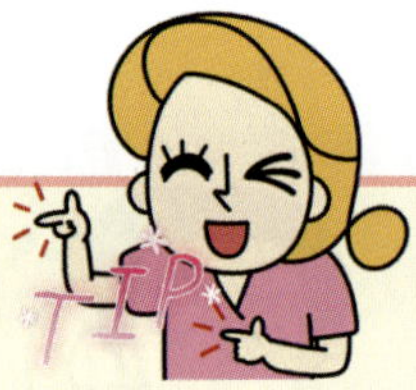

PCA(Patient controlled analgesia)와 코데인

* PCA

PCA는 환자 스스로 통증을 조절할 수 있도록 고안된 자가통증조절 약물 투여 시스템이다. 안정적인 체내 약물 농도, 양질의 진통, 더 얕은 진정상태, 마약성 진통제 소모량의 감소, 합병증 감소 등을 목적으로 제작된다. PCA는 주로 마취통증의학과에서 처방하며, 수술 환자의 수술 후 통증 관리를 위해 적극적으로 활용되고 있다. PCA에 사용되는 약물은 다양하지만 중등도 이상의 통증 관리에 효과적인 마약성 진통제가 주로 사용된다.

* Codein

코데인은 마약성 진통제로 분류되나 중추신경에 작용하여 기침 완화 효과가 뛰어나기에 진통제 보다는 기침 완화의 목적으로 많이 투약된다. 잦은 기침으로 통증과 불편감이 계속될 때 사용하며, 효과는 보통 4-6시간 정도 유지된다. prn처방으로 기침이 심할 때 복용하기도 하므로 꼭 알아두자.

마약성 진통제 주의사항!

* 마약성 진통제(Opioids)는 효과가 뛰어난만큼, 부작용도 무섭다. 마약성 진통제는 중추신경계의 호흡 조절 중추를 억제하기 때문에 호흡 저하 부작용을 일으킬 수 있다.

호흡 수 주의 (Respiration rate)	뇌간에 위치한 호흡 조절 중추에 작용하여 호흡 수를 떨어뜨릴 수 있다. 정상의 경우 이산화탄소 농도에 따라 호흡 중추가 반응하지만, 마약성 진통제는 이산화탄소 반응도를 감소시키므로 호흡 저하 발생 위험이 높아진다. 따라서 환자의 호흡 수가 느려지지 않는지 관찰이 필요하다.
호흡 깊이 주의 (Tidal volume)	호흡 근육의 수축력을 감소시켜 호흡 깊이가 줄어들 수 있다. 호흡 깊이가 줄어든다는 것은 1회 환기량(Tidal volume)이 줄어듦을 의미하므로, 얕은 호흡으로 인해 저산소증이나 이산화탄소 중독에 빠질 수 있다. 환자가 충분히 숨을 들이마시고 내쉬는지 관찰이 필요하다.

3 진정제: 섬망이나 동요(agitation), 흥분 상태에서 투약

약제	용량	작용 발현시간	특징
미다졸람	0.01~0.05mg/kg	2~5분	- 벤조디아제핀: 항경련, 항불안, 진정, 수면에 효과적. 진통효과는 없음 - 간에서 대사되므로 간기능장애가 있거나 고령인 경우 제거율이 저하됨
로라제팜	0.02~0.04mg/kg	5~10분	
디아제팜	5~10mg	2~5분	
프로포폴	5mcg/kg/min	1~2분	- 중추신경계에 작용하는 진정제. 진정, 수면, 항불안, 항구토, 항경련 효과 - 빠른 진정발현, 단기간 후 진정효과 신속히 감소 - 호흡억제, 전신 혈관확장으로 저혈압 유발 가능
덱스메데토미딘	0.1~0.2mcg/kg/min	5~10분	- 진정, 진통, 교감신경계 억제 효과. 항경련 효과는 없음 - 호흡억제가 적어 인공호흡기 환자의 진정에 자주 사용됨 - 깊은 수준의 진정이 필요한 경우 효과는 떨어짐
케타민 (Ketamine)	0.25~0.5mg/kg/min	1분	- 향정신성의약품 - 마약성 진통제 부작용 방지를 위해 투약 가능

진정을 위한 약물 부작용 주의!

* 진정을 위한 약물은 벤조디아제핀계 약물과 항정신병의약품이 주로 사용된다. 이들은 심장의 전도체계에서 QT간격을 연장시키는 부작용을 유발하는 약제가 많은데, 대표적인 약물로 벤조디아제핀계의 Lorazepam(아티반), 항정신병의약품의 Haloperidol(페리돌), Quetiapine(쿠에타핀, 쎄로켈)이 있다.
QT간격 연장(QT prolonged)은 심실빈맥(Ventricular tachycardia), 심실세동(Ventricular fibrillation)의 유발요인이 되므로 긴급한 상황이 발생할 수 있으니 주의가 필요하다.

Lorazepam(아티반)	Lorazepam의 QT 간격 연장과의 관련성은 문헌마다 다르나, 일반적으로 고용량 투여 시 주의가 필요하다. 부정맥이 있는 환자에게는 QT Prolong의 위험이 더 높다. 다만, 경구제 lorazepam(로라반)의 위험성은 낮은 것으로 보고된다.
Haloperidol(페리돌) Quetiapine(쿠에타핀, 쎄로켈)	항정신병의약품은 칼슘 이온 통로 차단, 심근 세포 활동 전위 변화 등으로 QT 간격이 연장되는 부정맥이 발생할 수 있다.

Acting Out(자해 or 타해 위험성) - Why Algorithm 알고리즘 사고력 기르기

2. 폭력 행사 시 응급 대처

섬망(Delirium)은 갑작스러운 의식 변화와 인지 기능 저하를 특징으로 하는 급성 혼돈 상태로, 다양한 이상 증상을 보일 수 있다. 섬망 증상임을 감지하고 대처하기 위해서는 두 가지 양상을 기억해야 한다.

▸ 과활동성 섬망(Hyperactive Delirium)
정신 운동 초조, 공격성, 불안이나 환각, 망상, 수면장애

▸ 저활동성 섬망(Hypoactive Delirium)
무기력 & 혼미(움직임이 둔해지고 주변에 대한 관심 감소), 반응 저하, 식욕 부진, 졸음, 기면과활동성 섬망의 경우 이상행동이 바로 관찰 가능하기에 빠른 대처가 가능하나, 저활동성 섬망의 경우 관찰이 쉽지 않다. 특히 환자가 갑작스레 주변에 관심을 두지 않고 혼자 무언가를 응시하고 있거나, 상황 인식 능력이 저하되는 모습을 보이다 갑작스레 과활동성 섬망 증상으로 돌변하는 경우도 있으므로, 섬망 발생 위험이 높은 환자임을 사전에 인식하고 대처할 수 있도록 하자.

* 특히 환자의 증상을 잘 살피는 것이 중요하므로, 환자의 곁에 상주 보호자에게 이상 행동 감지시 바로 알리도록 교육하는 방법을 적극 활용하도록 하자.

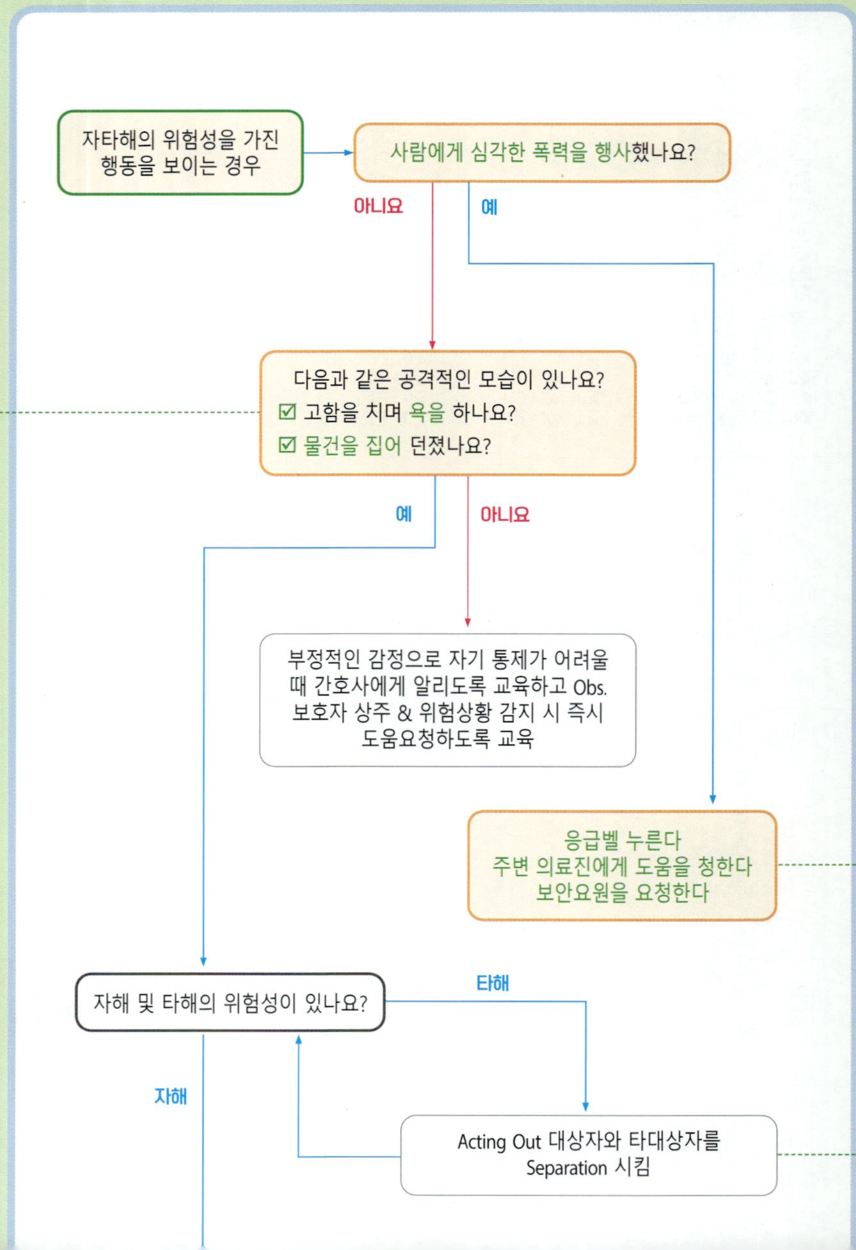

1. 폭력 행사 시 응급 대처

환자가 섬망이나 정신질환 관련으로 폭력적 행동을 보일 경우 간호사의 안전은 물론이고, 다른 환자의 안전까지 위협받을 수 있으므로 신속한 대처가 필요하다.

▸ 즉각적 위험 제거
응급벨을 통해 보안요원이나 다른 의료진에게 즉각적 위험 상황을 알려 신속히 위험 요소를 제거할 수 있는 대처를 취할 수 있다.

▸ 간호사 안전 확보
폭력적 환자로부터 스스로 보호하는 것은 어려울 수 있으므로 응급벨을 통해 도움을 요청해야 한다.

▸ 증거 확보 및 법적 대응
응급벨 작동이나 타 의료진들의 목격이나 진술은 추후 필요시 법적 대응의 근거가 될 수 있음을 기억하자.

3. 타해 위험성 대처

타해 위험이 보인다면 즉시 앞서 학습한 진정제 투약이 필요하다. 주의점으로, acting out 환자를 간호사 한 명이 상대하는 것은 불가능에 가깝다. 따라서 보안요원이나 주변 의료진과 협동하여 환자에게 안전하게 진정제를 투약하자.

"자해 위험성 환자들은 무서워서 어떻게 대해야 할지 모르겠어요…"

자해나 타해 위험성이 있는 대상자와는 의사소통이 중요하다. 정신건강의학과 간호사들은 치료적 의사소통을 학습하고 실천하며 그에 대한 능력이 향상되는 반면, 일반 병동 간호사들은 이에 대해 익숙치 않을 수 있다. 위험 환자에 대해 보다 효과적인 의사소통을 위해 정신건강의학과 간호사들의 상담 가이드에 대해 학습해보자.

담당의에게 Notify

- 대상자와 면담한 내용을 바탕으로 자살사고 또는 자살 행동과 Subside(진정, 해소) 될 가능성에 대해 알림

담당의의 처방에 따라 처치 제공

- 예상되는 담당의 처치: 안정제(Po, Inj.), 필요시 Seclusion(격리) 및 Physical Restraint(PR, 강박)

추후 자신을 스스로 통제하기 어려울시 간호사에게 먼저 알려 도움 받도록 교육하고 마무리 함

주변에 위험한 물품이 있나요?

예

- ☑ 대상자 주변에 위험한 물품을 제거
- ☑ 대상자 호주머니 확인
- ☑ 필요 시 진정제 투약
- ☑ 필요 시 정신건강의학과 협진

아니요

대상자 상태 사정
필요 시 진정제 투약
필요 시 정신건강의학과 협진

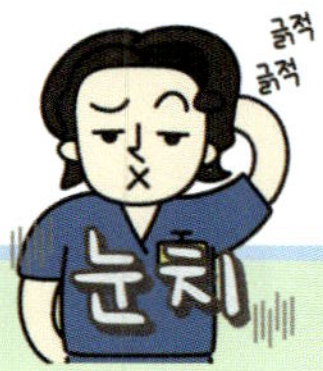

자해의 위험성이 있는 대상자의 간호사 상담 가이드

접근과정	할 수 있는 질문
대상자의 감정을 파악	- 지금 어떤 상태이신가요? - 지금 감정이 ○○해 보입니다.
그 이유에 대해 물어보지만 언급하지 않고 그에 따른 대상자가 가지고 있는 감정에 대해서만 공감	- 지금 매우 화가 나 보이는데, 이유가 있나요? - 만약 그렇다면, 저라도 00 했을 것같아요.(화가 났을 것이다, 그렇게 생각했을 것이다. 등) - 지금 죽고 싶다고 하셨는데, 이유가 있나요? - 얼마나 ○○ 했을까요?(얼마나 화가 많이 났을까요?, 얼마나 힘들면 그렇게 생각이 들었을까요?)
현재 스스로 그 감정을 행동으로 표출 하지 않고 조절 할 수 있는가?	- 하지만, 너무 화가나도 이렇게 00하지는 않았을 겁니다.(머리를 박거나, 자해를 하거나, 욕설을 하거나 하지는 않았을 겁니다.) - 대상자분 자해를 하지 않고 지금 감정을 조절할 수 있나요? - 대상자분 죽고 싶다고 하셨는데 직접적으로 계획까지 생각하셨나요? - 지금 가지는 분노를 다른 방법으로 해소할 수 있는 방법은 없을까요?
조절하기 힘들다면 받을 수 있는 처치에 대해 설명하여 처치를 받도록 권유	- 여기는 병원이기 때문에 지금 스스로 감정을 조절하기 힘들다면 안정제를 통해 감정을 조절하는데 도움을 받을 수 있습니다. - 혼자 있으면 자해를 할만큼 자신이 할 행동이 무서우시다면 저희 의료인이 대상자분의 안전을 봐줄 수 있는 휴게실, 격리실 등으로 가실 수 있습니다. - 대상자분의 자해하는 행동에 대해서 대상자분의 안전을 위해 안정제를 투여하거나 여러 가지 다른 처치가 가능합니다. - 담당선생님과 직접 상담해볼 수 있도록 도와드릴까요?

4. 자해 위험성 대처

자해 위험성이 있는 경우에는 자해를 일으킬 수 있는 주변 위험물품이 있는지 확인하는 것이 우선이다. 정신건강의학과 환자의 경우 위험 물품을 호주머니 속에 보관하기도 하므로 대상자의 호주머니도 살펴야 한다. 위험 물품이 없다면 대상자 상태 사정 후 필요시 진정제를 투약하거나 정신건강의학과 협진으로 보다 전문적 치료 과정을 거친다.

자해 위험성을 어떻게 알 수 있을까?

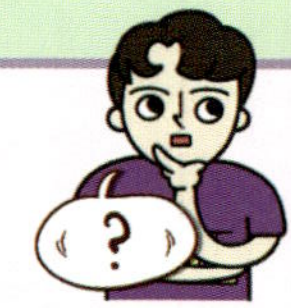

Object Data(객관적 사정)

- 간호정보조사(입원시 간호력조사): 자해, 자살 행동에 대한 과거력 유무를 확인
- 대상자에게 관찰되는 신체적 특징: 양쪽 손목 등 자해로 인한 흉터 등 관찰
- 병동에서 관찰되는 모습
  - → Impulsive(충동적인 모습)
    분노를 참지 못하는 표정과 격양된 말투 또는 위협적인 행동(욕설, 볼펜과 같은 자해가 가능한 날카로운 물건을 찾는 모습, 벽에 주먹을 치거나 머리로 벽을 박는 모습 등)
  - → Depressive(우울한 모습)
    매우 우울한 표정, 병동에서 활동에 참여하지 않고 혼자 있는 시간이 많은 모습, 다른 사람과 어울림이 없음, 의료진 눈치를 많이 봄, 입원 생활 중 약을 먹지 않고 모으는 행동

Subject Data(주관적 사정)

- 면담 시 대상자의 표현
  - → Impulsive(충동적인 표현)
    화가 난다, 폭발할 것 같다, 욕설 등 자기 통제가 안되는 내용
  - → Depressive(우울한 표현)
    다 내 잘못이다. 나만 없어지면 된다. 해결하려면 내가 죽어야 한다. 쓸모없는 존재다 등 과도한 죄책감, 스스로에 대한 원망, 과거 자해 경험을 표현, 직접적으로 자해, 자살에 대한 의사를 표현

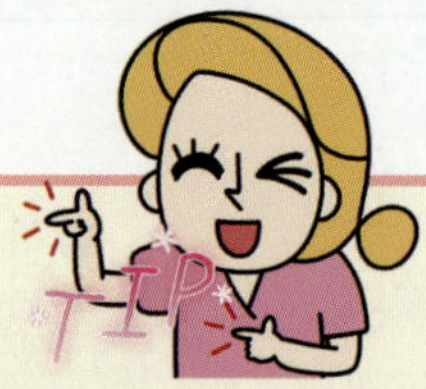

측정 도구를 이용해 섬망 알아차리기!

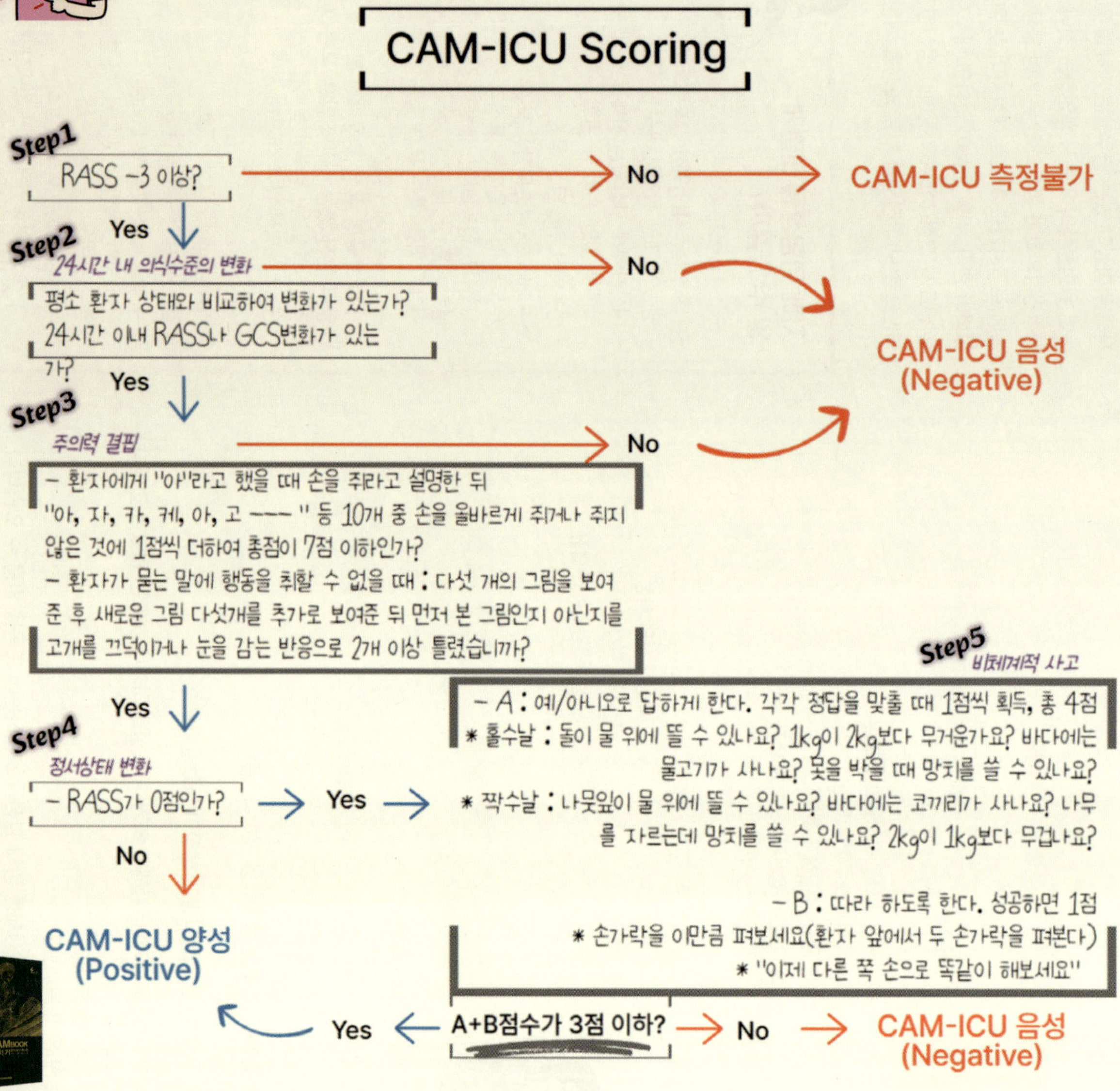

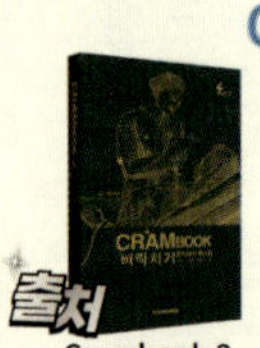

출처
Crambook 2
벼락치기 환자파악 매뉴얼

RASS (Richmond agitation sedation scale)

점수	용어	특징
+4	공격적(Combative)	확연히 공격적. 폭력적이고 의료진에게 위협적
+3	매우 흥분(Very agitated)	각종 튜브나 카테터를 잡아 뽑거나 제거하려는 상태. 공격적
+2	흥분(Agitated)	빈번한 무의미한 움직임, 인공호흡기에 맞추지 못함
+1	들뜸, 불안(Restless)	불안한 상태이나 움직임이 공격적이거나 활발하지는 않음
0	깨어있음/평안(Alert and Calm)	
-1	둔한(Drowsy)	완전히 의식이 명확하지는 않으나 목소리에 반응하여 눈을 뜨거나 지속적으로 깨어있는 상태. 눈맞춤을 10초 이상 유지함
-2	약간 진정(Light sedation)	목소리에 잠깐 깨어 10초 이내로 눈을 맞추는 상태
-3	중간 진정(Moderate sedation)	목소리에 반응하여 눈을 뜨지만 눈맞춤은 불가능
-4	깊은 진정(Deep sedation)	목소리에 반응 없음. 신체 자극에 눈을 뜨거나 움직임
-5	무의식(Unarousable)	목소리나 신체 자극에 반응 없음

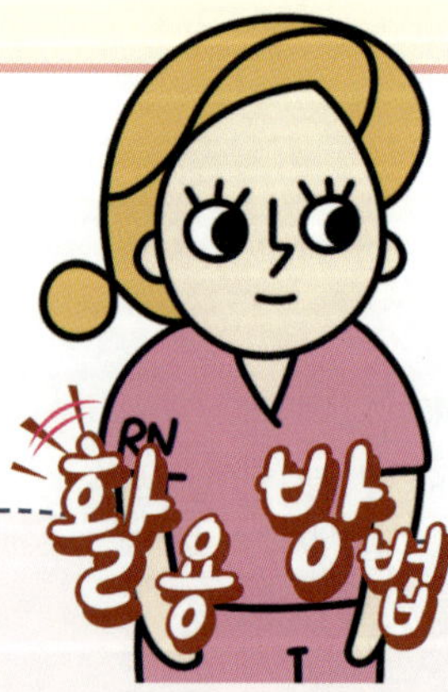

"환자분 RASS +2점으로 빈번한 무의미한 움직임이 반복되고 있는데 예방적 항정약을 투약하는 것이 좋지 않을까요?" 라고 의사에게 노티하면 간호사의 말을 보다 더 신뢰하게 될것이다 :)

산소요법

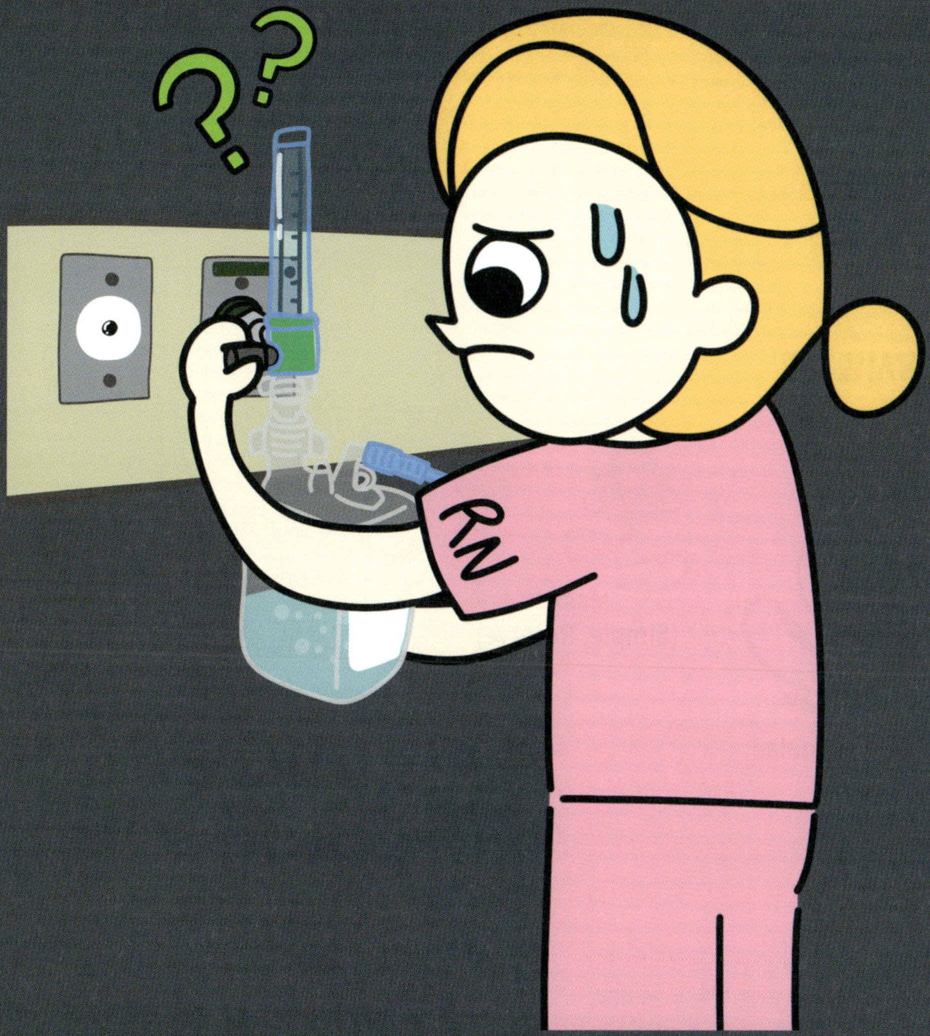

산소요법

1 산소 전달 장치(Oxygen delivery systems)

일반적으로 안정 상태에서 우리가 들이쉬는 바람의 세기(유량)는 분당 약 15L이며, 최대 흡기유량은 30-120L/min이다. 산소 전달은 환자가 숨쉬는 공기에 얼마만큼의 100%산소를 전달해줄 수 있느냐에 따라 전달장치가 달라진다. 환자의 호흡곤란이 심할수록 더 높은 유량을 전달할 수 있는 산소 전달 장치를 이용해야 하고, 100% 농도의 산소만을 공급해주기 위해서는 특수한 산소 전달 장치를 이용하거나 기도삽관과 같은 인공기도를 삽입 후 전달할 수 있다.

산소 전달 장치는 환자의 산소 요구량, 흡입산소농도(FiO2)을 정확히 조절해야 하는지의 여부, 가습, 환자의 순응도 등에 따라 결정하게 된다. 따라서 간호사는 각 산소 전달 장치의 특징에 대해 필히 알고 있어야 하겠다.

종류	특징
펜타닐 (Fentanyl)	- 짧은 발현시간과 짧은 작용지속시간으로 급성 통증 환자의 신속한 진통에 효과적
하이드로모르폰 (Hydromorphone)	- 작용시간은 모르핀과 유사하나 강력한 진통효과

각 산소 전달 장치별 특징

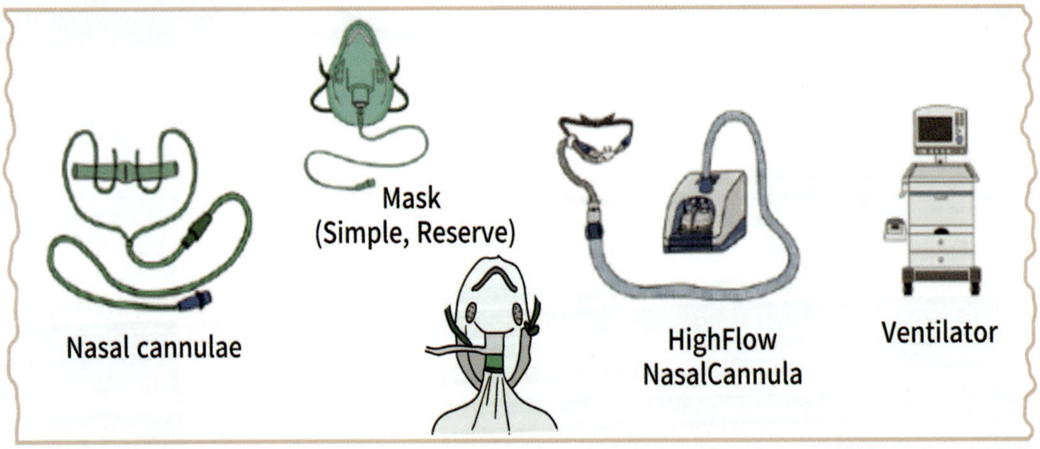

산소 전달 장치	특 징
Nasal Cannular	- 유량 전달 범위 = 분당 약 1-6L - 전달되는 FiO2 범위 = 24-40% - 극히 일부분의 흡기유량을 담당하는 장치 - 유량을 일정 범위 이상 높여도 환자에게 전달되는 FiO2(흡입산소농도)는 상승하지 않고, 비강 점막 건조증이 심해진다.
Simple face mask	- 유량 전달 범위 = 분당 5-10L - 전달되는 FiO2 범위 = 35-50% - 마스크 내 100-200ml 정도의 용적이 있으므로 보다 높은 FiO2를 전달할 수 있다.
Reserve mask	- 유량 전달 범위 = 분당 6-20L - 전달되는 FiO2 범위 = 60-80%, mask fitting에 따라 100%에 가까운 FiO2를 전달할 수 있음 - 단순 마스크에 산소 보유 주머니(산소저장 용량 600-1000ml)가 달려있어 산소 전달 시 reserve bag을 최대한 부풀려서 적용해야 한다. 부풀린 정도에 따라 전달되는 FiO2가 달라지므로 주의.

산소 전달 장치	특 징
HighFlow Nasal Cannular	- 유량 전달 범위 = 분당 30-60L - 고유량산소전달요법 = FiO2 21%-100% - 고유량 산소 전달 장치로 장치에 설정한 Flow와 FiO2를 정확하게 전달 가능하다 - 가습과 가온이 가능하여 양질의 산소를 전달 가능한 장치 - 강력한 유량으로 이산화탄소 제거에도 효과적
Ventilator	- 인공기도(Endotracheal tube, Tracheal tube)를 삽입 후 정확한 Flow와 FiO2 전달하는 장치 - 환자의 호흡 지지를 다양한 mode로 지지할 수 있는 환기장치. - 비침습적으로 mask만 씌워서 전달 가능(NonInvasive Ventilatioin, NIV)

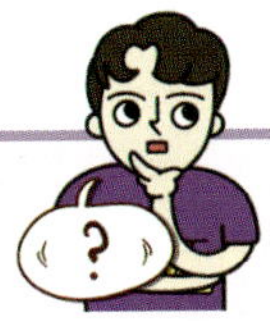

산소는 무조건 많이 전달하면 좋은걸까?

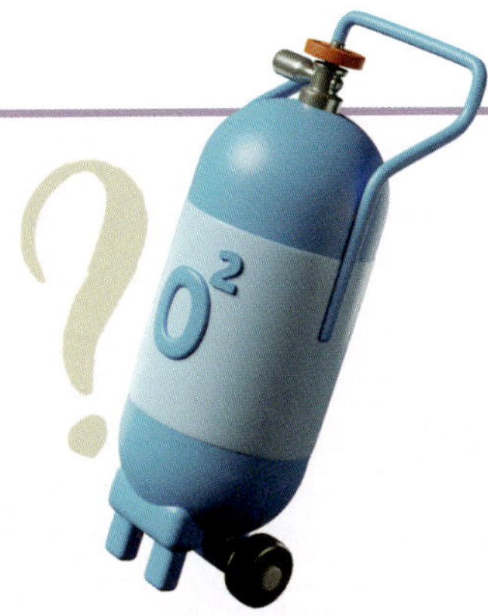

생리적 수준을 초과하는 산소는 활성 산소의 형성을 증가시켜 오히려 조직손상을 유발하고, 세포의 죽음까지도 유도 할 수 있다. 이를 산소 독성이라 하며, 산소 독성에 가장 민감한 조직으로 폐(Lung)가 있다. 폐산소독성은 염증성 폐손상으로 설명되며, 과도한 산소를 투여하면 기관 및 소기관지염이 유발되고 흡수성 무기폐로 폐용적 감소가 초래되었다는 연구 결과들이 보고되었다.

따라서, 환자의 말초산소포화도(SpO2)나 동맥혈가스분석검사(ABGA) 결과에 따라 산소량이 많다면 제공하는 산소의 농도를 낮춰주어야 한다. 최소량의 FiO2는 대기 중에 존재하는 산소량, 21%이다.

2 환자에게 공급되는 산소는 적당한 걸까? 산소화의 지표

말초산소포화도 (Peripheral oxygen saturation, SpO2)

- 혈액 내 헤모글로빈이 산소와 결합한 정도를 백분율(%)로 나타낸 것으로, 맥박산소측정기를 통해 비침습적으로 측정
- 일반적으로 손가락이나 귓볼, 발가락 등 말초 부위에서 측정
- 혈액의 산소 운반 능력을 간접적으로 평가하는 지표지만, 80% 이하에서는 정확성이 매우 떨어진다는 단점이 있음

동맥혈산소분압 (partial pressure of arterial oxygen, PaO2)

- 동맥혈에 녹아있는 산소의 압력을 mmHg단위로 나타낸 것으로, 동맥혈가스분석(ABGA)을 통해 침습적으로 측정
- 폐에서 혈액으로 산소가 얼마나 잘 전달되는지를 나타내는 지표
- 정상범위: 80-100mmHg

동맥혈산소포화도 (arterial oxygen saturation, SaO2)

- 동맥혈 내 헤모글로빈이 산소와 결합한 정도를 백분율(%)로 나타낸 것으로, ABGA를 통해 침습적으로 측정

조직 산소화 (tissue oxygenation)

- 조직에 산소가 충분히 공급되고 있는 상태를 의미하며, 직접적 측정은 어렵지만 여러 가지 지표를 종합적으로 평가하여 간접적으로 판단.
  ① 젖산(lactate): 조직으로 산소 공급이 부족할 때 증가하는 물질로, 혈액 검사를 통해 측정
  ② 혼합정맥산소포화도(mixed venous oxygen saturation): 우심방에서 채취한 혈액의 산소포화도로, 조직에서 산소를 얼마나 사용했는지 나타내는 지표
  ➜ 폐동맥관 이용(SvO2), 중심정맥관으로 대체 가능(ScvO2)

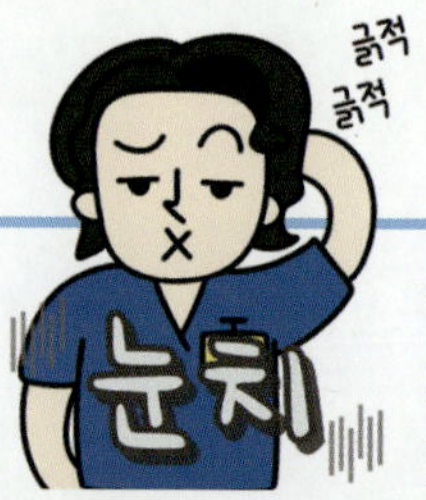

"이 환자에게 산소가 부족하다…를 평가하는 기준이 있나요"

저산소혈증(Hypoxemia)는 PaO2 60mmHg이하 또는 SaO2 90%이하로 정의한다. 이는 ABGA라는 침습적 검사를 통해 측정할 수 있지만, 비침습적 측정 방법인 말초산소포화도가 90% 이하로 저하된다면 ABGA의 필요성을 의사에게 제안할 수 있다.

만약 환자의 호흡곤란 증상이나 호흡근을 무리하게 이용하는 비정상적 호흡양상을 보인다면 보다 적극적 산소요법이 필요하다.

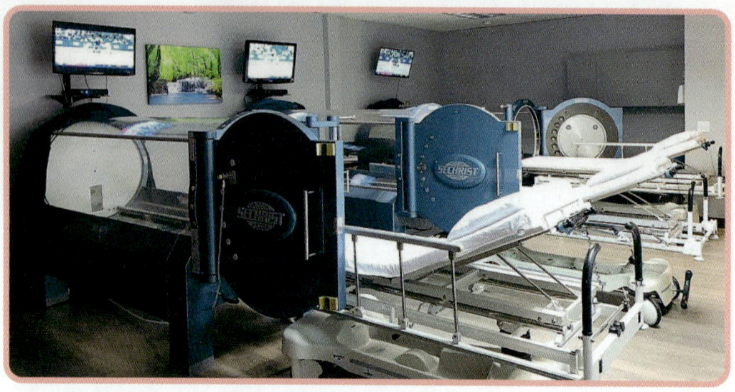

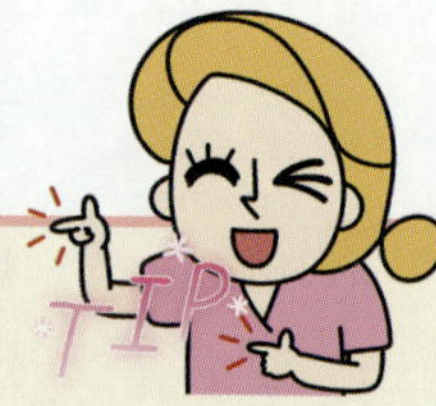

고압산소치료(Hyperbaric Oxygen Therapy, HBOT)

고압산소치료는 대기압보다 높은 기압 환경에서 100% 산소를 흡입하여 체내 산소 농도를 높이는 치료법이다. 고압 환경에서 산소를 흡입하면 헨리의 법칙에 의해 혈액에 용해되는 산소량이 증가하여 조직으로의 산소 공급을 늘린다는 원리이다. 더불어 혈관을 수축하여 혈류 개선, 새로운 혈관 생성을 촉진하여 손상된 조직 회복, 백혈구의 살균 능력을 향상시켜 감염 치료에 도움을 준다고 알려져 있다.

* **고압산소치료의 적응증**: 일산화탄소 중독, 잠수병(감압병), 공기 색전증, 가스 괴저(혐기성 세균의 성장을 억제), 방사선 치료 후 발생한 조직 손상, 당뇨병성 족부 궤양, 난치성 상처, 돌발성 난청 등
* **방법**: 환자가 고압산소챔버(Hyperbaric Chamber) 안에 들어가 100% 산소를 마스크나 후드를 통해 흡입한다. 치료 시간과 압력은 질환에 따라 다르고, 일반적으로 1회 치료에 1-2시간, 하루 1-2회 시행한다.

영상으로 알아보는 산소요법 간호

산소화 모니터링?

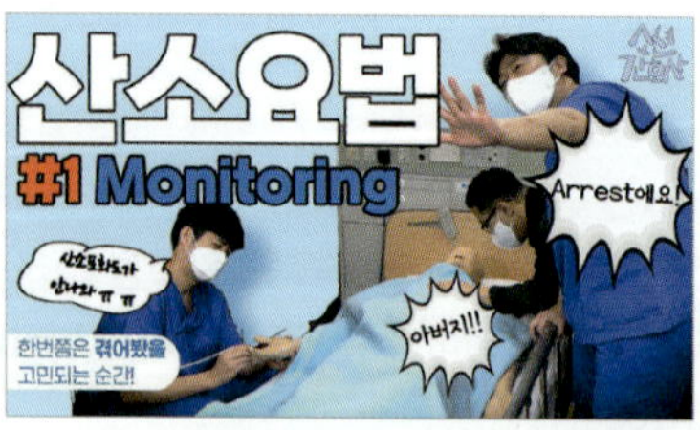

어려운 Flow와 FiO2

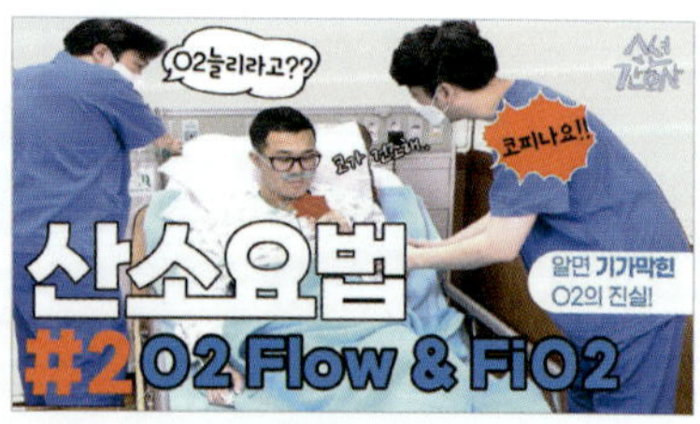

호흡곤란 실전 대처

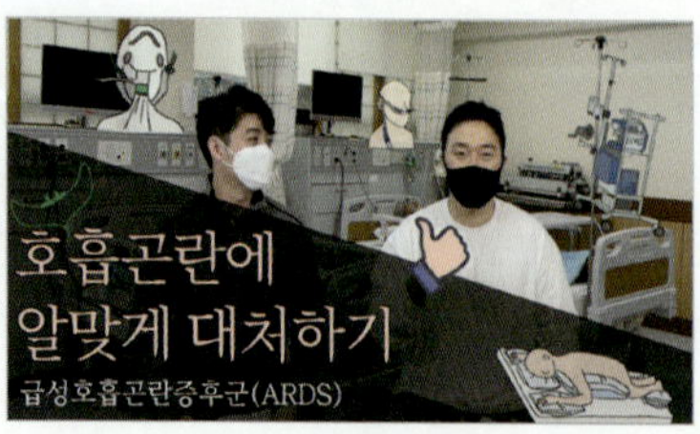

ABGA는 알겠는데 VBGA?

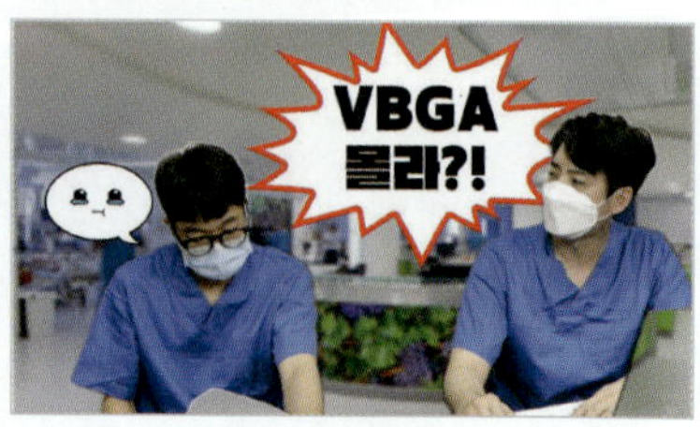

수액요법

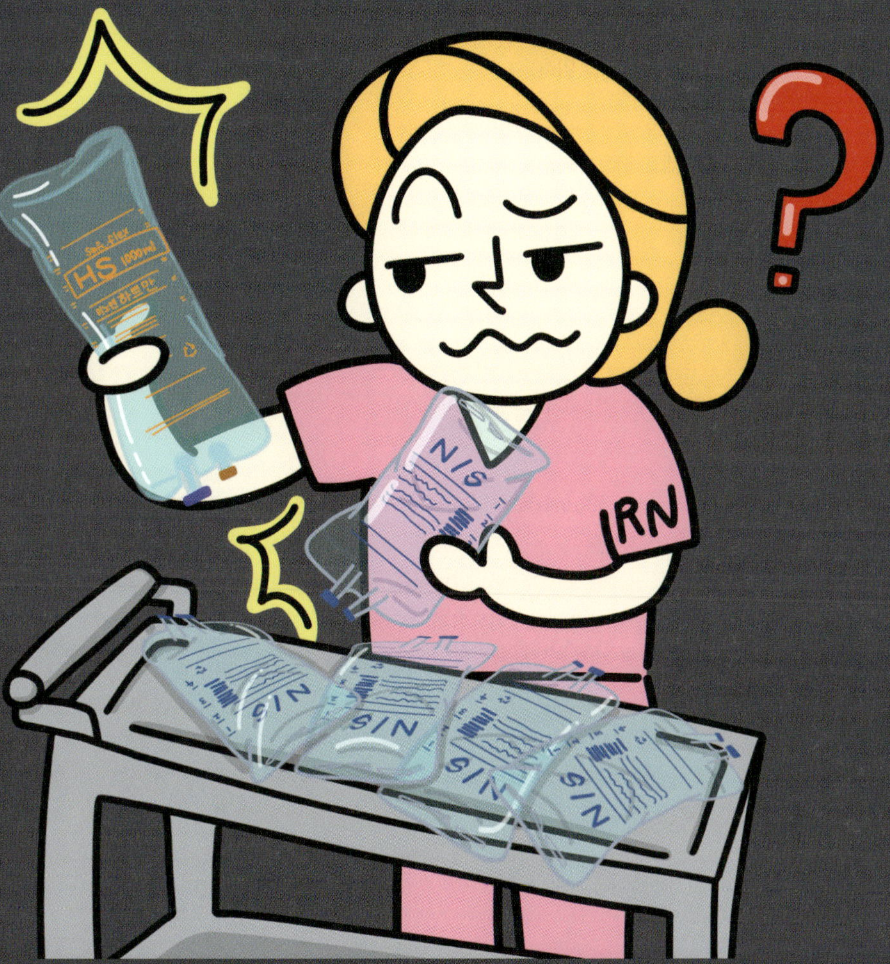

수액요법

1 수액의 종류

결정질 용액(Crystalloid solution)

- 물에 전해질이나 포도당 등이 용해되어 있는 수액으로, 체내에서 쉽게 확산되고 이동함
- 가격이 저렴하고 사용이 간편하나 혈관 내 오래 머물지 못하고 조직으로 빠르게 이동하여 혈장량 증가 효과가 일시적이다. 부종 등의 부작용 위험도 있다.
- 종류: 0.9%NaCl, 5%DW, 5%DS, hartmann solution, plasma solution 등

구분	설명
등장액(isotonic solution)	삼투압이 282mOsm/L, 투여했을 때 세포막을 중심으로 수분의 이동을 유도하지 않는 액체. 0.9%N/S, 5%DW ➜ 삼투압 활성입자가 세포막을 통과하지 않기 때문에 수분이 삼투압이 높은 쪽으로 이동!
고장액(Hypertonic solution)	세포내액의 위축
저장액(Hypotonic solution)	세포내액의 확장

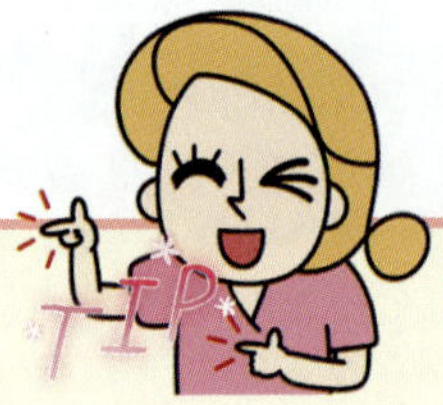

5%DW는 포도당이 섞였는데 등장성?

5%Dextrose water(5%DW)는 1L의 증류수에 포도당이 50g mix되어 있는 수액이다. 흔히 사용되는 기초 수액으로, 체내 수분 및 당분 공급, 탈수 교정, 영양 보충 등 다양한 목적으로 사용된다.

* **등장성(Isotonic) 용액**: 초기에는 등장성이지만, 체내에서 포도당이 세포 내로 흡수되어 대사되면서 포도당의 삼투압활성효과는 빠르게 사라지고 저장성(Hypotonic) 수액으로 변하여 수분이 세포 내로 이동한다. 따라서 세포 외액(extracellular fluid)를 보충하는 효과는 제한적이나 세포 내액(Intracellular fluid)의 이동으로 세포를 부풀게 할 수 있다. 이런 원리로 고혈당 상태에서 수분을 잃어 뇌부종이 발생할 수 있는 환자에게 5%DW 투여는 뇌세포 내로 수분을 이동시켜 뇌부종을 완화하는 데 기여할 수 있다.
* **저나트륨혈증, 저칼륨혈증**: 5%DW는 저장성으로 변하며 혈액을 희석시켜 저나트륨혈증을 유발할 수 있고, 포도당 주입에 따른 인슐린 반응으로 혈중 칼륨이 저하될 수 있다. 따라서 5%DW 수액을 환자에게 주입할 때는, NaCl이나 KCl을 추가로 mix해주며, 이들이 제품화되어 5%DWNak1, 5%DWNaK2 등으로 상용화되었다.

교질 용액(Colloid solution)

- 물에 단백질, 다당류 등 고분자 물질이 용해되어 있는 수액
- 분자량이 커 혈관 내 오래 머물러 삼투압을 유지하므로 혈장량 증가 효과가 지속적이다
- 가격이 비싸고, 아렐르기 반응이나 신부전 등 부작용 위험이 있다
- 종류: 20%Albumin, 5%Albumin, 10%Dextran-40, 6%Hetastarch 등

  * 분자량이 큰 물질에 의해 삼투압이 유지되며, 삼투압이 높을수록 혈장용적 확장효과가 크다.
  콜로이드는 혈액희석에 의해 혈액의 점도를 감소시키고 적혈구 응집을 방해하여 혈류 흐름을 증가시킨다. 다량의 콜로이드는 면역체계나 혈액응고, 신장기능에 유해한 영향을 미치므로 주의하자.

2
증상에 따른 수액 선택 TIP

패혈성쇼크	Plasma solution과 같은 평형염액을 우선. 이후 콜로이드 중 알부민 투여 고려. 수액 과다에 주의
출혈쇼크	혈장과 혈소판, 농축적혈구를 사용하여 혈장량 회복과 동시에 응고장애 개선 필요. 정상 혈압이 유지될 만큼의 결정질용액을 투여하되, 다량의 출혈이 동반되는 경우 수혈이 우선
뇌손상	정상혈량을 유지하는 것이 중요. 뇌용적은 삼투압에 의해 결정되므로 포도당을 함유한 저장액은 피하는 것이 권장. 등장성식염수가 유리
수술 전후	각 수술의 특성에 따라 동반하는 염증반응이나 출혈의 정도에 따라 판단. Plasma solution과 같은 평형염액이 우선적으로 선택

수액과다 위험 주의!

임상에서는 쇼크 환자에게 우선적으로 수액 투여를 통한 혈역학적 안정의 경향이 높다. 저혈압으로 노티하면 Normal Saline 300~500ml Full drip해주자는 답은 일상적이다. 하지만 이런 경향은 수액 과다 위험성이 높음을 알아야 한다.

특히 중환자일수록 혈관장벽이 무너진 환자에서 혈관내로 투여한 수액은 쉽게 사이질로 빠져나가 혈장 증량 효과는 금새 사라진다. 이는 결국 관류를 방해하여 장기 부전을 악화시키는 악순환의 고리를 형성한다. 전형적으로 폐부종이 있고, 신장이나 간의 관류부전과 허혈이 초래된다.

따라서 환자의 전반적 상태와 수분섭취배설량(I/O) 평가를 소홀히 하지 말자.

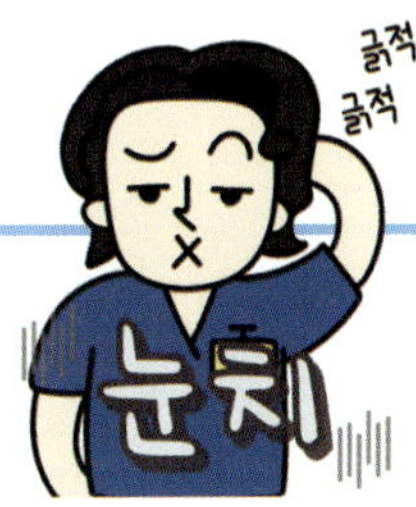

"환자가 혈량이 부족하다?를 어떻게 알 수 있을까요..?"

혈압과 맥박, 피부긴장도와 모세혈관재충만시간(capillary refill time), 의식상태, 중심정맥압, 폐모세혈관쐐기압, 심박출량, 혈액가스 분석, 맥박압변이(pulse pressure variation), 심초음파를 이용한 관찰

방법#1 수동적하지거상검사 (Passive leg raise test)	상체를 세운 상태와 상체를 빠른 속도로 낮추고 하지를 올린 자세로 전환한 자세 두 가지를 비교 후 혈압의 차이를 비교. 하지거상 자세로 혈압이 상승했다면 체액량 부족으로 수액요법 시 개선이 있을 것이라 예상할 수 있음. 간호사들이 가장 많이 사용하는 방법으로 처방이 불필요.
방법#2 수액 도전 (Fluid Challenge)	초기 수액처치 후 수액치료로 혈압 개선이 있는지 확인(Fluid responsiveness). 의사들이 가장 많이 사용하는 방법으로 처방이 필요하며 자칫 수액과다를 일으킬 우려가 있기에 I/O check 등 신중한 자세로 접근
방법#3 일회심박출량의 변화량 관찰 (SVV monitoring)	혈량 부족으로 수액처치가 필요시 호흡에 따른 일회심박출량의 변화량(SVV)이 증가. SVV가 15%이상일 경우 Fluid responsiveness에 대해 높은 민감도와 특이도를 보임. 중환자실에서 혈량 평가하는 주된 방법으로 동맥관(arterial line)이 필요
방법#4 의사의 심초음파를 통한 관찰	휴대용 초음파기계를 이용해 직접 심장의 혈량 상태를 관찰하여 확인. 의사가 수행하며 관찰자에 따라 차이가 발생.

My Note :)

혈압 올리는 약물: 승압제

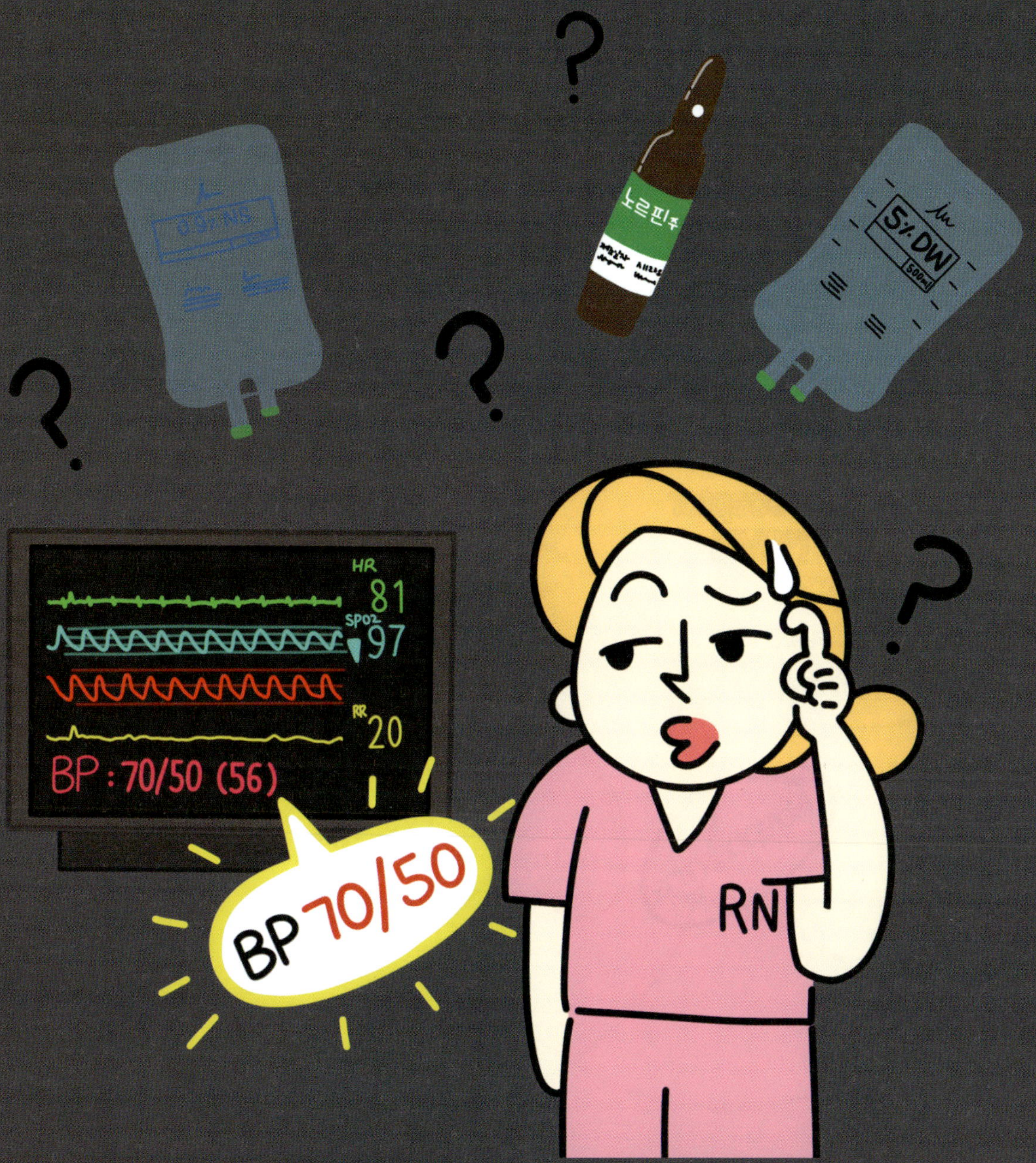

승압제 원리

혈압을 올려주는 약을 승압제라 부르는데, 각각 α, β 수용체를 작용하느냐에 따라 종류가 나뉜다. 임상에서 혈압을 올리기 위한 약물은 크게 두 가지가 있다.

승압제

- α-1 수용체: 주로 혈관에 존재하며 혈관수축을 일으킨다. ➜ 혈관수축제
- β-1 수용체: 심근에 존재하며 심근 수축력을 증가 ➜ 심근수축제
- β-2 수용체: 혈관에 존재하며 혈관확장을 일으킴

혈관수축제 (Vasopressor)	- 혈관을 수축시켜 혈압을 상승 - 고용량 투여 시 말초 혈관 장애 발생 가능 ➜ 노르에피네프린(Norepinephrine), 바소프레신(vasopressin), 페닐에프린(Phenylephrine)
강심제 (Inotrope, 심근수축제)	- 심근 수축을 증가시켜 심박출량을 유지함으로써 혈압과 맥박을 상승 - 심박동 수가 빠른 환자에게는 투약이 제한될 수 있음 ➜ 도부타민(dobutamine), 밀리논(milrinone), 이소프로테레놀(isoproterenol)
혼합형 (Combined)	➜ 도파민(dopamine), 에피네프린(epinephrine)

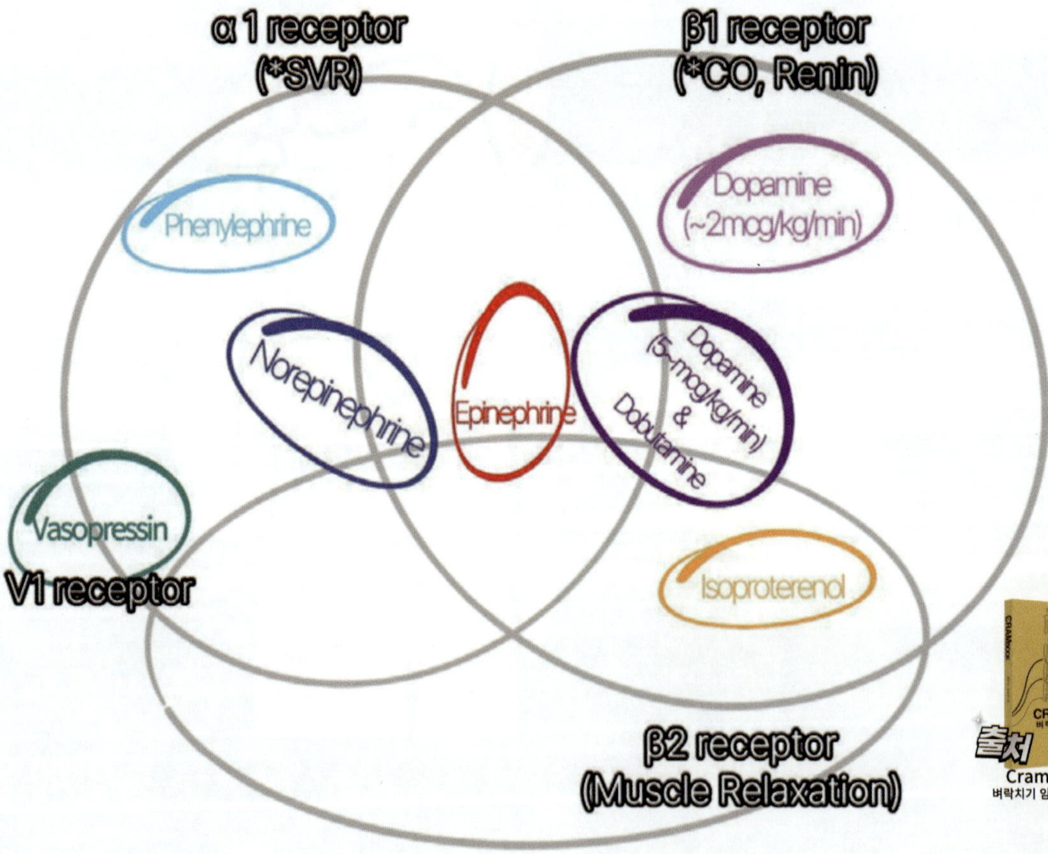

출처
Crambook 1
벼락치기 임상간호 매뉴얼

혈압을 상승시키는 대부분의 약물은 두 가지 성질을 동시에 가지고 있는 경우가 많으므로 보통 승압제라는 단어로 통용된다. 혈압 저하 상태에서 투약하는 승압제는 응급 상황이 많으므로, 빠른 대처를 위해서 승압제 종류와 특징에 대해 잘 학습하도록 하자.

약물	특 징
노르에피네프린 (Norepinephrine)	- α 작용이 강하며 β 작용은 상대적으로 약하다. - 패혈성 쇼크에서 1차 치료제
에피네프린 (Epinephrine)	- 강한 α / β 작용 약물. 심정지 등의 상황에서 투여된다. - 강한만큼 부작용도 크므로 중환자의 마지막 승압제로 사용된다.
도파민 (Dopamine)	- 저용량(〈5mcg/kg/min): 도파민 수용체, 신장 및 위장관 혈관 확장 ➜ 저용량 도파민 용량은 혈압을 상승시키는 데 효과가 없다 - 중등도(5-10mcg/kg/min): β수용체. 심근 수축력 증가 - 고용량(〉 10mcg/kg/min): α수용체. 전신혈관 수축
도부타민 (Dobutamine)	- β-1 & β-2 수용체에 작용 - 심근 수축력 증가, 말초 혈관 확장으로 심박출량 증가와 좌심실 충만압을 감소
바소프레신 (vasopressin)	- 혈관수축제. 1차 치료제로 꼽히는 노르에피네프린에 반응하지 않을 경우 혈관 수축제의 작용을 강화하는 역할
페닐에프린 (Phenylephrine)	- 강력한 α-1수용체 자극제로 고용량에서는 β-2 수용체를 자극하기도 한다. 말초혈관을 수축시켜 전신혈관저항을 증가시킨다. 지속 주입 시 신 혈류 저하가 생길 수 있다.

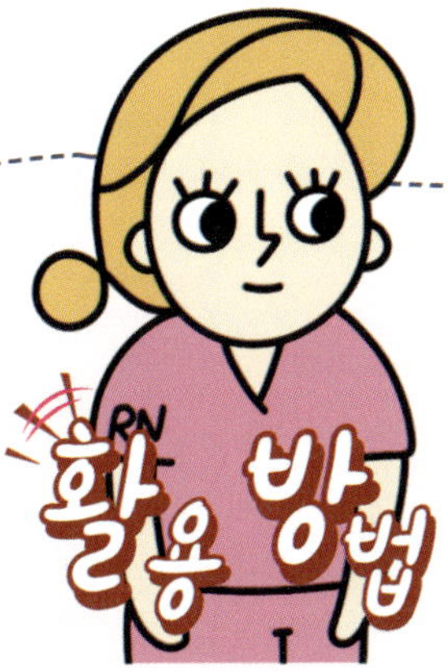

"감염악화...패혈성 쇼크?": 혈관수축제로 Norepinephrine을 가장 먼저 투약. 이후 vasopressing이나 epinephrine을 추가

"심장기능 저하...심인성 쇼크?": 환자 혈압에 따라 혈관수축제 이외에 심근수축제 dobutamine, milrinone의 순서로 투약 고려. 혼합형 dopamine 투약 가능

가장 많이 사용하는 혈관수축제 노르에피네프린 필수 주의사항!

* 노르에피네프린은 혈압 상승을 위해 가장 흔하게 사용되는 승압제이다. 하지만 강력한 혈관 수축 작용으로 말초 조직으로의 혈류 감소를 유발할 수 있으므로, 투약 시 주의가 필요하다.

말초혈관 허혈 & 괴사 위험 (Peripheral Ischemia & Necrosis)	- 고용량 또는 장기간 투여 시 말초 혈관으로의 혈류가 감소하여 허혈이나 괴사를 초래할 수 있다 - 말초정맥관 주변으로 약물이 새어나오기라도 한다면 특히 심한 혈관 수축으로 IV 삽입부위 조직 손상이나 막힘이 발생할 수 있다 → 노르에피네프린 고용량 주입 또는 장기간 사용 시 의사에게 중심정맥관(Central line) 삽입 필요성을 강력히 제안하자!
심박수 모니터링 (ECG monitoring)	- 혈압 상승으로 빈맥이나 부정맥 발생 위험이 있으므로 지속적 관찰 필요
주입 속도 조절 (Increase dose, Tapering dose)	- 급격한 혈압 상승을 방지하기 위해 투여 속도를 천천히 올리며, 갑자기 끊을 시 급격한 저혈압이 발생하므로 서서히 투여 용량을 줄여나가는 과정이 필요하다

➜ 이런 위험성으로 의료기관에 따라 Norepinephrine을 투약하는 저혈압 상태의 환자는 중환자실 치료가 필요할 수 있다.

My Note :)

장기이식 환자 관리

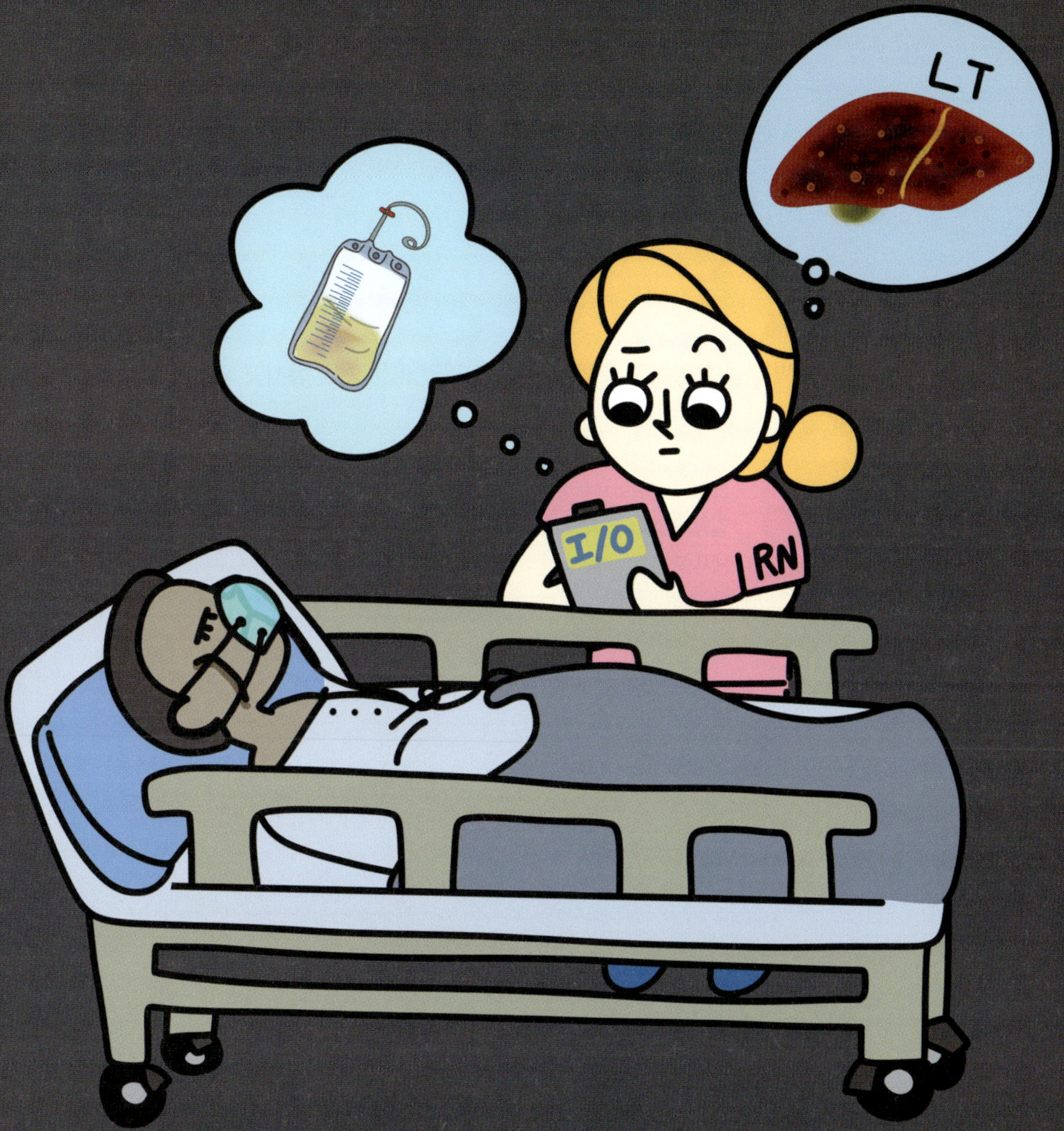

장기이식 환자 관리

장기이식

장기이식은 말기 장기부전 환자에서 기존의 다른 치료법으로 회복이 어려운 상태로 판단되어, 해당 장기를 건강한 다른 사람의 장기로 대체, 이식하여 그 기능을 회복시키는 치료이다.

사람 간 장기기증	- 부부, 직계 존/비속, 형제자매, 4촌 이내의 친족 간, 타인 간 등의 관계에 있는 성인으로부터 장기기증을 받는 것 - 이식대상자는 질병관리본부 장기이식관리센터에 이식대상자 선정 승인을 받아야 함 - 생체장기기증이 가능한 장기는 신장, 간, 췌장, 췌도, 소장, 폐, 골수, 말초혈관
사후 장기기증	- Dead donor rule에 따라 사망이 선언된 환자에서 장기를 기증받아 이식수술을 진행(뇌사-Brain death 또는 심장사 후 장기기증-donation after circulatory death) - 이식대상자는 각 장기별 선정기준에 따라 점수화하여 대기 순위가 관리되고, 장기이식정보시스템에 의해 공정하고 객관적이게 선정.

이식 후 필수 관리: 면역억제제

목적: 이식 수술 직후의 급성 거부반응을 예방하기 위함, 이식된 장기의 평생 기능 유지에 필요한 유지 요법, 급성 거부반응 발생 시 치료 요법

이식 수술 후 초반 3-6개월	- 다량의 면역억제제 투여. 면역억제의 원리가 다른 면역억제제를 조합하여 사용. 칼시뉴린 길항제(Calcineurin inhibitor), Mycophenolate mofetil(MMF), 스테로이드 등 의 용법이 대표적
이식 수술 후 6-12개월	- 어느정도 시간이 경과하여 항원의 유출이 적고 이식장기에 대한 내성이 생겨 적은 양의 면역억제제로 거부반응을 예방 가능

자주 사용하는 면역억제를 위한 약물

약제	특 징
Calcineurin inhibitor - Tacrolimus(프로그랍, 타크로벨, 아드바그랍) - Cyclosporine(사이폴엔)	- Tacrolimus가 Cyclosporine보다 면역억제 효과가 200배 정도 높다 - 두 약물 모두 반감기는 12시간으로, BID로 복용을 시작 - 부작용: 신독성(신혈류 감소, 사구체여과율 저하) - Cyclosporine이 Tacrolimus보다 신독성이 더 심하다고 알려져있음
Mycophenolate mmofetil - MMF(셀셉트, 마이렙트, 마이폴틱)	- 림프구 증식이 억제되는 기능을 갖는 면역억제제 - 강력한 면역억제 효과와 함께 Calcineurin inhibitor보다 신독성, 신경독성 등의 문제가 없기에 이 약제와 병합 용법으로 사용 - 부작용: 위장관계 부작용(설사)
Steroid(스테로이드)	- 다른 면역억제제와 병용 시 면역억제 상승 효과가 상승 - 누적 투여 용량에 비례하여 부작용이 발생하므로 단계적으로 복용 용량을 감소시켜야 함

약제	특 징
Rapamycine - Sirolimus(라파뮨)	- FK506과 같은 macrolide계 항생물질. 경구 섭취가 불가능한 환자에게 주사제제로 사용가능하며 면역억제 작용과 더불어 종양세포주에 대해 항증식작용을 힘
Basiliximab(씨뮬렉트 주)	- T세포 활성화 억제 - 수술 당일과 나흘 째 두 번 투여하는 것만으로 한 달 이상 면역억제 효과가 지속 - 반감기가 짧고 가격이 비싸다는 단점이 있으나 급성거부반응에 대한 효과가 좋음
Rituximab(리툭시맙)	- 혈중과 조직에서 나오는 B세포를 빠르고 지속적으로 제거 - 혈액형 부적합 이식, 급성 거부반응, 다발성 경화증 등의 치료에 사용 - 리툭시맙은 면역매개성 뇌염이나 신경근병증 등 다양한 신경과 질환 치료에 이용되기도 함

이식 후 면역억제 치료 종류

유도 면역억제 치료 (Indection Immunesuppression)	- 면역반응이 가장 심하게 나타나는 이식 초기에 고강도의 면역억제를 통해 급성 거부반응의 발생을 예방하기 위한 치료 - 고위험 환자는 anti-thymocyte globulin 투여 - 저위험 환자는 Basiliximab이나 Daculizumab을 사용
유지 면역억제 치료 (Maintenance immunesuppression)	- 장기 거부 반응 예방 및 면역억제제 부작용 최소화를 위해 병합용법을 시행 - 3제 요법이 가장 대표적: Steroid + Calcineurin Inhibitor(tacrolimus 혹은 cyclosporin) + 림프구 증식억제제(mycophenolate mofetil 혹은 azathioprine)
급성 거부반응에 대한 면역억제치료	- 세포 매개 거부반응: 고용량 스테로이드 충격요법, anti-thymocyte globulin - 항체 매개 거부반응: 리툭시맙, 혈장교환술, 경정맥 면역글로불린 투여

면역억제제의 부작용

스테로이드	- 고혈압, 당불내성(glucose intolerance), 고지혈증, 골다공증
칼시뉴린억제제 (Calcineurin inhibitor)	- tacrolimus 혹은 cyclosporin - 신독성, 고혈압, 당불내성, 고지혈증, 신경독성, 감염
림프구 증식 억제제	- MMF(mycophenolate mofetil): 위장관계 부작용(설사, 구토, 복부불편감), 기회감염, 선천성 기형(임신 시 금기) - Azathioprine: 혈구감소증, 간염
mTOR 억제제	- sirolimus, everolimus - 신독성(단백뇨, 세뇨관 손상), 상처 치유의 저하, 태아독성(임신 시 금기), 고지혈증, 고혈당, 폐렴, 혈구 감소

수술 관련 합병증

출혈

- 수술의 가장 흔한 부작용
- 특히 간이식 환자는 수술 후 간 기능이 회복되기 전 혈액응고장애 상태이므로, 출혈 위험이 높음
- 배액관 기능 평가 필수(폐색 시 출혈 증상 관찰 불가)
- X-ray 관찰(흉막 출혈 등으로 흉수 양이 증가하는지 관찰)

혈관 관련 합병증

- 이식장기를 연결한 혈관 문합부가 좁아지거나 막혀서 합병증이 발생
- 동맥혈이 막히면 이식된 장기의 허혈성 괴사 발생
- 정맥혈이 막히면 울혈과 괴사 발생. 특히 췌장이식 후 정맥 내 혈전 위험성이 높으므로 주의

이식 관련 합병증

원발성 이식편 기능저하 (Primary graft dysfunction)

- 여러 원인에 의해 이식 수술 후 새로운 장기가 기능을 잘 하지 못하는 상태를 의미(5-10%에서 발생)
- 유일한 치료는 재이식술
- 특히 폐이식 후 일차성 기능저하는 이식 초기의 가장 흔한 사망 원인

거부반응

- 우리 몸이 이식된 타인의 장기를 적으로 생각하여 이식된 장기를 파괴하는 면역반응
- 이식 후 4-21일 사이의 초기에 발생: 고열, 몸살, 이식 부위 통증, 두통, 피로감 등을 호소
- 거부반응을 막기 위해 면역억제제 복용과 혈중 농도 측정으로 관리
- 거부반응 정도에 따라 스테로이드를 추가하거나 용량을 올리며(Steroid pulse therapy=스테로이드 충격요법), 치료에 반응 없는 경우 Rituximab 등 단클론항체 면역억제제를 사용할 수 있다.

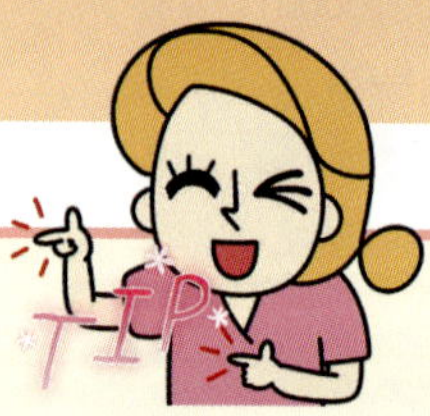

각 장기별로 거부 반응 증상을 꼭 기억하자!

신장 이식	소변량 감소, 배뇨통, 혈뇨, 부종 등
간 이식	발열, 복통, 간 기능 검사 상승
심장 이식	심전도 이상, 부정맥, 심음 이상 등
폐 이식	호흡곤란, 저산소증, 백혈구 증가, X-ray검사 상 폐부종 등
췌장 이식	혈청 아밀라아제, 리파아제 증가, 혈당 조절 불능

거부 반응에 대한 치료

급성 항체 매개성 거부 반응	- Rituximab - 혈장교환술(Plasma exchange) - Immunoglobulin 투여
급성 세포 매개성 거부 반응	- Intravenous solu-medrol 250~500mg qd for 3-6days - Anti-T-cell antibodies: 스테로이드에 저항성 혹은 재발시

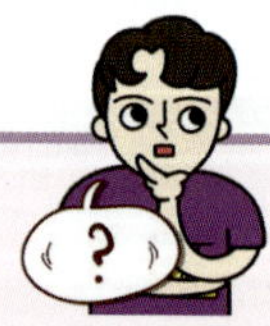

이식 대기자가 가장 많은 신장!
거부반응(Rejection)을 신장 이식 환자로 이해하기!

신장 이식 환자의 이식 거부 반응으로 급성 신손상이 발생할 수 있다. 간호사는 이식 환자를 대할 때 거부 반응이 나타나지 않는지 관련 증상을 유의깊게 관찰해야 한다.

* 거부 반응 임상 증상:
  발열, 오한, 이식신의 팽만 및 압통, 소변양 감소, 부종
* 급성 신손상을 보이는 혈액검사:
  eGFR 감소(추정 사구체여과율), Cr(크레아티닌) 상승
* 그 외 검사:
  신장초음파 도플러 검사에서 신동맥저항지수 상승, 조직검사
  (만성 거부 반응 증상은 이식 1년 후 발생한 단백뇨, 고혈압, 점진적인 이식 신장의 기능 저하가 있으며 조직검사를 통해 확진할 수 있다.)

면역 저하 환자의 감염

이식 받은 장기 관련 외에 바이러스질환이나 진균 감염, 결핵, 요로 감염 등 감염 합병증이 발생할 수 있다. 관련 지식을 꼭 머리 속에 담아두도록 하자.

거대세포바이러스 감염 (Cytomegalovirus, CMV)

- 이식환자에게 가장 흔하게 나타나는 바이러스 감염
- 이식 후 첫 6주째 재활성화되어 가장 잘 발생
- 증상: 피로, 고열, 관절통, 두통, 시야 장애, 폐렴
- 치료: 항진균제(Antifungal) Acyclovir < Ganciclovir

폐포자충 폐렴 (Pneumocystis jinroveci pneumonia, PCP)

- 폐포 내 존재하면서 집락을 형성하고 증식을 반복하여 폐포 기능 상실을 초래
- 증상: 발열, 갑작스러운 호흡곤란, 객담이 없는 마른기침, 저산소증
- 1차 선택약제: tromethoprime-sulfomethoxazole(TMP-SMX) – 상품명 Bactrim, Cotrim
- 2차 선택약제: Clindamycin + Primaquine(항말라리아제)
- 저산소증 심할 경우 스테로이드를 병합

침습성 아스페르길루스증 (Invasive aspergillosis)

- 면역저하 환자에게 발생하며 80%가 폐에서 발생.
- 증상: 발열, 기침, 흉부불편감, 객혈, 호흡곤란 등
- Chest CT상 Aspergillus 감염증을 특징적으로 발견할 수 있음
- 1차 선택약제: voriconazole

칸디다증 (Candidasis)

- 칸디다성 구내염은 하얀색을 띄는 병변이 혀, 볼 안쪽에 나타나고 쓰린 통증과 더불어 작열감이 느껴진다
- 칸디다성 구내염 치료: Nystatin 현탁액, 경구용 Fluconazole
- 식도 칸디다증은 흉부 불편감, 식욕저하, 연하통 등으로 발생
- 혈액배양검사에서 검출되는 경우도 많음
- 칸디다증의 치료 약제: 항진균제

EBV 감염 (Epstein-barr virus)

- EBV는 8종류 인간 헤르페스바이러스 중 하나로, 40세에 이르기까지 약 95%가 EBV에 감염되어 있다고 함. 이후 바이러스는 잠복기를 거쳐 휴지기에 들어가나, 면역저하 상태에서는 EBV감염 호발이 가능
- 증상: 피로, 발열, 인후통, 림프절 종대, 비장이나 간종대, 림프절증식성질환 유발 가능
- 치료: 면역억제제 감량, 항암 또는 rituximab을 이용한 면역치료

심장내과 레퍼런스

- David W. Woodruff(2017). 쉽게 배우는 중환자간호 4판. 정담미디어. 서울
- 이재왕, 김지희(2022). 프셉마음 신규 간호사를 위한 진짜 실무 팁 혈액검사 해석 및 간호편. 드림널스. 서울
- Kyoichi Mizuno et al(2017). 임상의를 위한 심장학. 우리의학서적. 서울
- 대한심장학회 부정맥연구회(2012). 부정맥 Arrhythmia. 군자출판사. 서울
- 대한심부전학회(2022). 심부전 진료지침. 대한심부전학회. 서울
- 오병희 외 (2018). 서울대학교병원 심혈관 진료 매뉴얼. 군자출판사. 서울
- 정명호 외 (2023). 슬기로운 심장생활. 전남대학교출판문화원. 광주
- 최경희, 이정은(2015). 왜? 어떻게? 성인간호 소화기, 수술간호, 암간호. 도서출판 의학교육. 서울

알고리즘 레퍼런스

- 노윤아. 이지아(2019). 병동욕창전담간호사 주도의 욕창간호 알고리즘 개발. 성인간호학회지. 31(4). P.365-379.
- 문병로(2018). 쉽게 배우는 알고리즘 (개정판). 한빛미디어.
- 신현숙, 이유나, 임다해(2015). 고위험 신생아 무호흡 응급관리 시뮬레이션 시나리오 평가. Child Health nursing Research. 21(2). p.98-106
- 양진주 , 장금성(2009). 호흡곤란 환자 응급간호 관리를 위한 알고리즘 개발 연구. 간호행정학회지. 15(4). p.491-505.
- 이시다 모리테루, 미야자키 쇼이치(2018). 알고리즘 도감. 그림으로 공부하는 알고리즘. 제이펍.
- 전열어, 김경미, 황혜영(2015). 성인간호학 이론수업과 연계한 High-Fidelity 시뮬레이션 교육의 효과. 한국산학기술학회논문지. 16(12). p.8176-8186.
- American Heart Association. CPR & First Aid Emergency Cardiovascular Care. Adult Cardiac Arrest Algorithm. https://cpr.heart.org/en/resuscitation-science/cpr-and-ecc-guidelines/algorithms
- Ji, Hye-rim, Kim, Dong-Hee(2017). Development of Algorithm for Nursing Interventions afterP ercutaneous Coronary Intervention. J Korean Acad Fundam Nurs. 24(1) P.18-29.
- Kang, Hye-won. Hur, Hea Kung(2010). Development of a Simulation Scenario on Emergency Nursing Care of Dyspnea Patients. Journal of Korean critical care nursing. 3(2). p.61–76.

간호학 레퍼런스

- 권석만(2012) 현대 심리치료와 상담 이론. 학지사.
- 권석만(2013). 현대 이상심리학. 학지사.
- 김금순(2017). 성인간호학1. 수문사.
- 김수진 외(2016). 정신건강간호학. (2판). 현문사.
- 김연희 외(2016). 보고 배우는 산부인과. 군자출판사
- 김주희 저(2021). 여성건강간호학 1(산부인과 임상사례로 공부하는). 수문사
- 김주희 저(2021). 여성건강간호학 2(산부인과 임상사례로 공부하는). 수문사
- 김진학(2013). 호흡기계 환자간호. 대한간호협회.

- 김향숙 외(2018). 호흡기계 환자간호. 대한간호협회.
- 노명희 외(2007). 해부학. 정담미디어.
- 노태호(2017). 노태호의 알기쉬운 심전도. 대한의학서적.
- 대한남자간호학교수협의회(2020). 포널스임상메뉴얼. 포널스.
- 대한산부인과학회(2019). 산과학. 군자출판사.
- 대한신경외과학회(2012). 신경외과학(학생과 전공의를 위한 교과서). 대한신경외과학회.
- 대한외과학회(2007). 외과학. 군자출판사.
- 대한정신약물학회(2019). 임상신경정신약물학. 시그마프레스.
- 대한정형외과학회(2020). 정형외과학 1. : 개론, 일반질환, 상지. 대한정형외과학회.
- 대한정형외과학회(2020). 정형외과학 2. : 척추, 하지, 외상, 기타. 대한정형외과학회.
- 대한혈액학회(2011). 혈액학. 범문에듀케이션.
- 보건복지부(2020). 정신건강사업 안내. 보건복지부 건강정책국 정신건강정책과- 송경애(2019). 최신 기본간호학 1, 2. 수문사.
- 서울아산병원 내과학교실(2020). 서울아산병원 내과매뉴얼 (5판). 군자출판사.
- 성인간호학회(2011). 성인간호학 세트.. 하누리.
- 성주명(2007). 백혈병클리닉. 군자출판사.
- 성주명(2008). 골수이식 클리닉. 군자출판사.
- 여성건강간호교과연구회(2020). 여성건강간호학 I. 수문사.
- 여성건강간호교과연구회(2020). 여성건강간호학 II. 수문사.
- 이경희 외(2017). 정신건강간호학. (수정판). JMK.
- 이영희 외(2020). 간호과학의 임상적용을 위한 성인간호학. 1. 학지사메디컬.
- 이정균(1995). 성인병완전정복가이드–심장병. 웅진출판사.
- 이치노세마사오 외(2016). 단계별로 파악하는 소화기 약물요법 STep1,2,3 (수정판). 대한의학서적.
- 임숙빈(2017). 정신간호총론. 수문사.
- 전국응급구조학과교수협의회(2016). 알기쉬운 심전도 판독법. 군자출판사.
- 정담편집부(2016). SIM 통합내과학 신장 5(해부 병태생리로 이해하는). 정담.
- 프리미어 의학연구회(2010). 프리미어 내과. 2 : 소화기 내분비. (2판). 고려의학
- 현문사편집부(2003). 최신 임상간호 매뉴얼. 현문사.
- 현문사편집부(2018). 건강사정. 현문사.
- 황옥남 외(2018). 성인간호학(상),(하). 현문사
- Dennis Kasper외(2017). Harrison's 내과학 1 ,2. MIP.
- Emily Slone Mckinney 저, 강남미 역(2016). 모성 여성건강간호학 1. 정담미디어
- Emily Slone Mckinney 저, 강남미 역(2016). 모성 여성건강간호학 2. 정담미디어
- OKADA Kyoji(2014). 쉽게 배우는 정형외과학. 한솔.
- Priscilla LeMone, Karen Burke 외(2017). 성인간호학(임상적 추론의 적용) 1, 2. 정담미디어.
- STEPHEN E. FINN(2014). 내담자의 눈으로 (심리평가로 심리 치료하기). 박영사.